99

Anaesthesiology and Resuscitation
Anaesthesiologie und Wiederbelebung
Anesthésiologie et Réanimation

Editors:

R. Frey, Mainz · F. Kern, St. Gallen
O. Mayrhofer, Wien

Managing Editor: H. Bergmann, Linz

Inhalationsanaesthesie mit Ēthrane

Symposion am 18. Oktober 1975 in Berlin

Herausgegeben von J. B. Brückner

Mit 97 Abbildungen

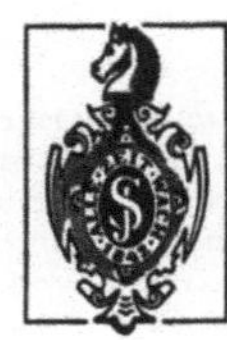

Springer-Verlag
Berlin Heidelberg New York 1976

ISBN-13: 978-3-540-07766-4   e-ISBN-13:978-3-642-66406-9
DOI: 10.1007/978-3-642-66406-9

Vorwort

Die erste Anästhesie läßt sich sehr exakt lokalisieren, wenn auch nicht genau
datieren. Gott versetzte Adam in einen tiefen Schlaf, während er ihm eine
Rippe exzidierte und daraus Eva formte. Durch das im Anschluß an die Sache
mit Eva, den Apfel und der Schlange folgende Durcheinander wurden uns leider
Einzelheiten der Technik dieser ersten Anästhesie nicht überliefert. Die
Chirurgen bedauern das besonders, den von Gott angewendeten technischen Trick,
der es ihm ermöglichte, ohne Komplikationen für den Patienten sowohl Chirurg
und Anästhesist zu sein, nicht zu kennen. In den danach folgenden Jahrhun-
derten wurden immer wieder erstaunliche chirurgische Einzelheiten berichtet,
die ohne Anästhesie nicht möglich gewesen wären. Wir kennen nicht die exakten
Methoden. Wir wissen kaum etwas über die verwendeten Pharmaka. Andererseits
ist bekannt, daß die mittelamerikanische Medizin über Pharmaka verfügte, die
an Differenziertheit hinsichtlich der Beeinflussung und Ausschaltung psychischer Einzelkomponenten all das übertrafen, was uns heute zur Verfügfng steht.

Wir datieren den Beginn der modernen Anästhesie auf 16.10.1846, als nach einem
zweifachen "Well, your patient is ready" ein damals bedeutender Chirurg
meinte: "Meine Herren, das ist kein Humbug." Damit charakterisierte er offenbar die erste öffentlich demonstrierte und erfolgreiche Inhalationsanästhesie,
die soeben der Zahnarzt William T. G. Morton an einem Herrn Gilbert Abbott
vollbracht hatte. Die Technik der Inhalationsanästhesie mit Äther breitete
sich mit einer auch für heutige Verhältnisse atemberaubenden Geschwindigkeit
aus. Mitte Dezember 1846 wurden die ersten Patienten in Paris und London mit
Äther anästhesiert, einen Monat später führte Heyfelder in Erlangen die erste
Äthernarkose in Deutschland durch. Schon ein Jahr nach der Demonstration von
Morton im Ether-dome des MGH wird auf der Gesellschaft der Wiener Ärzte über
klinische Erfahrungen mit etwa 20.000 Äthernarkosen berichtet. 1847 wurde der
erste halogenierte Kohlenwasserstoff in die Anästhesie eingeführt. Obwohl das
Chloroform im Vergleich zu Äther deutliche Nachteile besaß, konnte diese Substanz einen ähnlichen Siegeszug antreten. Die Entwicklung der wissenschaft-
lichen Anästhesie geht mit der Entwicklung der Inhalationsnarkose parallel.
Es dauerte fast 100 Jahre, bis alternative Techniken der Anästhesie, intravenöse und regionale Techniken, sich durchsetzen konnten. Und es dauerte
mehr als 100 Jahre, bis ein Inhalationsanästhetikum, das einen ähnlich großen
Erfolg wie Äther und Chloroform haben sollte, in die Anästhesie eingeführt
wurde: Halothan. Halothan hatte aufgrund seiner physikalischen Eigenschaften -

rasche An- und Abflutung, relative Unbrennbarkeit, nicht explosiv - deutliche Vorteile gegenüber Äther und Chloroform. Allerdings zwang die Anwendung von Halothan die Anästhesisten dazu, sich intensiv mit Dosierungsfragen und den Kreislaufnebenwirkungen zu beschäftigen. Das Paradoxe geschah: Mit Einführung einer Substanz von sehr geringer therapeutischer Breite wurde die Anästhesie für den Patienten sicherer. Wir glaubten ziemlich lange und vertrauensvoll an den inerten Charakter des Halothans, d.h., daß die Substanz im Gegensatz zu den intravenös applizierten Substanzen unverändert, ohne Biotransformation über die Lunge ausgeschieden wird. Gelegentliche Berichte über schwere postoperative Komplikationen von seiten der Leber und der Niere nach Anwendung von halogenierten Kohlenwasserstoffen wurden gewöhnlich der Grunderkrankung oder anderen Pharmaka angelastet. Wir wissen heute, daß die Annahme nicht korrekt war. Auch bei kurzem Kontakt mit Inhalationsanästhetika können schwere toxische Komplikationen resultieren. Die halogenierten Inhalationsanästhetika sind nicht inert und unterliegen im Organismus einer Biotransformation. Schließlich lernten wir auch, daß wir selbst und unsere Mitarbeiter durch den chronischen Kontakt mit diesen Substanzen gefährdet werden.

In dieser Situation mußte geprüft werden, ob es unter den nicht explosiven Inhalationsanästhetika Substanzen gibt, die weniger metabolisiert werden. Eine der in den letzten Jahren entwickelten und in die Klinik eingeführten Substanzen ist das Enflurane (Ēthrane®). Das erste große wissenschaftliche Symposion über Ēthrane fand im November 1973 in Hamburg statt. Wir freuen uns sehr, daß der wissenschaftliche Leiter dieser Veranstaltung, Herr Professor Lawin, auch an der Berliner Arbeitstagung über Ēthrane teilnehmen konnte und eine wissenschaftliche Sitzung geleitet hat. Leider weilt Rüdiger Beer, der andere Mitveranstalter des Hamburger Symposions heute schon nicht mehr unter uns. Seit dem Hamburger Ēthrane-Symposion konnten Anästhesisten in Deutschland klinische Erfahrungen mit Ēthrane gewinnen. Dies und das Vorliegen neuer wissenschaftlicher Ergebnisse über Enfluran war einer der Gründe, eine wissenschaftliche Arbeitstagung in Berlin zu organisieren. Darüber hinaus sollte die Veranstaltung für die Berliner Anästhesisten Weiterbildungsbedürfnisse erfüllen. Wir haben uns sehr gefreut, daß es gelungen war, für das Berliner Ēthrane-Symposion eine Reihe bekannter Referenten zu gewinnen, insbesondere, weil in letzter Zeit die Zahl größerer Anästhesieveranstaltungen in dieser Stadt zurückgegangen ist.

Der Deutschen Abbott GmbH gebührt Dank für die Unterstützung der Arbeitstagung und der Drucklegung. Dem Springer-Verlag, Heidelberg, sei für die schnelle und sorgfältige Ausführung und Gestaltung dieses Buches gedankt.

Berlin, April 1976   J. B. Brückner

Inhaltsverzeichnis

Verzeichnis der Referenten

Priv.-Doz. Dr. K. van Ackern
Oberarzt des Instituts für Anästhesiologie und Reanimation,
Klinikum Mannheim der Universität Heidelberg
6800 Mannheim, Theodor-Kutzer-Ufer

Dr. F. H. Bostem
23 Boulevard Frere Orban
B - 4000 Liêge

Prof. Dr. J. B. Brückner
Institut für Anaesthesiologie, Klinikum Charlottenburg
der Freien Universität Berlin
1000 Berlin 19, Spandauer Damm 130

Priv.-Doz. Dr. C. Cunitz
Oberarzt am Institut für Anaesthesiologie der Universität Würzburg
8700 Würzburg, Josef-Schneider-Straße 2

Prof. Dr. W. Dick
Abteilungsvorsteher am Dept. für Anästhesiologie
der Universität Ulm
7900 Ulm, Prittwitzstraße 43

Prof. Dr. A. Doenicke
Vorstand der Abteilung für Anästhesiologie
Chirurgische Poliklinik der Universität München
8000 München 2, Pettenkoferstraße 8a

Prof. Dr. H. J. Eberlein
Institut für Anaesthesiologie, Klinikum Charlottenburg
der Freien Universität Berlin
1000 Berlin 19, Spandauer Damm 130

Dr. K. J. Fischer
Oberarzt der Zentralabteilung für Anästhesiologie
der Universität Kiel
2300 Kiel, Hospitalstraße 40

Priv.-Doz. Dr. M. Göthert
Universitätskrankenhaus Eppendorf
2000 Hamburg 20, Martinistraße 52

Dr. B. Grothe
Abteilung für Anästhesiologie
Chirurgische Poliklinik der Universität München
8000 München 2, Pettenkoferstraße 8a

OMR Dr. H.-H. Hennes
Chefarzt der Anästhesie-Abteilung am Stadtkrankenhaus

Priv.-Doz. Dr. R. Klose
Oberarzt des Instituts für Anästhesiologie und Reanimation,
Klinikum Mannheim der Universität Heidelberg
6800 Mannheim, Theodor-Kutzer-Ufer

Prof. Dr. St. Kubicki
Klinikum Charlottenburg der Freien Universität Berlin
Neurochirurgisch neurologische Klinik und Poliklinik,
Abt. für klinische Neurophysiologie
1000 Berlin 19, Spandauer Damm 130

Prof. Dr. J. Kugler
Nervenklinik der Universität München
8000 München 2, Nußbaumstraße 7

Prof. Dr. P. Lawin
Chefarzt der Anästhesie-Abteilung am Allgem. Krankenhaus Altona
2000 Hamburg 50, Paul-Ehrlich-Straße 1

Dr. U. Morr-Strathmann
Oberärztin der Anästhesie-Abteilung am Allgem. Krankenhaus Altona
2000 Hamburg 50, Paul-Ehrlich-Straße 1

Dr. N. Rupieper
Oberarzt des Instituts für Anästhesiologie
Universitätsklinikum der Gesamthochschule Essen
4300 Essen, Hufelandstraße 55

Dr. H. Siepmann
Institut für Anästhesiologie der Universität Düsseldorf
4000 Düsseldorf 1, Moorenstraße 5

Dr. J. Tarnow
Institut für Anaesthesiologie, Klinikum Charlottenburg
der Freien Universität Berlin
1000 Berlin 19, Spandauer Damm 130

Zur Pharmakologie von Enfluran (Ēthrane): Pharmakokinetik, Wirkungen auf
die Membran der Nervenzelle und auf die synaptische Erregungsübertragung

M. Göthert

Da in den letzten Jahren mehrere Übersichtsarbeiten über die tierexperimentelle und klinische Pharmakologie des neuen Inhalationsnarkotikums Enflurane erschienen sind (Hanquet und Vidouse, 1973; Hanquet et al., 1974;Göthert,
1975), möchte ich mich im Folgenden mit einigen ausgewählten Kapiteln der
Pharmakologie dieser Substanz beschäftigen. Dabei sollen die pulmonale Aufnahme und Elimination, die Verteilung in verschiedene Organsysteme, ferner
der mögliche Angriffspunkt an der Nervenzelle und schließlich die muskelrelaxierende Wirkung besprochen werden. Um erkennen zu können, ob die neue
Substanz gegenüber den zur Zeit gebräuchlichsten Inhalationsnarkotika Halothan und Methoxyfluran Vorteile besitzt, sollen die Eigenschaften von Enflurane, Halothan und Methoxyfluran einander gegenübergestellt werden.

Obwohl die chemische Struktur von Enflurane ($CF_2H-O-CF_2-CFClH$) derjenigen
des Methoxyfluran sehr ähnlich ist, stimmt Enflurane in den meisten physikalischen Eigenschaften besser mit Halothan als mit Methoxyfluran überein
(Tab. 1). Das gleiche gilt grundsätzlich auch für die Aufnahme, Verteilung
und Elimination.

1. Pharmakokinetik

Bei der pulmonalen Aufnahme eines Inhalationsnarkotikums ist die Geschwindigkeit von Partialdruckänderungen des Narkotikums im Blut umgekehrt proportional zur Löslichkeit im Blut bzw. den Blut/Gas-Verteilungskoeffizien-
ten. Da der Partialdruck eines Narkotikums im arteriellen Blut einer der
wesentlichsten Faktoren ist, die den Partialdruck im Gehirn und damit die
Narkosetiefe bestimmen, ist es klar, daß mit Methoxyfluran,entsprechend
seinem hohen Blut/Gas-Verteilungskoeffizienten (s. Tab. 1), nur eine langsame Narkoseeinleitung und mit Halothan,gemäß seinem relativ niedrigen
Blut/Gas-Verteilungskoeffizienten, eine schnelle Narkoseeinleitung erzielt
werden kann. Da Enflurane einen noch etwas niedrigeren Blut/Gas-Verteilungs-
koeffizienten (Tab. 1) besitzt als Halothan, müßte das neue Narkotikum,

entsprechend der skizzierten Gesetzmäßigkeit, noch etwas schneller ins Blut aufgenommen werden.

Tabelle 1: Eigenschaften von Fluor-haltigen Inhalationsnarkotika
(nach Göthert, 1975)

	Enflurane	Halothan	Methoxyfluran
Molekulargewicht	184,5	197,4	165,0
Spezifisches Gewicht	1,517 (bei 25°C)	1,869 (bei 20°C)	1,422 (bei 25°C)
Siedepunkt (760 mm Hg)	55,5°C	50,2°C	104,7°C
Dampfdruck (20°C)	174,5 mm Hg	241 mm Hg	23 mm Hg
Verteilungskoeffizienten (37°C) Wasser/Gas	0,82	0,74	4,5
Blut/Gas	1,91	2,36	13
Öl/Gas	98,5	224	970
MAC (minimale alveoläre anästhetische Konzentration; 37°C) beim Menschen	1,68 %[a]	0,77 %[b]	0,16 %[b]
bei der Katze	1,20 %[c]	0,82 %[c]	0,23 %[c]
beim Hund	2,20 %[d]	0,87 %[e]	0,23 %[e]

[a] Gion u. Saidman (1971)
[b] Saidman et al. (1967)
[c] Brown u. Crout (1971)
[d] Eger et al. (1969)
[e] Eger et al. (1965)

Unter der Annahme, daß die Hirn/Blut-Verteilungskoeffizienten der beiden Substanzen etwa gleich groß sind (und erst recht, wenn man annimmt, daß dieser Koeffizient für Enflurane kleiner ist als für Halothan), muß man erwarten, daß die Narkose mit Enflurane noch schneller eingeleitet werden kann als mit Halothan. Tatsächlich konnte die Richtigkeit dieser theoretischen Überlegungen experimentell durch Untersuchungen von Torri et al. (1972) an kontrolliert beatmeten Patienten bestätigt werden. Da die pulmonale Elimination von Inhalationsnarkotika durch die gleichen Faktoren bestimmt wird wie die Aufnahme, ist es nicht überraschend, daß diese Autoren auch eine schnellere Elimination von Enflurane als von Halothan fanden. Dabei gingen Torri und Mitarbeiter (1972) methodisch so vor, daß sie sowohl während der Aufnahme als auch nach Absetzen der Narkotika (beide Substanzen wurden denselben Patienten gleichzeitig verabreicht) deren Konzentrationen in der Alveolarluft gaschromatographisch bestimmten. Da die Partialdrucke in der Alveolarluft und im arteriellen Blut praktisch übereinstimmen, kann man die pulmonale Aufnahme und Elimination auf diese Weise gut bestimmen.

Mit Hilfe der ermittelten Daten läßt sich analysieren, in wieviele Gewebe-
kompartimente die Narkotika aufgenommen werden, und wie hoch die einzelnen
Gewebe/Blut-Verteilungskoeffizienten sind. Zu diesem Zweck berechneten Torri
et al. (1972) für die einzelnen Meßpunkte das Verhältnis der alveolären und
inspiratorischen Konzentrationen. Trägt man für die Aufnahme der Narkotika
den log des Komplementärwerts (zu 1) dieser Verhältniszahlen bzw. für die
Elimination den log dieser Verhältniszahlen selbst in ein halblogarithmi-
sches Raster gegen die Zeit ein, so ergeben sich charakteristische Aufnahme-
bzw. Eliminationskurven. Diese lassen sich durch iterative Abschälung in jeweils 3 Gerade, also einfache Exponentialfunktionen zerlegen, von denen sich
jede einem Kompartiment des Organismus zuordnen läßt. Die steilste Gerade
entspricht einem sehr gut durchbluteten Kompartiment, in dem die Narkotika
schlecht löslich sind (z.B. Hirn, Leber, Niere), die mittelsteile einem relativ schlechter durchbluteten Kompartiment, in dem die Narkotika ebenfalls
schlecht löslich sind (Skelettmuskulatur) und die flache Gerade schließlich
einem sehr schlecht durchbluteten Gewebe, in dem die Narkotika außerordentlich gut löslich sind (Fettgewebe). Da die Gewebe/Blut-Verteilungskoeffizi-
enten umgekehrt proportional sind zum Steigungsmaß k dieser Geraden (Kety,
1951),und andererseits die Steigung der Geraden für Enflurane grundsätzlich
höher liegt als für Halothan, kann man schließen, daß die Gewebe/Blut-Ver-
teilungskoeffizienten von Enflurane geringer sind als von Halothan. Da sich
die Geschwindigkeit der Gleichgewichtseinstellung des Partialdrucks zwischen
einem Gewebe (z.B. dem Gehirn) und dem Blut umgekehrt proportional zu dem
entsprechenden Gewebe/Blut-Verteilungskoeffizienten verhält, kann man aus
den Daten von Torri et al. (1972) folgern, daß auch aufgrund der geringeren
Löslichkeit im Gehirn die Ein- und Ausleitung der Narkose mit Enflurane etwas rascher erfolgen muß als mit Halothan.

Bemerkenswert ist auch die geringere Fettlöslichkeit von Enflurane; so konnte
Rietbrock (1975) aus den Daten von Torri et al. (1972) für dieses Narkotikum
einen Fett/Blut-Verteilungskoeffizienten von 39 - 45 berechnen, während der
entsprechende Wert von Halothan 60 beträgt. Der Narkotikumgehalt des Fettge-
webes ist für den Stoffwechsel der Inhalationsnarkotika bedeutungsvoll. Dieser erfolgt vor allem in der postnarkotischen Phase, denn das im Fett vorhandene Narkotikum-Depot gewährleistet nach Absetzen der Substanz, daß diese
kontinuierlich für eine gewisse Zeit in geringer Konzentration an die Leber
angeboten wird. Es konnte festgestellt werden, daß niedrige Konzentrationen
von der Leber fast vollständig metabolisiert werden, während hohe Konzentrationen den eigenen Metabolismus hemmen (Atallah und Geddes, 1973; Sawyer et
al., 1971; Übersicht bei Rietbrock, 1975). Der Metabolismus von Enflurane
wird im einzelnen in einem anderen Beitrag dieses Buches dargestellt
(Doenicke et al., 1975).

Die Enflurane-Elimination wurde in einer sorgfältigen Studie auch von Chase
et al. (1971) untersucht. Bei halblogarithmischer Darstellung der Eliminationsgeschwindigkeit gegen die Zeit gelangen auch diese Autoren zu dem Ergebnis, daß die Verteilung von Enflurane in 3 verschiedene Gewebekomparti-
mente erfolgt. Der Metabolismus dieser Substanz ist mit 2,4 % der aufgenommenen Enflurane-Menge (insgesamt 85,1 % wurden während der Elimination wie-
dergefunden) erheblich geringer als bei Halothan oder Methoxyfluran.

2. Angriffspunkt an der Nervenzelle

In Untersuchungen am Menschen und verschiedenen Labortieren konnte festgestellt werden, daß der MAC-Wert von Enflurane um 50 bis 150 % höher liegt
als derjenige des Halothans (Tab. 1). Während somit für die Einordnung der
Wirkungsstärke der Inhalationsnarkotika mit dem MAC-Wert ein zuverlässiges
quantitatives Maß zur Verfügung steht, ist die Frage nach der Wirkungsweise
und dem Angriffspunkt der Narkotika immer nocht nicht befriedigend beantwortet. Unsere Arbeitsgruppe hat sich in letzter Zeit mit diesem Problem
beschäftigt, und wir haben in unsere Versuche auch Enflurane einbezogen.

Solche Untersuchungen zum Angriffspunkt der Narkotika wurden bisher meist
an Membranmodellen wie Erythrozyten, Muskelzellen, sensiblen oder motorischen Nerven vorgenommen. An diesen Modellen läßt sich jedoch nur die Na^+-
Permeabilität der Zellmembran und damit die Fortleitung der Erregung prüfen. Wir verwendeten bei unseren Experimenten die postganglionären sympathischen Nerven des isolierten, mit Tyrode-Lösung durchströmten Kaninchen-
herzens (Methodik s. Göthert, 1974), weil sich an diesem Modell die wichtigsten Funktionen einer Nervenzelle untersuchen lassen. Dabei ergab sich,
daß Enflurane (1,24 mM) die neuronale Aufnahme von Noradrenalin nicht verändert und damit einen wichtigen Inaktivierungsmechanismus dieses Neuro-
transmitters unbeeinflußt läßt (Göthert et al., im Druck). Ferner beobachten wir, daß die Noradrenalinabgabe durch elektrische Reizung der sympathischen Nervenfasern (an Präparaten mit erhaltenen postganglionären sympathischen Nerven; Methode nach Huković und Muscholl, 1962) und durch Reizung der Nervenendigungen mit KCl (Erhöhung der KCl-Konzentration in der
Perfusionslösung auf 80 mM) durch Enflurane (1,24 mM) ebenfalls nicht verändert wird. Im Gegensatz dazu verursacht das Narkotikum eine konzentrati-
onsabhängige Hemmung der Noradrenalin-Abgabe, die sich durch Aktivierung
der Nikotinrezeptoren an den Nervenendigungen hervorrufen läßt (50%ige
Hemmung bei 0,29 mM Enflurane; Göthert et al., im Druck). Daraus kann man
schließen, daß Enflurane nicht die Na^+-Leitfähigkeit der Membran und nicht
die Ca^{++}-Permeabilität beeinflußt, denn andernfalls müßte auch die Noradrenalin-Abgabe bei elektrischer Reizung und bei Stimulation mit KCl vermindert werden.

Wir konnten weiterhin nachweisen, daß auch andere Inhalationsnarkotika
(Aether, Chloroform, Halothan, Methoxyfluran) und aliphatische Alkohole
(Aethanol, 1-Propanol, 1-Butanol, 1-Pentanol) die durch Aktivierung der
Nikotinrezeptoren ausgelöste Noradrenalin-Abgabe hemmen (Göthert et al.,
im Druck). Dabei verhält sich die hemmende Wirkungsstärke dieser Substanzen proportional zu ihren Membran/Puffer-Verteilungskoeffizienten und damit zu ihrer Lipoidlöslichkeit. Untersuchungen von Schneider (1968) und
Ueda und Kamaya (1973) ergaben, daß diese Substanzen in der Lage sind, eine
Konformationsänderung von Proteinen hervorzurufen. Faßt man sämtliche ge-
schilderte Ergebnisse zu einer einheitlichen Hypothese zusammen, so könnte
die Hemmwirkung von Enflurane und der übrigen Narkotika bzw. der Alkohole
auf die durch Aktivierung der Nikotinrezeptoren bewirkte Noradrenalinfrei-
setzung darauf beruhen, daß diese Substanzen durch hydrophobe Wechselwirkung mit dem Nikotinrezeptor (ein hydrophobes Protein; De Robertis, 1974)
eine Konformationsänderung dieses Proteinmoleküls auslösen. Als Folge davon
könnte die Fähigkeit von Agonisten, sich an den Rezeptor zu binden, aufge-
hoben werden, so daß die Reizbildung verhindert wird. Ein ähnlicher Mechanismus an postsynaptischen Rezeptoren des Zentralnervensystems könnte die
synaptische Erregungsübertragung hemmen und damit den Zustand der Narkose
erklären.

3. Muskelrelaxation

Die muskelrelaxierende Wirkung von Enflurane wurde erstmalig in einer kli-
nisch-pharmakologischen Studie von Lebowitz et al. (1970) genauer untersucht. Bei endexspiratorischen Enflurane-Konzentrationen über 2 Vol.-% fanden sie, daß die Muskelzuckung (Adduktion des Daumens), die sich durch
supramaximale Reizung des Nervus ulnaris auslösen läßt, abgeschwächt wird,
während geringere Konzentrationen unwirksam sind. Allerdings wird auch bei
Enflurane-Konzentrationen unter 2 Vol.-% (endexspiratorisch) die Wirkung
von d-Tubocurarin verstärkt, wohingegen der Effekt von Suxamethonium nicht
verändert wird. Die Verstärkung der Wirkung von d-Tubocurarin konnte kürzlich von Fogdall und Miller (1975) bestätigt werden. Einen weiteren Hinweis
auf den Angriffspunkt hofften Lebowitz et al. (1970) durch Anwendung von
Neostigmin zu gewinnen, das jedoch nicht in der Lage war, den muskelrelaxierenden Effekt von höheren Enflurane-Konzentrationen aufzuheben. Aus
diesen Befunden wurde die Schlußfolgerung gezogen, daß Enflurane über einen
zentralnervösen Angriffspunkt (beispielsweise durch Hemmung polysynaptischer
Rückenmarksreflexe) muskelrelaxierend wirkt, daß aber auch eine Hemmung der
neuromuskulären Erregungsübertragung beteiligt sein kann. Tatsächlich konnte
durch jene Versuche zwar ein "suxamethoniumartiger" depolarisierender Mechanismus und eine kompetitiv die Acetylcholin-Rezeptoren der Muskelendplatte
blockierende Wirkung des Enflurane ausgeschlossen werden; es blieb jedoch
die Möglichkeit offen, daß Enflurane an der Muskelendplatte dén postsynaptischen Acetylcholineffekt über einen nichtkompetitiven Mechanismus hemmt.

Cohen et al. (1970) beobachteten, daß Enflurane die Muskelkontraktion bei
tetanischer Reizung des Nervus ulnaris (300 Hz) hemmt, und sie postulieren
ebenfalls einen peripheren Angriffspunkt. Auch Fogdall und Miller (1975)
konnten nachweisen, daß in Abhängigkeit von der alveolären Enflurane-Konzentration (1,2 - 2,8 MAC) die Fähigkeit der Muskulatur abnimmt, die Kontraktion bei tetanischer Reizung des Nerven (100 - 200 Hz) aufrechtzuerhalten.

Daß tatsächlich ein peripherer Angriffspunkt im Bereich der postsynaptischen
Muskelmembran wesentlich an der muskelrelaxierenden Wirkung des Enflurane
beteiligt ist, konnte endgültig durch die Untersuchungen von Waud und Waud
(1975) am isolierten musculus lumbricalis des Meerschweinchens bewiesen werden. An diesem Präparat vermindert Enflurane (0,2 bis 5,4 Vol.-%) konzen-
trationsabhängig die depolarisierende Wirkung von Carbachol (nichtkompeti-
tive Hemmung). Da die Affinität von d-Tubocurarin zum Rezeptor nicht verändert wird, folgerten die Autoren, daß der Rezeptor selbst nicht durch das
Narkotikum beeinflußt wird, sondern daß der Angriffspunkt distal vom Rezeptor liegt; beispielsweise könnte die Na^+-Leitfähigkeit der Muskelmembran
beeinträchtigt werden. Allerdings besteht außerdem die Möglichkeit, daß
Enflurane - trotz unveränderter Affinität von d-Tubocurarin und damit auch
von Acetylcholin zum Rezeptor - dessen Erregbarkeit auf die Weise herab-
setzt, daß cholinerge Agonisten im Vergleich zur Kontrollbedingung eine verminderte "intrinsic activity" besitzen.

In Versuchen an Ratten konnten wir auch in vivo nachweisen, daß dem muskelrelaxierenden Effekt von Enflurane ein peripherer Angriffspunkt zugrunde
liegt. Am Nervus ischiadicus - musculus gastrocnemius-Präparat, bei dem die
zentralnervösen Einflüsse ausgeschaltet wurden, ließ sich die neuromuskuläre Erregungsübertragung bei Beatmung der Ratte mit 3,5 Vol.-% Enflurane
komplett hemmen (Abb. 1); diesen Effekt konnten wir an insgesmat 10 Tieren
regelmäßig beobachten.

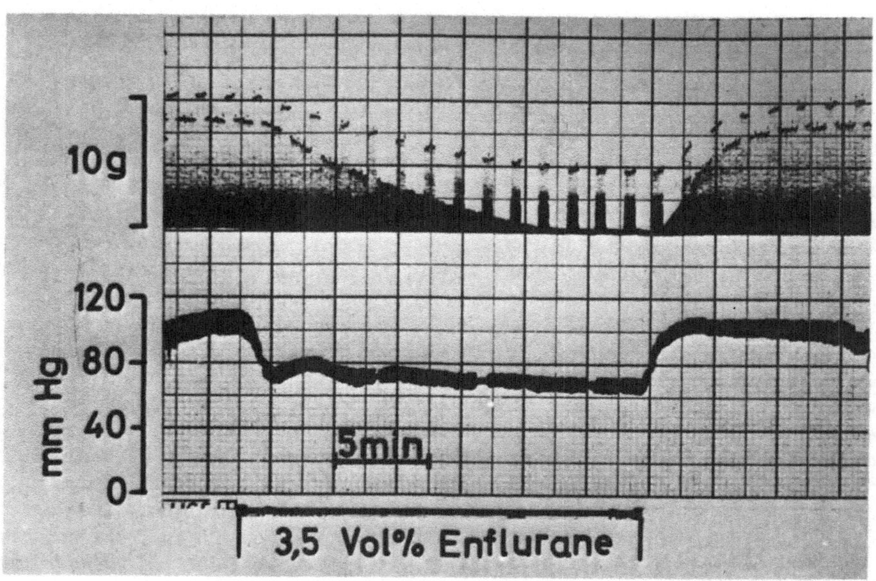

Abb. 1: Neuromuskulär blockierende Wirkung von Enflurane bei der Urethan
(14 g/kg i.p.)-narkotisierten, über eine Trachealkanüle beatmeten Ratte.
Obere Hälfte: Zuckungen des musculus gastrocnemius bei alternierend auf-
einander folgender direkter Reizung des Muskels (über eingestochene Nadel-
elektroden; jeweils 30 sec) und Stimulation des nervus ischiadicus (über
eine bipolare Platinelektrode; jeweils 60 sec); der zentrale Anteil des
Nerven (proximal der Elektrode) wurde vor Versuchsbeginn durch Quetschen
lädiert, so daß die zentralnervösen Einflüsse ausgeschaltet waren. Registrierung der isometrischen Spannungsentwicklung mit Hilfe eines Dehnungs-
meßstreifens über einen an der abgetrennten Sehne des Muskels befestigten
Faden (Vorspannung 10 g). 17 min nach Beginn des Zusatzes von Enflurane
zur Einatmungsluft komplette (rasch reversible) neuromuskuläre Blockade
(erkennbar an vollständiger Unterdrückung der Muskelzuckungen bei Nervenreizung, jedoch nur partieller Abnahme der Spannungsamplitude bei direkter
Muskelreizung). Untere Hälfte: Arterieller Blutdruck (gemessen in der linken
arteria carotis communis).

Der periphere Effekt von Enflurane war sowohl in den Versuchen von Waud und
Waud (1975) als auch in unseren eigenen Experimenten so stark, daß er allein
ausreichen würde, die muskelrelaxierende Wirkung von Enflurane zu erklären.
Demnach scheint die zentralnervöse Komponente, die kürzlich von Bader et al.
(1975) untersucht wurde, nur von untergeordneter Bedeutung zu sein.

Lebowitz et al. (1970) sowie Fogdall und Miller (1975) untersuchten zum Vergleich auch die muskelrelaxierende Wirkung von Halothan und fanden übereinstimmend, daß dieser Effekt bei Anwendung von Enflurane deutlich stärker
ausgeprägt ist. Dieses Ergebnis konnten wir in unserer Versuchsanordnung bestätigen.

Zusammenfassung

1. Die Geschwindigkeit der pulmonalen Aufnahme und Elimination von Enflurane
(und damit der Ein- und Ausleitung der Narkose) liegt noch etwas höher als
diejenige von Halothan.

2. Es wird über Modellversuche an postganglionären sympathischen Nervenendigungen berichtet, mit denen der Angriffspunkt und der Wirkungsmechanismus
von Enflurane an der Nervenzelle ermittelt werden sollte. Diese Experimente
ergaben, daß Enflurane - ebenso wie die übrigen Inhalationsnarkotika - anscheinend die Erregungsbildung durch hydrophobe Wechselwirkung mit neuro-
nalen Rezeptoren für Neurotransmitter (z.B. Acetylcholin) hemmt.

3. Enflurane besitzt eine deutlich bessere muskelrelaxierende Wirkung als
Halothan. Nach neueren Untersuchungsergebnissen beruht dieser Effekt überwiegend auf einem Angriffspunkt an der motorischen Endplatte und hier speziell der postsynaptischen Membran.

Summary

1. The rate of pulmonary uptake and elimination of enflurane is slightly
higher than that of halothane; accordingly, induction of anaesthesia and
recovery are slightly faster with enflurane than with halothane.

2. The site and mechanism of action of enflurane on the nerve cell were
studied in the postganglionic sympathetic nerve terminals. The experiments
performed in this model revealed that enflurane seems to inhibit stimulus
formation. Evidence is presented that this effect may be caused by hydrophobic interaction of the anaesthetic with neuronal receptors for neuro-
transmitters (e.g., acetylcholine). Corresponding results were obtained with
all other inhalation anaesthetics studied.

3. Enflurane produces a more pronounced relaxation of skeletal muscles than
halothane. According to recent investigations, this effect is mainly due to
an action on the skeletal neuromuscular junction (particularly on the post-
synaptic membrane).

Literatur

ATALLAH MM, GEDDES IC: Metabolism of halothane during and after anaesthesia
in man.
Brit J Anaesth 45: 464, 1973

BADER J, HÜBNER J, KREUSCHER H, VÖLCKERS D, WEBER U, WITTKEMPER CH: Elektro-
myographische Untersuchungen bei alleiniger Anwendung von Ethrane am Menschen.
In: Kreuscher, H.: Ethrane. Neue Ergebnisse in Forschung und Klinik, Seite 57,
Schattauer-Verlag, Stuttgart, 1975

BROWN BR, CROUT JR: A comparative study of the effects of five general
anesthetics on myocardial contractility.
Anesthesiology 34: 236, 1971

CHASE RE, HOLADAY DA, FISEROVA-BERGEROVA V, SAIDMAN LJ, MACK FE: The biotransformation of Ethrane in man.
Anesthesiology 35: 262, 1971

COHEN PJ, HEISTERKAMP DV, SKOVSTED P: The effect of general anesthetics on
the response to tetanic stimulus in man.
Brit J Anaesth 42: 543, 1970

DE ROBERTIS E: Central and peripheral cholinergic receptor proteins.
Isolation and molecular properties. In: De Robertis E.,Schacht J: Neuro-
chemistry of Cholinergic Receptors, p. 63, Raven Press, New York, 1974

DOENICKE A, GROTHE B, KUGLER J: Untersuchungen zur Metabolisierung von
Halothan und Ethrane am Menschen mit und ohne Vorbehandlung mit Phenobarbital.

EGER E, BRANDSTATER B, SAIDMAN LJ, REGAN MJ, SEVERINGHAUS JW, MUNSON ES:
Equipotent alveolar concentrations of methoxyflurane, halothane, diethyl
ether, fluroxene, cyclopropane, xenon, and nitrous oxide in the dog.
Anesthesiology 26: 771, 1965

EGER E, LUNDGREN C, MILLER SL, STEVENS WC: Anesthetic potencies of sulfur
hexafluoride, carbon tetrafluoride, chloroform and Ethrane in dogs: correlation with the hydrate and lipid theories of anesthetic action.
Anesthesiology 30: 129, 1969

FOGDALL RP, MILLER RD: Neuromuscular effects of enflurane, alone and combined
with d-tubocurarine, pancuronium, and succinylcholine, in man.
Anesthesiology 42: 173, 1975

GION H, SAIDMAN LJ: The minimum alveolar concentration of enflurane in man.
Anesthesiology 35: 361, 1971

GÖTHERT M: Effects of halothane on the sympathetic nerve terminals of the
rabbit heart. Differences in membrane actions of halothane and tetracaine.
Naunyn-Schmiedebergs Arch.
Pharmacol 286: 125, 1974

GÖTHERT M: Pharmakologie des Enflurane (Ethrane) in: Kreuscher, H.: Ethrane.
Neue Ergebnisse in Forschung und Klinik, Seite 1, Schattauer-Verlag,
Stuttgart, 1975

GÖTHERT M, KENNERKNECHT E, THIELECKE G: Inhibition of receptor - mediated
noradrenaline release from the sympathetic nerves of the isolated rabbit
heart by anaesthetics and alcohols in proportion th their hydrophobic
property. Naunyn-Schmiedebergs Arch.
Pharmacol 292: 154, 1976

HANQUET M, VIDOUZE JP: Ēthrane - an advance in anesthesia.
Acta Anaesth Belg 2: 147, 1973

HANQUET M, BOSTEM F, VIDOUZE R: General properties of Ēthrane.
Anaesthesiol Wiederbelebung 84: 6, 1974

HUKOVIC S, MUSCHOLL E: Die Noradrenalin-Abgabe aus dem isolierten Kaninchen-
herzen bei sympathischer Nervenreizung und ihre pharmakologische Beeinflussung. Naunyn-Schmiedebergs Arch.exp.Path.
Pharmak 244: 81, 1962

KETY SS: Theory and application of the exchange of inert gases of the lungs
and tissues.
Pharmacol Rev 3: 1, 1951

LEBOWITZ MH, BLITT CD, WALTS LF: Depression of twitch response to stimulation
of the ulnar nerve during Ēthrane anesthesia in man.
Anesthesiology 33: 52, 1970

RIETBROCK I: Biotransformation von Inhalationsanaesthetica und ihre Bedeutung
für klinische Nebenwirkungen.
Anaesthesist 24: 381, 1975

SAIDMAN LJ, EGER EI, MUNSON ES, BABAD AA, MUALLEM M: Minimum alveolar concen-
trations of methoxyflurane, halothane, ether and cyclopropane in man:
Correlation with theories of anesthesia.
Anesthesiology 28: 994, 1967

SAWYER DC, EGER EI jr, BAHLMAN SH, CULLEN BF, IMPELMANN D: Concentration
dependence of hepatic halothane metabolism.
Anesthesiology 34: 230, 1971

SCHNEIDER H: The intramembrane location of alcohol anaesthetics.
Biochem Biophys Acta 163: 451, 1968

TORRI G, DAMIA G, FABIANI ML, FROVA G: Uptake and elimination of enflurane
in man. A comparative study between enflurane and halothane.
Brit J Anaesth 44: 789, 1972

UEDA I, KAMAYA H: Kinetic and thermodynamic aspects of the mechanism of
general anesthetics in a model system of firefly luminescence in vitro.
Anesthesiology 38: 425, 1973

WAUD BE, WAUD DR: Effects of diethyl ether, enflurane and isoflurane at
neuromuscular junction.
Anesthesiology 42: 275, 1975

Untersuchung des Verlaufs der Energiespektraldichte des
Elektroenzephalogramms unter Halothan- und Enfluran-Narkose

F. Bostem, M. Hanquet

Einleitung

Heutzutage ist die Informationsbehandlung ein Bestandteil der Wiederbelebung
und der Anästhesie, und eine automatische Überwachung erscheint wünschens-
wert (Osborn).

Von allen physiologischen Systemen liefert das Gehirn wahrscheinlich die
größte Anzahl Informationen, deren Fülle so enorm ist, daß ihre Bedeutung
oft unerfaßt bleibt.

Eine der wichtigsten Informationsquellen, das Elektroenzephalogramm, ist -
wenigstens teilweise - eine zufallsbedingte Funktion der Zeit.
(Tatsächlich handelt es sich um eine Schematisierung, denn die "Ergodizi-
täts- und Stationaritäts-Eigenschaften" der aleatorischen Funktionen können
hier selten vollständig angewendet werden.)

Die Bewerbung des Elektroenzephalogramms erfordert eingehende Schulung, um
die Verlaufsformen ("patterns") relativer Zeit- und Raumverteilung be-
stimmter Wellenkonfigurationen zu erkennen, und selbst dem geschulten Auge
können gewisse subtile Veränderungen (z.B. der Frequenzen) entgehen.

Nach neueren Arbeiten erlauben mathematische und besonders statistische Verfahren die Empfindlichkeit weitgehend zu erhöhen und vor allem die Analyse
dieser Funktionen zu sichern.

Bickford (1950) hat sich als einer der Ersten der automatischen Frequenz-
analyse des Elektroenzephalogramms zur Erkennung und automatischen Aufrechterhaltung der Narkosestadien bedient. Die damals noch primitiven technolo-
gischen und mathematischen Hilfsmittel erschwerten jedoch diese ersten Versuche. Heutzutage sind solche bahnbrechenden Methoden dagegen viel zugäng-
licher geworden.

Die gegenwärtige technologische Explosion stellt dem Anästhesisten unglaublich leistungsfähige Minicomputer und verfeinerte mathematische Hilfsmittel zur Verfügung. Die statistische Methode kann die Erforschung von Autokorrelations-, Interkorrelations- und Extraktionsfunktionen der Energiespektraldichten in Form von Autospektren bzw. Kospektren verwenden, aus diesen letzteren Koherenzfunktionen ableiten und sich weiterhin vektorieller Untersuchungen der rhythmischen Aktivitäten in ihren vielseitigen statistischen Aspekten bedienen.

Andererseits hat bereits die seit 1963 stattgefundene Entwicklung rapider Algorhythmen zur Extraktion der Fourierkoeffizienten (Fast Fourier Transform von Cooley u. Tukey, Math. Comput. 19, 1965, 297-301) zahlreiche Forscher veranlaßt, die Beeinflussung des Gehirns durch verschiedene Anästhetika aufgrund von Variationen der Energiespektraldichte zu erörtern. Beispielsweise haben Findeiss et al. (1969) schon die charakteristischen und spezifischen Eigenschaften einiger Narkosemittel definiert. Bart et al. (1971) haben dann diese Arbeiten mit Hilfe fortgeschrittener Methoden weitergeführt.

Man beachte jedoch, daß sich diese Untersuchungen moderner Apparaturen, insbesondere Computer, bedient haben. Die Originalität der vorliegenden Arbeit besteht u.E. in dem Beweis, daß es beim jetzigen Stand der Technologie möglich ist, die hirnelektrische Aktivität und möglicherweise auch sonstige elektrophysiologische Vorgänge zu registrieren, zu steuern und zu analysieren, unter Verwendung kleiner, sinngemäß programmierter Maschinen.

Technik

In der vorliegenden Arbeit wird der Verlauf der Energiespektraldichten des EEG unter Halothan- und Enfluran-Narkose untersucht. In diesem Kapitel beschränken wir uns auf eine Besprechung der Behandlung der Potentialspektren zur Aufnahme und benötigten technischen und theoretischen Unterlagen. Diese Methoden sind bereits verschiedentlich erörter worden, so z.B. durch Adey, Brazier u. Killam.

1. Mathematische Grundlagen: Das Potentialspektrum kann mathematisch in Form einer Kurve dargestellt werden, die dem mittleren quadratischen Wert (variance) oder dem mittleren Potential einer komplexen Wellenform frequenzabhängig entspricht. Isolieren wir also in einem Frequenzspektrum eine Frequenzbande von der Breite Δ f, so entspricht die Energiespektraldichte dem Verhältnis zwischen dem Δ P-Potential in Verbindung mit dieser Frequenzbande und dem Δ f-Wert:

$$\oint (f) = \frac{\Delta P}{\Delta f} \; .$$

Tatsächlich handelt es sich jedoch um einen schematischen Ausdruck von geringem Wert für die Berechnung. Die Berechnung muß sich zwangsläufig auf eine große Anzahl Muster stützen, die nach den aus dem Shannonschen Lehrsatz abgeleiteten Regeln bestimmt werden (Communication in Presence of Noise: Proc. I.R.E., 1949, 37, 10-21) (mindestens eine Frequenz der Musterentnahme, die doppelt so groß ist wie die höchste zu analysierende Frequenz). Für jeden der bemusterten Punkte sind die beiden Fourierkoeffizienten A und

B zu berechnen. Für eine Funktion $g_{(t)}$ ergibt sich:

$$A = \frac{1}{2T} \int_{O}^{T} g_{(t)} \cos 2\pi nf.t.dt$$

$$B = \frac{1}{2} \int_{O}^{T} g_{(t)} \sin 2\pi nf.t.dt,$$

wo f die Grundfrequenz und nf die zu analysierenden diskreten multiplen Frequenzen dieser Grundfrequenz darstellt. Prinzipiell entspricht das Spektralpotential dem Modul des folgenden Ausdrucks:

$$\left| Gn \right| = \frac{1}{2} \sqrt{A^2 + B^2}.$$

Daraus ersieht man ohne weiteres die Komplexität oder zumindest die Länge der vorzunehmenden Berechnungen. Betrachten wir z.B. ein Spektrum von 128 Linien diskreter Frequenz; es sind dann 256 Berechnungsserien von Koeffizienten und des Moduls für einen einzigen bemusterten Punkt auszuführen. Für eine Auflösung von 60 Hz müssen ca. 128 Muster pro Sekunde aufgenommen werden. Folglich sind für eine Analyse von 1 Sekunde 16.384 Berechnungen erforderlich. Glücklicherweise hat der Algorhythmus von Cooley u. Tukey (F.F.T.) die Anzahl Berechnungen um einen Faktor von ca. 100 verringert (je nach Fall verschieden). Heutzutage wird dieser Algorhythmus überall angewendet.

2. Technische Mittel

A. Aufnahme

1. Die hirnelektrische Aktivität wird mit den üblichen Elektroden registriert. Nach Kontrolle der Normalität des Elektroenzephalogramms wurde eine einzige Elektrodenlinie beim wachen Patienten angesetzt. Es handelt sich um die "obere Linie" des Universalstandards "ten and twenty" (Jasper H.H., 1958). Die hirnelektrische Vorgänge werden im Differentialmodus und in engständigen klassischen Linien aufgenommen.

2. Sie werden auf magnetischer analoger Unterlage registriert, entweder mit dem AMPEX SP 300 oder einer Vorrichtung mit Frequenzmodulation von drei gemeinsamen Unterträgern.

B. Behandlung

Zur Behandlung benützt man eine gewisse Anzahl Programme ("package"), die anderswo beschrieben worden sind (Bostem F. u. Champarnaud J.F., 1971, 1973).

Die aufgenommenen Vorgänge erfahren:

1. Eine Normalisation der kontinuierlichen Komponente und eine Verstärkung eines jeden Kanals.

2. Eine analog-digitale Transformation. Aufgrund eines besonders von uns
   für Computer entwickelten Programms POP 12/30 (Programm Bufturn) werden
   die Daten in Sequenzen unterteilt, die eine dem Quadrat entsprechende
   Anzahl Punkte umfassen (Bedingung der F.F.T.). Wir haben 512 Punkte pro
   Sequenz gewählt, die bei einer Bemusterungsperiode von 8 msec einer Ge-
   samtaktivität von ca. 4.096 Sekunden entspricht.
   Die Sequenzen sind entweder kontinuierlich oder durch ein vorbestimmtes
   Zeitintervall voneinander getrennt, das 4.096 Sekunden nie überschreitet.

3. Ein Fourier Transform (FFT - Programm Spektra). Die magnetischen Bänder
   (Linctapes) bekräftigen die digitale Information, diese wird automatisch
   abgelesen, der Transformation und die Ergebnisse gegebenenfalls einer
   Ponderation ("Glättung oder hanning") unterworfen. Die so erhaltenen
   Resultate werden auf einem weiteren digitalen Magnetband (Linctape) aufgenommen. Der Vorgang ist auto-inkrementiert und für die gesamte Registrierung automatisch.

4. Die aufgenommenen Kurven werden daraufhin unterschiedlich behandelt:

   - Entweder durch direkte Registrierung auf einer Houston-Complot-Tafel
     (Abb. 1);

   - oder durch sequenzielle Auftragung in Pseudoperspektive (Abb. 2);

   - oder durch allgemeine Behandlung der Spektren (Programm Manip). Es kann
     eine Kontraktion der Spektren vorgenommen werden; diese ergibt Frequenz-
     banden von beispielsweise 4 Hz Breite und eine Aufteilung in Aktivi-
     tätsgruppen, z.B. von O-4, 4-8, 8-12 Hz usw. (Abb. 3)

   - Weiterhin ist es möglich, mit dem gleichen Programm den Zeitparameter
     einzuengen oder zu erweitern. Dies ergibt entweder eine Kontraktion des
     zeitlichen Verlaufs einer Spektralbande oder eine Expansion derselben.
     Werden die beiden Vorgänge nacheinander durchgeführt, so ergibt sich
     eine lineare Glättung. Die erhaltenen Ergebnisse können jederzeit auf
     Papier registriert oder auf Magnetbändern aufbewahrt werden.

   - Die Kurven können tridimensional in Form von Flächen gleichen Potentials
     oder in Perspektive der gesamten Spektren in Abhängigkeit der Zeit dar-
     gestellt werden (Abb. 4) (Programm NAP 7).

C. Durchführung der Narkosen

Vierzehn Patienten wurden durchschnittlich 40 Minuten lang beobachtet und
die präanästhetische Periode, die Einleitung und die verschiedenen Narkosetiefen untersucht.

Zwei Patienten im Alter von 17 bzw. 77 Jahren erhielten Halothan. Diese
wurden mit 12 weiteren Patienten (gleichfalls im Alter von 17 bis 77 Jahren,
durchschnittlich 39 Jahre alt) verglichen, denen Enfluran verabreicht wurde.

Die Beeinflussung der hirnelektrischen Kurvenbilder durch narkosefreme Parameter wurde nach Möglichkeit vermieden:

a) Kontrollierte Beatmung mittels Respirator wurde vom Anfangsstadium an
   systematisch durchgeführt. In jedem Fall wurde das Atemminutenvolumen im
   voraus aus den klassischen Tabellen berechnet. Der Atemparameter wurde
   bei allen Registrierungen (außer bei vorgesehenen Maßnahmen, besonders

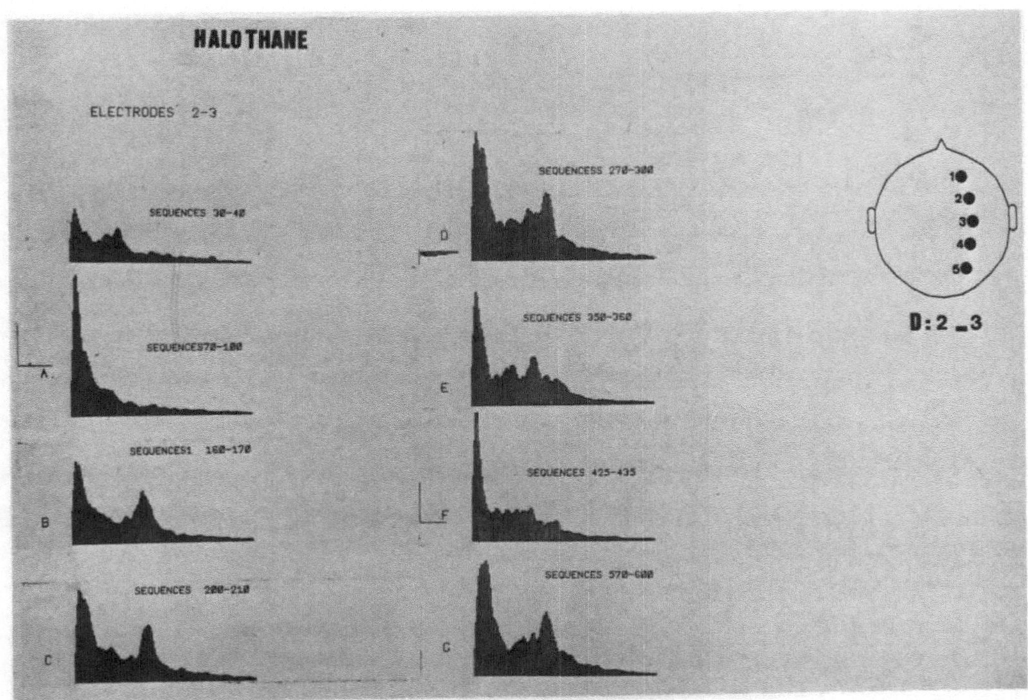

Abb. 1: Potentialspektren bei der fronto-zentralen Ableitung 2-3: Durch-
schnittswerte der initialen Spektren über ein acht Sequenzen umfassendes
Intervall; jedes Spektrum stellt somit eine Wellenaktivität von ca. einer
Minute dar. Man sieht bei A das Verschwinden der Alpha-Rhythmen, bei B das
Auftreten einer Bande bei +/- 15 Hz, einen Anstieg des Potentials, dann
eine Linksverschiebung (D u. E) und schließlich das plötzliche Verschwinden
bei F (Anfang des Stadiums IV).

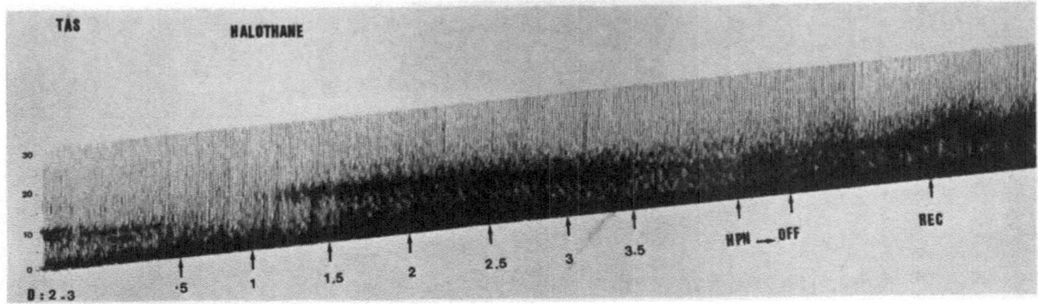

Abb. 2: "Laufendes" Spektrum bei gleicher Ableitung und in Pseudoperspektive
aufgenommen. Jedes Spektrum umfaßt eine Wellenaktivität von 4,096 sec, die
alle 8,192 sec aufgenommen wurde. Man beachte das Erscheinen einer dunklen
Bande bei +/- 15 Hz. Die Ziffern bedeuten Halothan-Konzentrationen in dem eingeatmeten Gasgemisch.

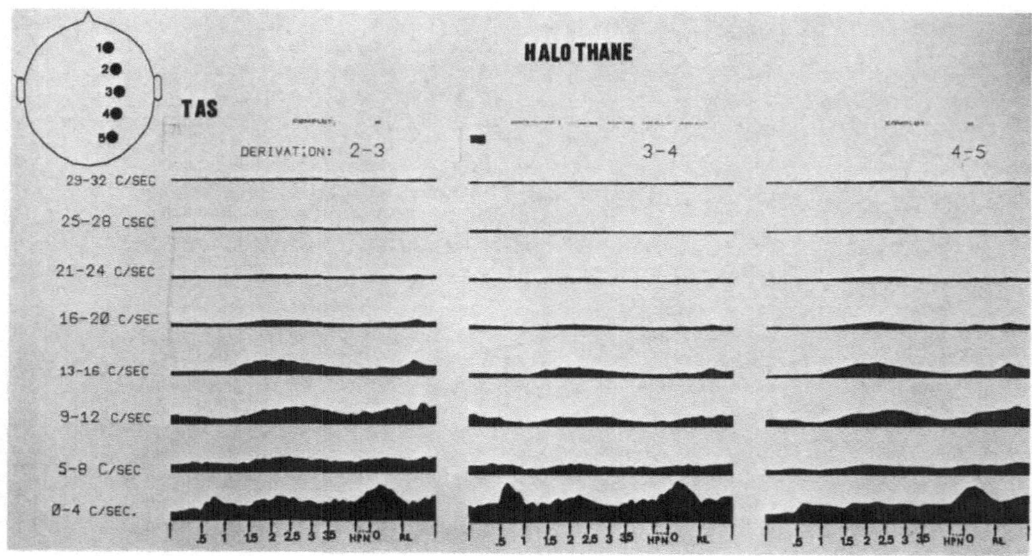

Abb. 3: Kontraktion der laufenden Spektren in Bezug auf Zeit und Frequenzen. Jede Kurve stellt den Verlauf des Potentials einer begrenzten Bande während der ganzen Narkosedauer dar. Man beachte: a) Den frühzeitigen Anstieg der Potentiale der O-4 Hz-Bande in Ableitung 2-3 und 3-4 zu Beginn der Induktion. Die Ableitung 4-5 ist schwach beteiligt. b) Das Erscheinen, besonders in Ableitung 2-3, eines in der 13-16 Hz-Bande beginnenden Potentialanstiegs, der sich bis in die 9-12 Hz-Bande erstreckt. c) Den Zusammenbruch beider Banden und den plötzlichen Anstieg der O-4 Hz-Bande im Stadium IV bei allen Ableitungen.

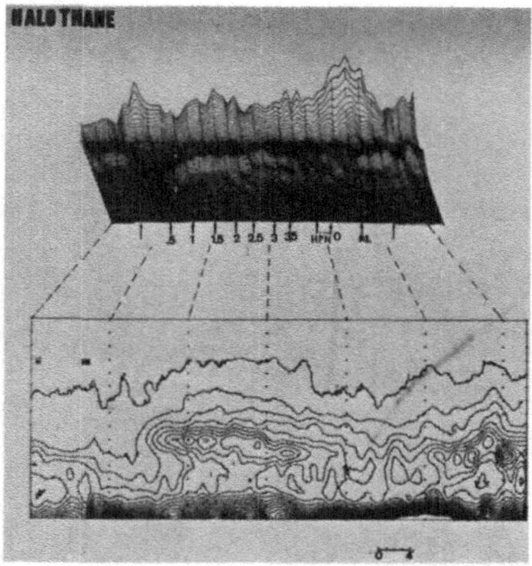

Abb. 4: Kontraktion des Verlaufs der Spektraldichten unter Halothan-Narkose in Ableitung 2-3 mittels Perspektivdarstellung von 420 kontrahierten Spektren und tridimensionaler Darstellung von isopotentialen Linien.

Hyperpnoe) konstant gehalten. Das von uns verwendete System war offen,
um jegliche Anreicherung an Narkosemittel zu vermeiden.

b) Der arterielle Blutdruck wurde minütlich gemessen. Ein Absinken unterhalb eines gewissen Minimums (8-9 mm Hg - Thiopental 200 mg) bedeutete
   für die Enfluran-Narkose bei initialer Einleitung mit minimaler
   Thiopentaldosis eines unserer Merkmale maximaler Narkosetiefe.

c) Kein anderes Narkosemittel wurde während des Versuchs verabreicht. Die
   Prämedikation war je nach Fall entweder auf 0,25 mg Scopolamin oder eine
   Kombination mit Pethidin reduziert worden.

Alle Narkosetiefen wurden möglichst linear durch allmählichen Anstieg des
Halothan- bzw. Enfluranpartialdrucks in den eingeatmeten Gasen erreicht.

Ergebnisse

A. Halothan-Narkose

Wir haben gleichzeitig drei Ableitungen untersucht: die fronto-zentrale, die
zentro-parietale und die parieto-okzipitale Ableitung. Nach unserer Erfahrung
ergeben die fronto-zentrale und die okzipitale Ableitung die charakteristisch-
sten Resultate (Abb. 3).

Das Stadium I in zentraler und parietaler Ableitung wird durch ein unmittel-
bares Absinken der gesamten Grundaktivität im Alphabereich und eine Anreicherung niederfrequenter Wellen im O-4 Hz_Bereich gekennzeichnet. Bei der okzipitalen Ableitung wird diese Anreicherung im O-4 Hz-Bereich dagegen kaum beobachtet.

Sofort nach Beendigung des Stadiums I und Übergang zum Stadium II sieht man,
zuerst in kurzen Stößen, eine Aktivität bei 16-17 Hz, die bei einer Halothan-
Konzentration von 1 % auftritt, um sich dann bei einer Konzentration von 1,5%
zu verstärken und zu individualisieren.

Der Potentialgipfel dieses Bereichs ist aufzufinden und in seinem Verlauf zu
verfolgen. In der Folge erleidet er eine langsame Linksverschiebung, um
schließlich gegen Ende des Stadiums III eine Frequenz von 9-10 Hz zu erreichen. Der Verlauf dieses Potentialgipfels in Richtung niederer Frequenzen
steht praktisch in linearem Verhältnis zur Konzentration des Narkosemittels.
Während dieser Zeit ändert sich die Aktivität im O-4 Hz-Bereich nicht.

Das Stadium IV beginnt mit dem plötzlichen Zusammenbruch des Potentials im
hochfrequenten Wellenbereich und einer beträchtlichen Potentialsteigerung
im O-4 Hz-Bereich bei allen Ableitungen.

Die Analyse des Isopotential-Kurvenbildes (Abb. 4) zeigt, daß dieser Anstieg
in erster Linie durch eine Frequenzerhöhung auf 1 Hz bedingt ist.

Die Erholungsphase kennzeichnet sich durch einen umgekehrten Verlauf, indem
sich die wieder auftretenden Aktivitäten im 10-12 Hz-Bereich allmählich be-
schleunigen.

B. Enfluran-Narkose

Es wurden 12 Narkosen von durchschnittlich 40 Minuten Dauer registriert.
Wie unter Halothan werden auch unter Enfluran bei direkter Beobachtung drei
charakteristische Stadien unterschieden.

- Bei 1 % steigt die Grundaktivität besonders im Alphabereich an. Sie
  diffundiert nach den vorderen Regionen, vorwiegend zur zentrotemporalen
  und frontalen Region hin.

- Bei 2 % treten Deltafrequenzen auf, die je nach den topographischen Ver-
  hältnissen die Grundaktivität unvollkommen ersetzen; auch diese letztere
  verläuft langsamer. In diesem Stadium beobachtet man generalisierte Entladungen steiler paroxystischer Wellen, ähnlich wie unter Metrazolakti-
  vierung.

- Bei 3 %:

  a) Erneute Verzögerung der Elektrogenese mit Überwiegen von Aktivität bei
     4-5 Hz in allen Regionen (jedoch gleichzeitig zum Alphabereich ge-
     hörende Vorgänge).

  b) Gegebenenfalls Auftreten elektrischer Ruhepausen ("burst suppression").
     Die Ruhepause kennzeichnet sich folgendermaßen:

     1. Sie wied eingeleitet durch die ein- oder beidseitige Entladung
        steiler Wellen oder atypischer Spitzwellen und endet mit einer
        gleichartigen Entladung.

     2. Ihre Dauer beträgt 5 - 20 Sekunden.

     3. Die elektrische Ruhepause betrifft gleichermaßen alle Regionen
        der Kopfhaut; es handelt sich um eine allgemeine "Erstarrung" der
        Elektrogenese.

In diesem besonderen Fall finden die stärksten paroxystischen Entladungen
am Ende der Ruhepause und bei Wiedererscheinen der Grundaktivität statt.

Spektralanalytisch stellen sich je nach Fall unterschiedliche synoptische
Potentialrepresentationen ein.

Es scheinen vor allem zwei Arten von Wellentätigkeiten aufzutreten; jedoch
können wir beim heutigen Stand unserer Kenntnisse keine statistische Verteilung angeben.

- In gewissen Fällen beobachtet man einen plötzlichen Anstieg des Potentials
  bei allen Frequenzen, besonders im Stadium I (1 %). Die Vertiefung der
  Narkose geht dann nur mit einem relativen Anstieg einher, der sich auf
  den Bereich der niederfrequenten Deltawellen von 5-6 Hz beschränkt.

Bei den übrigen Frequenzen beobachtet man bis zur Konzentration von 3 % nur
ein leichtes Absinken der hochfrequenten Aktivitäten. Es handelt sich hier
jedoch um eine besondere Erscheinung, die nur bei zwei unserer Patienten
auftrat.

- In den meisten übrigen Fällen sieht man einen mehr "spezifischen" Verlauf.

  a) Die alpha-ähnliche Wellentätigkeit ist anfänglich gesteigert, aber
     ihre mittlere Frequenz nimmt rasch ab. Sie verschwindet zu Beginn des
     Stadiums II.

b) Die hochfrequente Wellentätigkeit mit stark "polychromatischen"
   Spektren ist vorübergehend sehr gesteigert. Ihr Potential sinkt
   jedoch bald, wenn auch unregelmäßig, bis zum tiefsten Narkosestadium ab.

c) Die Wellentätigkeit der Deltabande von 5-7 Hz erscheint bei Beginn
   des Stadiums I und verstärkt sich bis zum Stadium III. Sie findet
   sich vorwiegend in der fronto-zentralen Region und diffundiert erst
   später zu den übrigen Kopfhautregionen hin.

d) Im tiefsten Narkosestadium (+/- 3 %) steigt der $\triangle$ -Inhalt (wie wir
   es auch bei der Halothan-Narkose beobachtet hatten) beträchtlich an.

Diskussion

Die von uns mit Halothan anästhesierten Fälle haben gezeigt, daß eine vergleichende Untersuchung der fronto-parietalen und okzipitalen Regionen in
den 0-4 und 12-16 Hz-Banden von Interesse sein kann; d.h., bei chirurgischen
Konzentrationen (Stadien II und III) könnte wohl der Nachweis der auf diese
Energiebanden beschränkten Energiepotentiale erlauben, das effektive Nar-
koseniveau festzustellen. Es sei hier darauf hingewiesen, daß der Zusammenbruch des Potentials in der 10-16 Hz-Banden, der mit einem plötzlichen Anstieg der Deltapotentiale von 0-4 Hz einhergeht, als Warnungszeichen einer
gefährlichen Narkosetiefe angesehen werden kann. Folglich erschien die vergleichende Untersuchung der Verlaufsprofile der Potentiale zwischen 0 und
4 Hz einerseits und zwischen 12 und 16 Hz andererseits in der fronto-zentralen und der parieto-okzipitalen Region gewisse klinisch verwendbare Befunde ergeben zu können.
Die von uns in den vorderen Regionen festgestellten Wellenaktivitäten haben
uns keineswegs überrascht, waren sie doch bereits von Bimar et al. und von
Renn et al. (1970) bei Versuchstieren untersucht worden. Unsere Schlußfolgerungen weichen jedoch beträchtlich von denen Findeiss et al. (1969) ab.
Diese Forscher beobachteten unter Halothan lediglich eine globale Verschiebung der Spektralpotentiale in der 8-11 Hz-Bande nach niedrigen Frequenzen
hin sowie einen Anstieg des Potentials zwischen 0 und 2 Hz.

Wir sind jetzt der Ansicht, daß sich diese "Globalisierung" durch eine
Raumintegration erklären läßt. Tatsächlich haben die Autoren die Wellentätigkeit in einer einzigen fronto-okzipitalen Ableitung beobachtet.

In Bezug auf Enfluran haben wir die hirnelektrischen Vorgänge ziemlich ver-
änderlich gefunden, glauben jedoch, ein mehr oder weniger allgemeines Bild
festhalten zu können. Es handelt sich vorwiegend um einen plötzlichen erheblichen Anstieg der Spektralpotentiale, der praktisch alle Frequenzen
aber hauptsächlich Vorgänge oberhalb 8-10 Hz betrifft. Wir haben also einen
"polychromatischen" Anstieg vor uns.

Die Wellentätigkeit unterhalb dieser Spektralbande steigt weniger stark und
weniger differenziert an. Eine selektive Erhöhung betrifft anfänglich die
alpha-ähnliche Bande,und diese verlangsamt sich sehr schnell, indem sie von
10 auf 8-7 Hz zurückgeht. Später und unabhängig davon findet ein Anstieg
der Delta-Rhythmen statt,und erst im tiefen Narkosestadium kommen auch ver-

hältnismäßig undifferenzierte Delta-Rhythmen hinzu. Die Kombination "Verschwinden der Wellenaktivität in der 6-10 Hz-Bande und Anstieg der Delta-
Rhythmen" bedeutet u.E. ein bevorstehendes "Grenzstadium" der Narkosetiefe.
Es handelt sich also hier um eine Erscheinung, die der von uns bei Halothan
festgestellten entspricht.

Ein anderer Punkt der Diskussion betrifft das Phänomen der paroxystischen
Entladungen, die Neigh et al. 1971 als "burst suppression" bezeichnet haben.
Beim heutigen Stand unseres Wissens besitzen wir keine Anhaltspunkte zur An-
nahme einer Beziehung zwischen dem spezifischen Verlauf im Spektralbereich
und der Produktion von Entladungen. Die Bedeutung der Entladungen ist ver-
schiedentlich diskutiert worden. Eine Deutung im Sinne von epilepsieartigen
Entladungen ist anfangs vorgeschlagen worden, besonders aufgrund des sehr
eigenartigen und "fast pathognomonischen" Verlaufs dieser Erscheinung. De
Jongh et al. (1976) weisen in diesem Zusammenhang auf die Ähnlichkeit zwischen
Enfluran und Hexafluorodiäthyläther hin; dieser letztere hat unter dem Namen
Indoklon als Krampfmittel in der Seismotherapie Verwendung gefunden. Der
"krampferregende "Charakter des Enfluran hat daher die Autoren nicht besonders
überrascht. Man könnte also gegebenenfalls epileptische "Minikrisen" ausschließlich elektrographischer Natur annehmen (motorische Phänomene als Be-
gleiterscheinungen von Entladungen sind nach unserer Erfahrung nie beobachtet
worden).

Es sei jedoch dazu bemerkt, daß die hirnelektrischen Aktivitäten unmittelbar
nach der "Ruhepause" wieder einsetzen, oft eingeleitet durch eine erneute Entladung. Diese Erscheinung ist bei Epilepsie völlig unbekannt, wo man im allgemeinen eine graduelle Wiederkehr (außer beim sehr speziellen Phänomen der
Petit Mal-Absence) sowie meistens auch charakteristische "Nebenentladungen"
beobachtet. Es könnte daher auch ein Vorgang aktiver, "nicht epileptischer"
Hemmung angenommen werden.

Man beachte, daß die elektroenzephalographische Untersuchung des natürlichen
Schlafs beim Menschen paroxystische Erscheinungen aufweist, die eine gewisse
Analogie zu den hier besprochenen "patterns" zeigen.

Den K-Komplexen folgt im allgemeinen eine Periode hochfrequenter rhythmischer
Entladungen (sogenannte "Schlafspindeln"). Dies ist ein elektrographischer
Ausdruck reziproker Verhältnisse der Hirnstrukturen, wahrscheinlich thalamo-
kortikaler Lokalisation, die einen spezifischen Schlafzustand kennzeichnen
und unter dem Einfluß komplexer Hemmungs- und Aktivierungsvorgänge stehen.

Zahlreiche Argumente können in ähnlicher Weise auch zur Erklärung der unter
Enfluran beobachteten"burst suppression"-Vorgänge herangezogen werden.

Schlußfolgerung

Bei der vorliegenden Arbeit handelt es sich um eine vorläufige Untersuchung.
Ihr Wert scheint die Verwendbarkeit der Spektralüberwachung des Elektroenzephalogramms in der chirurgischen Anästhesie zu betreffen, indem der relative
Verlauf gut definierter Spektralbanden in verschiedenen spezifischen Regionen
der Kopfhaut bewertet wird. Unterschiedliche Elemente unter Halothan-Narkose
sind recht deutlich erkennbar.

Die unter Ethrane-Narkose beobachtete Variabilität erlaubt keine für Enfluran
sofort verwertbaren Schlußfolgerungen.

Zusammenfassung

Es ist eine Methode für die Spektralanalyse und synoptische Darstellung aus-
gearbeitet worden.
Sie betrifft die vergleichende Untersuchung der einzelnen Narkosetiefen unter
Halothan und Enfluran.

Die Befunde scheinen für Halothan unterschiedliche Elemente aufzuweisen, die
es erlauben, die Narkosetiefe mit ausreichender Verläßlichkeit zu bewerten
durch Vergleich des Verlaufs der Spektralbanden bei O-4 bzw. 10-16 Hz in der
fronto-zentralen und der parieto-okzipitalen Region.

Für Enfluran scheinen unbestimmte Elemente eine solche Bewertung aus folgenden Gründen auszuschließen:

- Einerseits wegen des Auftretens von charakteristischen Kurvenbildern
  ("burst suppression") unter Enfluran-Narkose. Dabei könnte es sich um
  plötzliche Zustandsänderungen hemmender bzw. aktivierender thalamokorti-
  kaler Einflüsse handeln, die mit denen des natürlichen Schlafs im Stadium
  III vergleichbar sind.

- Andererseits wegen des zufallsbedingten Verlaufs der Spektren bei den von
  uns untersuchten Patienten. Es handelt sich dabei entweder um einen frühzeitigen globalen Anstieg aller Potentiale und aller Frequenzen mit wenigen
  spezifischen Frequenzelementen oder aber um spezifische Veränderungen in
  den einzelnen untersuchten Spektralbanden. In dieser Beziehung erinnern
  gewisse Vorgänge der Enfluran-Narkose an solche bei der Halothan-Narkose.

Summary

A method of spectral analysis and synoptic representation has been worked out.

It is applied to the comparative study of different planes of anesthesia
induced by halothane and enflurane. This study appears to demonstrate that
with reference to halothane there are discriminatory elements which allow to
evaluate with sufficient reliability the planes of anesthesia by comparing
the O to 4 c/sec and the 10 to 16 c/sec spectral bands, respectively, in the
fronto-central and the parieto-occipital areas.

Regarding enflurane, features of indetermination appear to prevent this kind
of evaluation -

- because of the development of characteristical anesthesia patterns under
  enflurane, described as "burst suppression", which may be related to sudden
  changes in the inhibitory and activating thalamo-cortical relations, similar
  to those seen at stage II of natural sleep;

- and because of the random spectral pattern that we have observed in the
  subjects studied - either due to an early overall increase of all potentials
  associated with all frequencies involving a small number of specific
  frequencies, or on the contrary due to specific variations in the various
  spectral bands observed. In this latter case, certain features of enflurane
  anesthesia are not unlike those seen during halothane anesthesia.

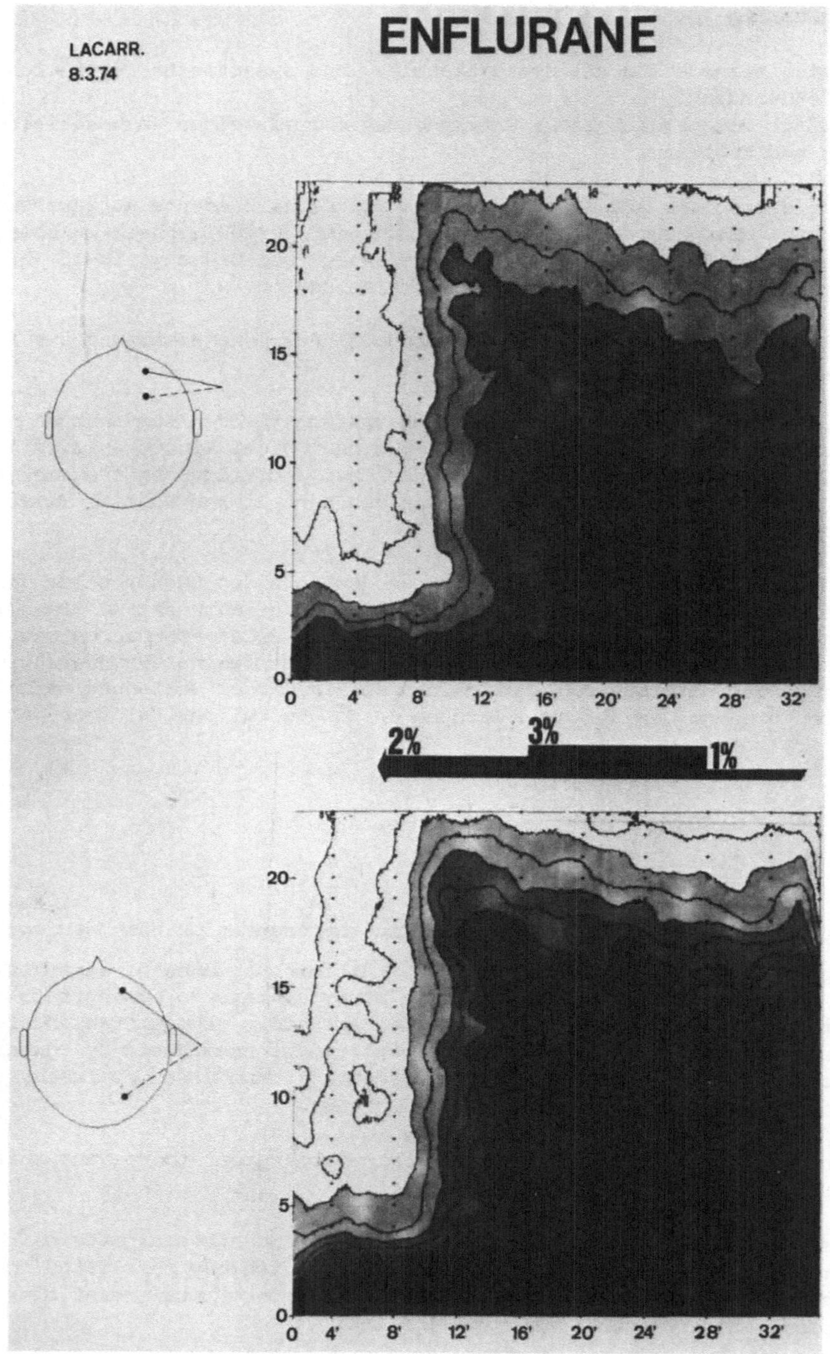

Abb. 5: Synoptischer Verlauf der Spektralpotentiale unter Enfluran-Narkose.
Man sieht einen globalen Anstieg aller Potentiale, die anfänglich die
Wellenaktivitäten oberhalb 10 Hz betreffen. Nachträglicher Anstieg der
O-4 Hz-Bande.

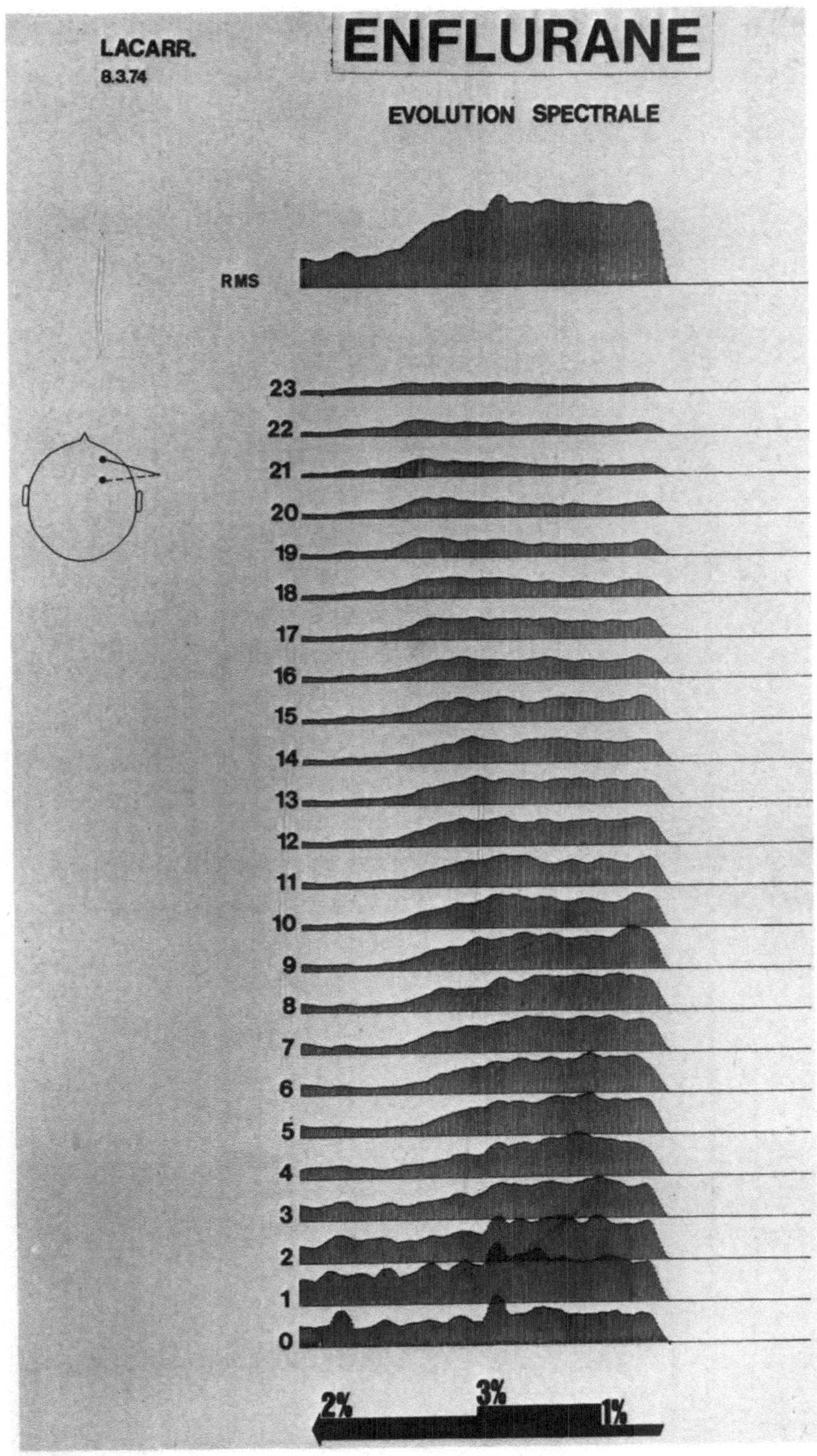

Abb. 6: Untersuchung des Verlaufs der spezifischen Spektralbanden, verglichen mit dem Verlauf der R.M.S. unter Enfluran-Narkose.

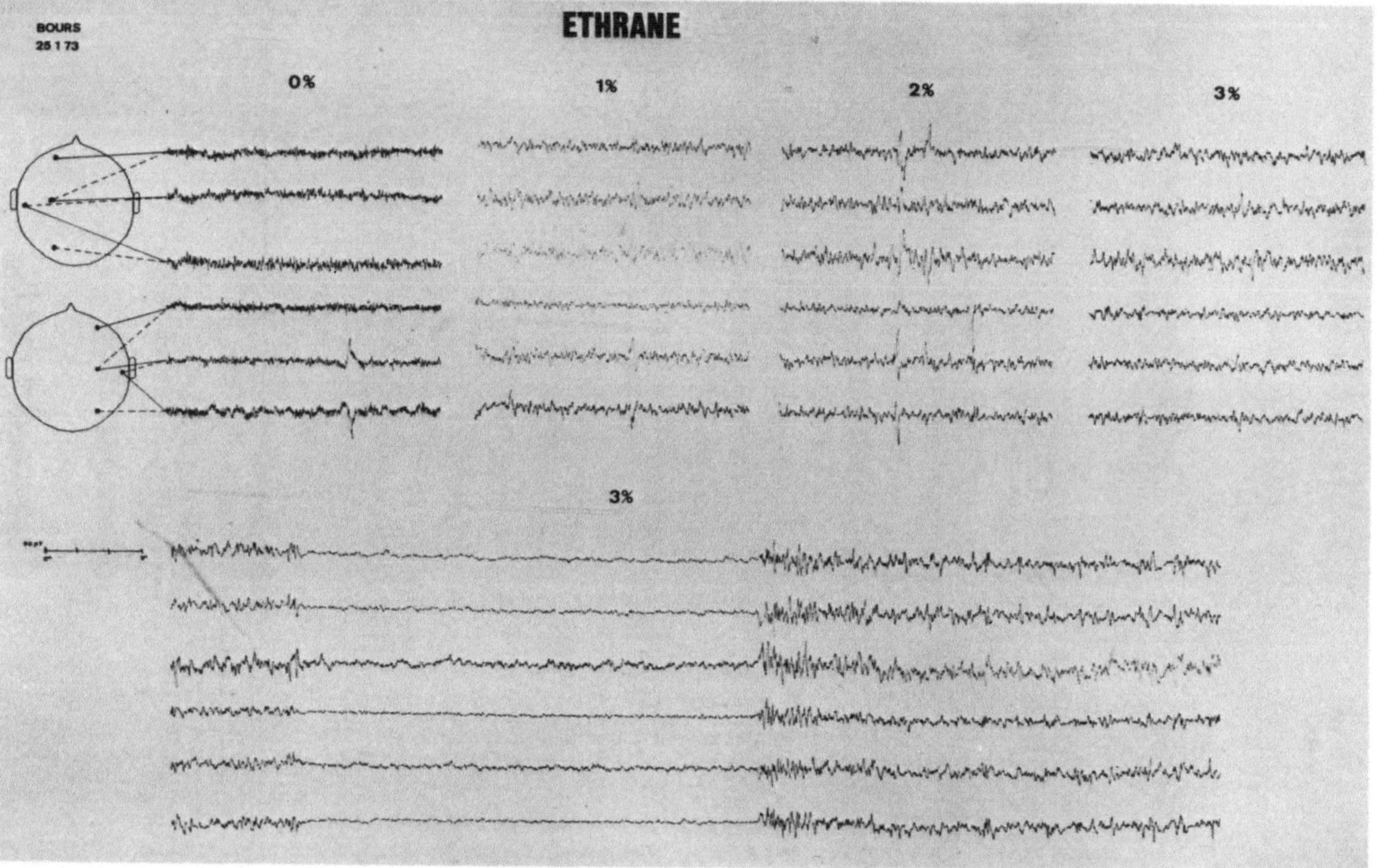

Abb. 7: Die 3 charakteristischen Stadien der Enflurananästhesie

Literatur

ADEY WR: Computer analysis in neurophysiology.
Ch. 10 in: Stacy R.W., Waxman B: Computer in Biomedical Research, Vol.1,
Academic Press, New York, London, 1965, pp. 223-263

ARFEL G: Electroencéphalographie et Anesthésie.
Ch. VI in: Nadia Du Bouchet, Jean Le Brigand: Collection Médico-Chirurgicale
à Révision annuelle: Anesthésie Réanimation. Editions Médicales Flammarion,
Paris, Mise à jour 1960, pp. 261-262B

BART AJ, HOMI J, LONDE HW: Changes in power spectra of electroencephalograms
during anesthesia with Fluxorene, Methoxyflurane and Ethrane.
Anesthesia and Analgesia, Current Research 50: 53, 1971

BICKFORD RG: Use of frequency discrimination in the automatic EEG control
of anesthesia.
Electroenceph Clin Neurophysiol 3: 83, 1951

BIMAR J, CACCIUTTOLO G, RENN C, NAQUET R: A comparison of different methods
of utilizing the Papio Papio in the evaluation of diverse groups of drugs.
Communication au Symposium "The use of subhuman primates in drug evaluation".
San Antonio, Texas, Mai 1967

BOSTEM F, CHAMPARNAUD JF: A system for data gathering and handling in
neurophysiology.
Decus Europ, 7. Seminar, Amsterdam, Minipapers, pp. 62-63, 1971

BOSTEM F, CHAMPARNAUD JF: Description of a comprehensive program in assembly
language for mini-computers, securing the acquisition and processing of data
in clinical neurophysiology.
Electroenceph Clin Neurophysiol 34: 755, 1973

BRAZIER MAB: The application of computers to electroencephalography.
In: R.W. Stacy, B.D. Waxman (Eds.) Computers in biomedical research,
Vol. 1, ch. 12.
Academic Press, New York, London, 1965, pp. 295-315

COOLEY JW, TUKEY JW: An algorythm for the machine calculation of complexe
fourier series.
Math Comput 19: 297

DE JONG RH, HEAVNER JE: Correlation of the Ethrane Electroencephalogram
with Motor Activity in Cats.
Anesthesiology 35: 1971

FINDEISS JC, KIEN GA, HUSE KOW, LINDE HW: Power spectral density of the
electroencephalogram during Halothane and Cyclopropane Anesthesia in Man.
Anesthesia and Analgesia, Current Research 48: 1018, 1969

JASPER HH: The ten-twenty electro system of the International Federation.
Electroenceph clin Neurophysiol 10: 371, 1958

KILLAM KF: Participation to Advances in EEG Analysis.
D.O. Walter, M.A.B. Brazier (Eds.)
Electroenceph Clin Neurophysiol 27: 21, 1968

NEIGH JL, GARMAN JK, HARP JR: The Electroencephalographic Pattern during Anesthesia with Ethrane.
Anesthesiology 35: 1971

OSBORN JJ, BEAUMONT JO, RAISON JCA, RUSSEL J, GERBODE F: Measurement and monitoring of acutely ill patients by digital computer.
Surgery, St. Louis, 1968, 64, 1057-1070

RENN C, VUILLON-CACCIUTOLO G, JUTIER M, BIMAR J, NAQUET: Contribution de l'analyse spectrale à l'évaluation électroencéphalographique de l'action des drogues anesthésiques.
Annales de l'Anesthésiologie française, 1970 XI, 357-382

SHANNON CE: Communication in presence of noise.
Proc. I.R.E. 37: 10, 1949

Zur Bewertung sogenannter exzitatorischer EEG-Phänomene
unter der Ethrane-Anästhesie

St. Kubicki

Spitzenpotentiale sind ohne Zweifel Repräsentanten eines exzitatorischen
Ablaufes, doch muß nicht jede Spitze deswegen auch gleich Ausdruck eines
epileptogenen Vorganges sein. Aber selbst wenn sie es ist, muß sie nicht
unbedingt zu einem epileptischen Anfall führen. In diesem Punkt möchte ich
ihre Besorgnisse ein wenig zerstreuen.

Wir bezeichnen epileptische Phänomene im EEG, die ohne klinische Anfälle
einhergehen, als subklinische Anfälle, und wir konnten feststellen, daß
eine Unzahl solcher Anfälle aufzutreten pflegt, ehe es zu einem klinischen
Anfall kommt. Wir haben das einmal bei einigen Patienten nachgerechnet und
festgestellt, daß das Verhältnis von klinischen und subklinischen Anfällen
im Schnitt bei 1:40.000 liegt. Dies ist natürlich ein Mittelwert, der erheblichen Streuungen unterliegt. Mit anderen Worten aber: Bevor es zu einem
klinischen Anfall kommt, treten etwa 40.000 subklinische Entladungen mit
steilen Mustern im EEG auf.

Wie kommt es nun zu solchen subklinischen Anfällen und vor allem: Warum
zieht nicht jeder einen klinischen Anfall nach sich? Die generalisierte,
über den ganzen Kortex auftretende Spitze im EEG nimmt - das kann heute als
gesichert angesehen werden - ihren Ursprung im retikulären, mesodienzephalen,
aktivierenden und afferenten Wecksystem. Dabei handelt es sich um eine
pathologische, hypersynchrone Massenentladung der Neurone, wobei offensichtlich auch ein besonders hoher Anteil an Nervenzellen des Systems aktiviert
wird. Diese plötzliche Spitzenentladung wird auf die Hirnrinde projiziert
und von den dortigen Neuronen beantwortet - erst dann ist der Vorgang für
unsere Kopfhautelektroden registrierbar. Gleichzeitig setzt jedoch auch ein
Schutzmechanismus ein. Der Impuls aus der Retikularis wird nicht nur der
Hirnrinde, sondern auch dem Kaudatuskopf zugeleitet, der eine Hemmfunktion
hat, und löst dort einen inhibitorischen Impuls aus, der ebenfalls der Hirnrinde zugeführt wird und eine langsame Welle induziert. Der Spitze folgt

also eine langsame Welle; beide zusammen ergeben das, was wir als Spike-
wave-Komplex kennen.

Interessant ist in diesem Zusammenhang, daß in der Hirnrinde die Spitze in
einer anderen Neuronenschicht entsteht als die langsame Welle, daß es also
auch im Kortex eine feste Anordnung exzitatorischer und inhibitorischer
Schichten gibt. Dies wissen wir aus neueren Untersuchungen von H. Petsche.
Physiologischerweise - das ist zu unterstellen - haben diese Schichten die
Aufgabe, die Neurone mit spezifischen Funktionen zu aktivieren oder zu
hemmen. Nur unter pathologischen Bedingungen kommt es zu hypersynchronen
Massenentladungen mit Spitzen im erregenden und hohen langsamen Wellen im
hemmenden System. Ehe die hypersynchronen Massenentladungen allerdings auf
das spezifische Funktionssystem übertragen werden - und nur dann entwickelt
sich aus dem Erregungsvorgang ein klinischer Anfall - muß anscheinend noch
eine erhebliche Hemmung im Kortex selbst überwunden werden: 40.000 mal gelingt das nicht.

Auch mit den klassischen Barbiturat-Narkotika provozieren wir regelmäßig
Spitzen, insbesondere in der Phase der Exzitation. Inwieweit sollen wir jedoch diese Spitzen als "präepileptische" Zeichen bewerten? In diesem narkotischen Durchgangsstadium findet sich ohne Zweifel eine gesteigerte Erregbarkeit, doch dürfen diese, die die sie begleitenden Spitzen, nicht als
Zeichen einer erhöhten Anfallsbereitschaft gewertet werden. Das lehrt
schließlich die klinische Erfahrung, und es wäre auch sehr schlecht um uns
bestellt, wenn jeder Erregungsvorgang uns gleich an die Schwelle des epileptischen Anfalls treiben würde. Diese Spitzen müssen also anders interpretiert werden. Das gleiche Problem begegnet uns im übrigen auch an anderer
Stelle. Zum Beispiel: Überhöhte Alpha-Wellen können oft wie steile Wellen
aussehen, und auch im Schlaf finden wir sehr viele steile Elemente wie
Vertex-Zacken, biparietale humps oder die sogenannten K-Komplexe, die mit
epileptischen Erregungsvorgängen nichts zu tun haben. Möglicherweise sind
auch Neuronenverbände, die nicht zum "epileptogenen" System gehören, in der
Lage, Spitzenentladungen zu produzieren. So finden wir beispielsweise im
Coma hepaticum oft steile, triphasische Wellen, ohne daß der epileptische
Anfall zu diesem Komatyp gehört.

Wir müssen also generell sehr vorsichtig sein und dürfen beim Auftreten
solcher Elemente nicht leichtfertig auf eine epileptogene Aktivität schlies-
sen. Selbst die Bursts in den burst-suppression-Mustern sind gelegentlich
schon als epileptisch verdächtigt worden, und auch das muß entschieden ab-
gewiesen werden. Hierbei handelt es sich lediglich um periodische Erregungs-
zunahmen kortikaler Neurone, die von ihren subkortikalen Pacemakern abge-
koppelt und sich gewissermaßen selbst überlassen worden sind. Einige dieser
Nervenzellen sind autonom, d.h., sie entladen ab und an von selbst, und wenn
mehrere solcher Zellentladungen zusammenfallen, induzieren sie auch Tätig-
keiten in anderen Zellen, und es entsteht ein burst, ein "Aufbruch". Wahrscheinlich in Folge kortikaler Hemm-Mechanismen wird diese Aktivität dann
unterdrückt, bis der gleiche Vorgang wieder von vorn beginnt. Obwohl es sich
natürlich um eine periodische Erregungssteigerung handelt, ist es nicht erlaubt, darin bereits epileptogenes Element zu sehen, denn Erregung und Hemmung sind schließlich die Grundprinzipien der gesamten Neuronenfunktion. Nur
wenn diese Erregung auf Basis entsteht, die zu einem klinischen Anfalls-
mechanismus gehört, sollte man von präepileptischen Zeichen reden. Sicher
wird zuweilen die Grenze schwer abzustecken sein, und bislang müssen wir
dabei wesentlich auf die klinischen Erfahrungen zurückgreifen. Das ist zu-
gegebenermaßen ein point faible der Elektroenzephalographie, obwohl der ge-
übte Elektroenzephalographist damit keine großen Schwierigkeiten haben dürfte.

Auf keinen Fall sollte jedoch ein Anästhetikum als "epileptogen" abgestempelt
werden, allein, weil es Spitzenentladungen provoziert und schon gar nicht,
wenn diese Spitzen praktisch ausschließlich im Exzitationsstadium auftreten.
Zu dem Urteil "epileptogen" gehören das Auftreten entweder eindeutiger, klas-
sischer Anfallsmuster oder gleichzeitiger motorischer Entladung vom klonischen
Typ, also nicht etwa nur Muskelfibrillieren oder koordinierte Massenbewe-
gungen. Ehe also das entscheidende Urteil "epileptogen" über ein Anästhetikum
gefällt wird, sollten sorgfältige polygraphische und experimentelle Studien
vorliegen. Unschön allerdings wäre es, wenn die Epileptogenizität erst durch
die klinischen Erfahrungen aufgedeckt würde.

Untersuchungen zur Metabolisierung von Halothan und Ēthrane am Menschen
mit und ohne Vorbehandlung von Phenobarbital

B. Grothe, A. Doenicke, G. Hauck, D. Lindström, T. Bauer, J. Kugler

Bis 1964 wurden die gebräuchlichen Inhalationsnarkotika mit Ausnahme von
Trichloräthylen (Barett u. Johnston, 1939) durchwegs für biochemisch inert
gehalten. In jenem Jahr veröffentlichte Van Dyke, daß Abbauprodukte für die
Toxizität verschiedener flüchtiger Anästhetika möglicherweise verantwortlich seien, und in nachfolgenden Arbeiten wurde das unspezifische misch-
funktionelle Enzymsystem P 450, das im endoplasmatischen Retikulum lokali-
siert ist, als entscheidend für die Metabolisierung der Inhalationsanästhetika erkannt (van Dyke et al., 1964, 1965).

Obwohl in den letzten 10 Jahren einige hundert Arbeiten erschienen sind,
die sich mit der Metabolisierung flüchtiger Narkotika beschäftigen, kann
man nicht gerade behaupten, daß alle wesentlichen Probleme bereits gelöst
sind. Einige wichtige Diskussionspunkte sollen daher vorangestellt werden:

1. Von einem direkt toxischen Stoff im Sinne von Tetrachlorkohlenstoff oder
Chloroform muß man eine dosisabhängige reproduzierbare Schädigung durch ihn
selbst oder einen seiner Metaboliten erwarten.

Für Fluroxane und Methoxyflurane ist ein solcher Mechanismus nachgewiesen.
Bei Fluroxen ist es das toxische Trifluoräthanol (Gion et al., 1974). Am
Beispiel des Methoxyflurane hat sich gezeigt, daß bei Serumfluoridkonzen-
trationen oberhalb von 50 µM/l mit ersten Anzeichen einer Nierenschädigung
gerechnet werden muß (Cousins et al., 1974).

Halothan wird zu etwa 12 - 25 % metabolisiert. Bisher wurden im Urin fol-
gende Abbauprodukte gefunden: Trifluoressigsäure, Trifluoracetyläthanolamid,
Bromchlordifluoräthyl-Cystein, Bromid, Chlorid und Fluorid (Van Dyke u.
Chenoweth, 1965, Rehder et al., 1967, Stier, 1964, Stier et al., 1964,
Cohen et al., 1975).

Ein direkt toxisches Abbauprodukt konnte bisher nicht nachgewiesen werden.
Eine Halothan-Hepatitis,oder besser eine Hepatitis nach Halothan, ist sehr

selten. Eine klare klinische und pathologische Abgrenzung gegenüber einer
Virushepatitis ist bisher nicht gelungen. Darum wurde in neuerer Zeit nach
einem allergischen oder sensibilisierenden Mechanismus gesucht. Aber auch
die Hypothese von Rosenberg u. Matthieu et al. (1974) und Wahlström (1973)
Haptenbildung durch Trifluoressigsäure ist durch die Beobachtungen von
Walton et al. (1973) in ihrer Relevanz für den Menschen in Frage gestellt.

Exogen zugeführte Trifluoressigsäure ist kaum toxisch: Sie ist eine hochpolare Substanz und kann Zellmembranen nur schwer durchdringen (Rosenberg
u. Wahlström, 1971). Da sie aber intrazellulär entsteht, könnte sie eine
Rolle spielen, wenn man mehr über die Bedeutung einer sog. kovalenten Bindung weiß. Beim Halothan-Abbau soll ein Metabolit mit Carbenstruktur entstehen, der irreversibel an subzellulären Strukturen angelagert wird und
zu phys.-chem. Membranveränderungen führt.

2. Das Cytochrom P-450-System kann durch Phenobarbital und durch viele
andere Pharmaka induziert werden. Eine signifikante Induktion ihres eigenen
Abbaus konnte aber auch für einige Inhalationsanästhetika nachgewiesen werden
(Linde u. Bergman, 1971, Brown u. Sagalyn, 1974).

Offensichtlich vermögen fast alle flüchtigen Narkotika nach längeren sub-
narkotischen Konzentrationen ihren eigenen Abbau zu stimulieren. Die Kon-
sequenzen liegen auf der Hand: Durch Einnahme induzierender Pharmaka oder
längerer Exposition subnarkotischer Konzentrationen kommt es zu einer
höheren Konzentration möglicher toxischer Abbauprodukte. Dieser Mechanismus
könnte das Auftreten toxischer Wirkungen erklären, wie verschiedene Fall-
berichte zeigen.

3. Bei einer Narkose kommt es zu einer reversiblen Bindung von Inhalationsnarkotika an das Cytochrom-P-450-System. Bei gleichzeitiger Applikation
mehrerer Pharmaka, die über das gleiche Enzymsystem abgebaut werden, kann
es daher je nach Konzentration und Affinität zu einer gegenseitigen Abbau-
hemmung kommen. Das ist in vivo und in vitro für Barbiturate und Ketamin
nachgewiesen worden (Pearson et al., 1973, White et al., 1975).

4. Metabolite sind nicht nur nach klinischen Dosen bei Patienten sondern
auch nach niedriger Exposition bei Anästhesisten noch Tage und Wochen später nachweisbar (Cohen et al., 1974).

Diese niedrigen Konzentrationen könnten für die Deutung der beschriebenen
Nebenwirkungen wichtig sein. Es ist nämlich bekannt, daß niedrige Konzentrationen leichter metabolisiert werden, hohe dagegen den eigenen Metabolismus hemmen. Erhöhte Metabolisierungsraten von Inhalationsnarkotika
durch Enzyminduktion sind bisher fast nur im Tierversuch nachgewiesen worden.
Dieses Phänomen gibt es auch beim Menschen, wie insbesondere Untersuchungen
mit Dicumarin und Phenobarbital gezeigt haben. Der Nachweis einer Enzyminduktion am Menschen stößt auf grundsätzliche Schwierigkeiten und ist aus
naheliegenden Gründen nur indirekt möglich. Wir haben trotzdem versucht, den
Metabolismus von Halothan und Ethrane ohne und mit Enzyminduktion zu messen.

Methodik

Je 8 Probanden dienten als Kontrollgruppe und erhielten eine einstündige
Narkose mit 0,7 Vol.-% Halothan bzw. 1,5 Vol.-% Ethrane und N_2O/O_2 im Ver-
hältnis 4:2. Nach Vorgabe von Atropin 0,5 mg und Alloferin 2 mg wurde die
Narkose mit Etomidate 0,3 mg/kg KG eingeleitet. Nach der Intubation mit
Succinylcholin 1 mg/kg KG wurde die Beatmung mit 10 ml/kg KG AZV maschinell
fortgesetzt bei einer Frequenz von 12 Zügen/min. Die Halothan- bzw.Ethrane-
Konzentrationen im Vollblut wurden während der Narkose und bis zu 24 Stun-
den gaschromatographisch gemessen.

Zu bestimmten Zeitpunkten wurde Blut für die Bestimmung einiger Metaboliten
entnommen: Trifluoressigsäure und Bromid nach Halothan, Trifluoressigsäure
und Fluorid nach Ethrane, Sammelurin in fraktionierten Portionen bis 48
Stunden für die Bestimmung von Trifluoressigsäure und Fluoridionen. Je 8
andere Versuchspersonen unterzogen sich derselben Narkose. Sie nahmen jedoch 7 Tage lang abends je 200 mg Phenobarbital ein. Bei allen Versuchspersonen wurde vor, während und nach der Narkose ein EEG abgeleitet. Mit
den indirekten Parametern: EEG, Vollblutkonzentration der Narkotika, Trifluoressigsäure und Bromid bzw. Fluorid haben wir versucht, Unterschiede in
der Metabolisierung von Halothan bzw. Ethrane ohne und mit Induktion zu erfassen. Die Bromidbestimmung erfolgte nach Entfernung von Halothan aus dem
Blut mit Röntgenfluoreszenzanalyse in der Modifikation nach Hauck (1968).
Die Auswertung für Fluoridionen und Trifluoressigsäure ist noch nicht abgeschlossen, so daß wir nur einen Teilbericht vorlegen können.

Ergebnisse und Diskussion

Die Halothan-Konzentrationen (Abb. 1) steigen in beiden Gruppen schnell an
und erreichen am Ende der Narkose ihren Höchstwert.Danach fallen sie schon
3 min nach Beginn einer Luft- bzw. O_2-Atmung steil ab und liegen 4 (8)
Stunden nach der Narkose unter der Nachweisgrenze. In der induzierten Gruppe
kommt es zu höheren Maxima, die sich aber nicht signifikant von der Kontrollgruppe unterscheiden.

Die Ethrane-Konzentrationen (Abb. 2) von induzierter zur Kontrollgruppe verhalten sich umgekehrt. 20, 30 und 60 min nach Beginn der Narkose liegen die
Mittelwerte der induzierten signifikant unter denen der Kontrollgruppe
(p < 0,01) und fallen danach ähnlich steil ab wie in den Halothan-Gruppen.

Für dieses gegensätzliche Verhalten haben wir keine Erklärung. Eigentlich
hatten wir erwartet, nach der Induktion jeweils niedrigere Werte im Vollblut zu finden, weil man annehmen könnte, daß die Metabolisierung wegen der
größeren Kapazität des abbauenden Enzymsystems schneller einsetzt.

Das Elektroenzephalogramm, dargestellt in Narkogrammen, zeigt einen paral-
lelen Verlauf zu den Blutkonzentrationen von Halothan (Abb. 3), denn sowohl
die Mittelwerte der Kontrollgruppe als auch die der induzierten Gruppe entsprechen dem jeweiligen Konzentrationsspiegel. Für Ethrane liegen die Verhältnisse umgekehrt. Das schnelle Anfluten von Ethrane zeigt sich in einem
fließenden Übergang der tiefen Schlafstadien von Etomidate auf Ethrane.

HALOTHANKONZENTRATIONEN IM VOLLBLUT

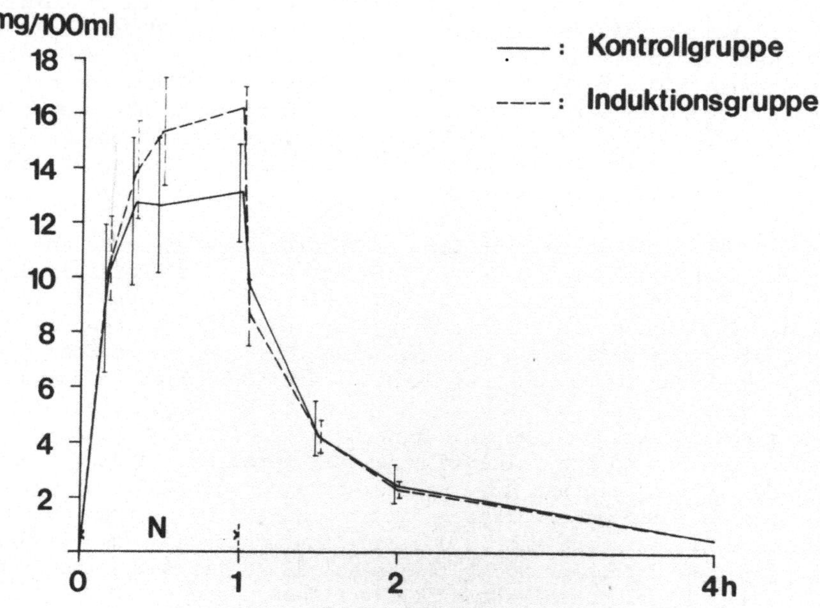

Abb. 1: Blutkonzentration mit Standardabweichung während und nach Halothan-Narkose. 0,7 Vol.-% und N_2O/O_2 im Verhältnis 4:2. Die Werte für 8 u. 24 Std. sind nicht mehr dargestellt, da sie unter 0,25 mg% liegen. n = 8

Anders dagegen bei Halothane (Abb. 4). Die langsamere Anflutung läßt die Schlaftiefe nach Etomidate deutlich abflachen. In der 8. - 10. Minute ist erst wieder eine ausreichende Narkosetiefe erreicht. Während der einstündigen Halothane-Inhalation von 0,7 Vol.-% ist die Schlaftiefe deutlich flacher als unter Ethrane 1,5 Vol.-%. Auch die Abflutung nach Ethrane scheint pro Zeiteinheit etwas schneller zu erfolgen (Doenicke u. Kugler, 1975).

Für Enflurane liegen die Ergebnisse der Fluorid und Trifluoressigsäure noch nicht vor. Die chemische Struktur dieses Inhalationsnarkotikums mit seinem hohen Halogenierungsgrad und der relativ stabilen Ätherbrücke läßt nur eine geringe Metabolisierung erwarten und wird durch die bisher vorliegenden Untersuchungen bestätigt (Chase et al., 1971, Dobkin et al., 1973, Maduska, 1974, Barr et al., 1974, Rietbrock, 1974).

Die Bromidwerte stiegen unter der Narkose in beiden Gruppen leicht an und blieben auf einem Plateau bis zur 4. Stunde (Abb. 5). Erst dann kam es zu einem deutlichen Anstieg. Die höchste Bromidkonzentration (2,4 - 2,7 mg/100 ml) war 2 Tage nach der Narkose erreicht. Nach 7 Tagen lagen die Werte mit 1,83 bzw. 2,26 mg/100 ml 3- bis 4fach über dem Ausgangswert.

Diese lange Ausscheidungsphase für Bromidionen ist nicht überraschend. Wegen des hohen Fett/Blut-Verteilungskoeffizienten von Halothan ist die

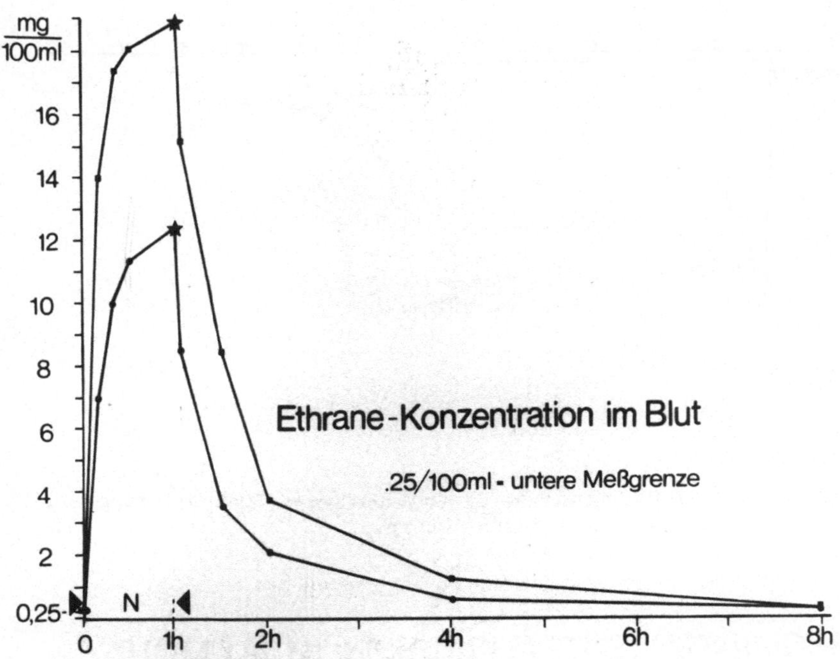

Abb. 2: Blutkonzentration während und nach Ēthrane-Narkose.1,5 Vol.-% und N_2O/O_2 im Verhältnis 4:2. Die Werte für 8 u. 24 Std. liegen unter 0,25 mg%. Untere Kurve: induzierte Gruppe.   n = 8

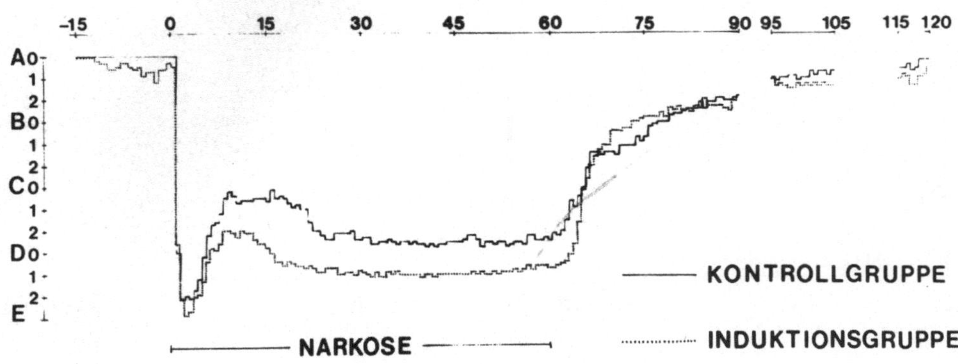

Abb. 3: Narkogramm bei Halothannarkose. 0,7 Vol.-% und N_2O/O_2 im Verhältnis 4:2

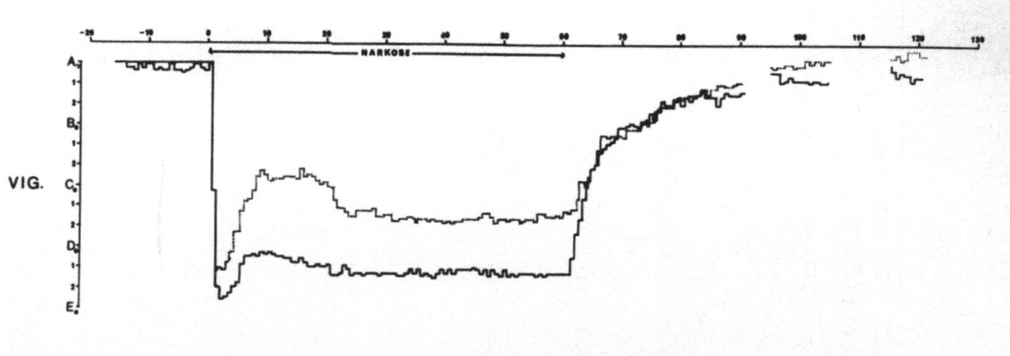

Abb. 4: Narkogramm bei Halothan- u. Ēthrane-Narkose (Kontrollgruppen).
Untere Linie: Ēthrane. Obere Linie: Halothan.   n = 8

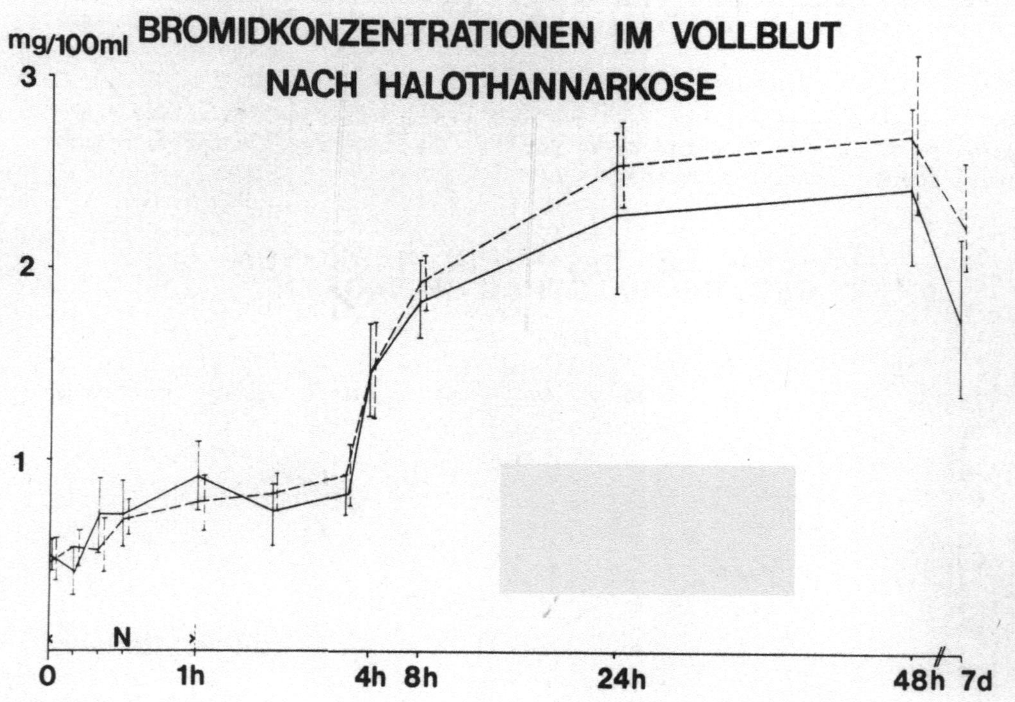

Abb. 5: Bromidkonzentration im Blut während u. nach Halothan-Narkose.
Durchgezogene Linie: Kontrollgruppe. Gestrichelte Linie: Induktions-
gruppe.   n = 8

Halbwertzeit für die Konzentrationsabnahme aus dem Fettgewebe relativ lang und führt zu einem permanenten Angebot von Substrat an die Leber.

In der Leber von Mäusen, denen ^{14}C-Halothan injiziert wurden, konnten radioaktive Spuren bis zu 12 Tagen nachgewiesen werden (Cohen u. Hood, 1969). Hinzu kommt, daß die Serumhalbwertzeit für Bromidionen etwa 12 Tage beträgt (Söremark, 1960).

Unsere mit Röntgenfluoreszensanalyse gemessenen Bromidkonzentrationen stimmen gut mit den Ergebnissen von Atallah und Geddes (1973) überein (Tab.). Sie untersuchten die Bromidspiegel im Blut nach 20 min Halothan-Narkose (1,5 Vol.-%) mit Neutronenaktivationsanalyse.

Tabelle: Bromidkonzentrationen im Blut nach Halothan-Narkose. Vergleich mit den Ergebnissen anderer Autoren. Als Ergänzung Normwerte, therapeutische Spiegel und toxische Konzentrationen.

BROMID-KONZENTRATIONEN IM BLUT NACH HALOTHANNARKOSE

			Leerw.
Atallah et Geddes	2.28	mg % (44h)	0,63
Johnstone et al	24.07	mg % (2d)	4.79
Eigene Werte	2.44	mg % (48h)	0,49

		mg %
Normwerte	< 1	"
therap. Spiegel	< 10	"
psychot. Zeichen	> 30	"

Johnstone et al. (1975a) berichteten dagegen über Bromidwerte, die nach etwa sechsstündiger Narkose am zweiten Tag 10 mal höher lagen als die von Atallah gemessenen Konzentrationen (Tab.). Da auch die von Johnstone angegebenen Ausgangswerte 5fach erhöht waren, glauben wir an methodische Unterschiede. Aus seinen Ergebnissen folgerte er, daß die psychoaktive Wirkung von Bromid für die Einschränkung der Leistungsfähigkeit von Anästhesisten nach Halothan-Exposition im OP-Saal und für manchen Fall postoperativer Psychose in Betracht gezogen werden müsse.

Ob allerdings so hohe Bromidkonzentrationen entstehen, ist selbst unter
ungünstigen Umständen zweifelhaft. Zwar führte Enzyminduktion nach Vorbehandlung mit Phenobarbital zu einem zweifachen Anstieg der Bromidausschei-
dung nach Halothan-Narkose bei Ratten (Clauberg, 1970), in anderen Experimenten nach 13 Tagen Phenobarbital zu einem 5fachen Anstieg des Halothan-
Metabolismus (Scholler, 1968). Aber Johnstone (1975b) konnte seine Ver-
mutung zumindest für die chronische Halothan-Exposition von Anästhesisten
nicht bestätigen. Bei diesen fand er mittlere Bromidspiegel von 0,53 mMol/l
oder 4,2 mg%.

Obwohl nur geringe Mengen Halothan in Operationsräumen festgestellt wurden,
fanden sich meßbare Konzentrationen noch viele Stunden nach Exposition in
Ausatemluft und Blut von Anästhesisten (Hallen et al., 1970, Whitcher et al.,
1971, Corbett et al., 1973). Dadurch bedingte toxische Effekte bleiben erst
noch zu beweisen. Immerhin sind Inhalationsanästhetika in der Lage, ihren
eigenen wie den Fremdstoffabbau zu stimulieren (Wood et al., 1974). So kommt
es zu einer höheren Metabolisierungsrate von Halothan bei Anästhesisten
(Cascorbi et al., 1970). Außerdem soll die Biotransformation bei niedrigen
Konzentrationen steigen (Sawyer et al., 1971).

Auffällig war bei den Experimenten von Atallah und Geddes, von Johnstone et
al. wie bei den eigenen Untersuchungen, daß die Bromidkonzentrationen erst
einige Zeit nach der Narkose ansteigen.

Unterdrückung des Halothanmetabolismus mit steigenden Blutkonzentrationen
wurde zuerst von Cascorbi et al. (1970) berichtet und durch die Experimente
von Sawyer et al. (1971) und Brown (1971) bestätigt.

Cohen et al. (1975) fanden drei Hauptmetaboliten von Halothan im Urin. Brom-
chloridfluoräthylcystein erscheint zunächst in hohen Konzentrationen im Urin
und nimmt stetig ab. Die Ausscheidung von Trifluoracetylaminoäthanol verläuft gleichförmig. Trifluoressigsäure wird erst in der zweiten Stunde im
Urin meßbar und ist in der 6. Stunde nach Injektion von ^{14}C-Halothan der
Hauptmetabolit. Da beim Abbau zu Trifluoressigsäure das Halothan-Molekül
erst dehalogeniert werden muß, wird der zeitverzögerte zeitliche Ablauf der
Bromidkonzentration im Blut verständlich.

Die biologische Variabilität macht eine systematische Untersuchung der Metabolisierung, insbesondere nach Enzyminduktion am Menschen, sehr schwierig.
Der Funktionszustand des abbauenden Enzymsystems hat eine starke individu-
elle Streuung und wird durch Alter, Ernährungszustand, Rauchen, Sexualhor-
mone, Krankheit und genetische Faktoren beeinflußt. Der Nachweis einer
Enzyminduktion am Menschen beschränkt sich darum bisher meistens auf Einzelbeobachtungen. Nicht ohne Grund wurden darum Laboratoriumstiere, meistens
Inzuchtstämme, unter möglichst identischen Umweltbedingungen untersucht.
Metabolisierungsrate und Ausmaß der Enzyminduktion sind nicht ohne weiteres
aus Tierversuchen zu übertragen. Aber es besteht kein Zweifel, daß es dieses
Phänomen beim Menschen gibt. Bei Anästhesisten fand sich z.B. eine erhöhte
Metabolisierung nach Methoxyfluran und Halothan. Unsere Ergebnisse lassen
an der Möglichkeit zweifeln, in dieser Form Enzyminduktion am Menschen zu
demonstrieren. Menschliche Kollektivwerte, wenn sie denen aus Tierexperimenten entsprechen, könnten zufällig eine günstige Verteilung haben.

Enzyminduktion und die daraus resultierende verstärkte Metabolisierung ist
ein biologisch sinnvoller Anpassungsvorgang des Organismus. Gleichgültig
welcher Mechanismus für die insgesamt sicher seltenen toxischen Nebenwir-

kungen verantwortlich ist: Metabolisierungsprodukte müssen eine entscheidende Rolle spielen. Wir verfügen über keine brauchbare Methode zur routi-
nemäßigen Erfassung des abbauenden Enzymsystems. Bei Intensivpatienten und
solchen, die längere Zeit induzierende Pharmaka einnehmen, sollte man mit
der Anwendung von Inhalationsanästhetika, die eine hohe Biotransformation
haben, zurückhaltend sein. Inhalationsnarkotika, die eine geringe Metabolisierungsrate besitzen, stellen darum eine Bereicherung unserer anästhe-
siologischen Möglichkeiten dar.

Zusammenfassung

Je 8 Versuchspersonen erhielten eine einstündige Narkose mit Halothan 0,7
Vol.-% bzw. Ethrane 1,5 Vol.-%, zusätzlich N_2O/O_2 im Verhältnis 4:2 (Kontrollgruppen). Je 8 andere Versuchspersonen nahmen vom 8. - 1. Tag vor der
Narkose 200 mg Phenobarbital ein (Induktionsgruppen). Während und bis 24
Stunden nach der Narkose wurde die Konzentration von Halothan bzw. Ethrane
gaschromatographisch im Blut bestimmt. Die Blutspiegel fielen nach der Narkose steil ab und lagen 4 - 8 Stunden später unter 0,25 mg/100 ml. Von den
untersuchten Metaboliten liegen bisher erst die Ergebnisse der Bromidbe-
stimmungen im Vollblut vor. 3 Stunden nach der Narkose kam es zu einem
deutlichen Anstieg mit Plateaubildung am 1. und 2. Tag. 7 Tage später lagen
die Bromidkonzentrationen noch deutlich über dem Ausgangswert. Weder im EEG
noch bei den anderen untersuchten Parametern ergaben sich eindeutige Hin-
weise auf eine durch Enzyminduktion verursachte unterschiedliche Metabolisierung der beiden Inhalationsanästhetika.

Summary

Groups of eight volunteers each, were subjected to a one-hour anesthesia
with halothane 0,7 % by vol., or with Ethrane 1,5 % by vol., and additional
N_2O/O_2 in a ratio of 4:2 (Control Groups). Groups of eight volunteers each,
took from the 8th to the 1st day before anesthesia 200 mg phenobarbital
(Induction Groups). During and up to 24 hours after the anesthesia, the
concentration of Halothane or Ethrane was determined in the blood by means
of gas chromatography. Blood levels dropped sharply after anesthesia, and
4 to 8 hours later they were less than 0,25 mg/100 ml. Of the investigated
metabolites, only the findings concerning the bromide assays in whole blood
are available so far. Three hours after anesthesia there was a distinct
increase, and a plateau was recorded on the 1st and 2nd days. Seven days
later the bromide levels were still significantly higher than initially.
Neither in the EEG nor in the other parameters studied was there any
evidence or differences in metabolic breakdown of the two inhalation
anesthetics, resulting from enzyme induction.

Literatur

ATALLAH MM, GEDDES IC: Metabolism of halothane during and after anaesthesia in man.
Brit J Anaesth 45: 464, 1973

BARETT HM, JOHNSTON JH: The fate of trichlorethylene in the organism.
J Biol Chem 127: 765, 1939

BARR GA, COUSINS MJ, MAZZE RI, HILT BA, KOSEK JC: A comparison of the renal effects and metabolism of enflurane and methoxyflurane in Fischer 344 rats.
J Pharmacol Exp Ther 188: 257, 1974

BROWN BR, SAGALYN AM: Hepatic microsomal enzyme induction by inhalation anesthetics: Mechanism in the rat.
Anesthesiology 40: 152, 1974

CHASE RE, HOLADAY DA, FISEROVA-BERGEROVA V, SAIDMAN LJ, MACK FE: The biotransformation of ethrane in man.
Anesthesiology 35: 262, 1971

COHEN EN, BROWN BW, BRUCE DL, CASCORBI HF, CORBETT TH, JONES TW, WHITCHER EC: Occupational disease among operating room personnel.
Anesthesiology 41: 321, 1974

COHEN EN, TRUDDEL JR, EDMUNDS HN, WATSON E: Urinary metabolism of halothane in man.
Anesthesiology 43: 392, 1975

COUSINS MJ, MAZZE RI, KOSEK JC, HILT BA, LOVE FV: The etiology of methoxyflurane nephrotoxicity.
J Pharmacol Exp Ther 190: 530, 1974

DOBKIN AB, KIM D, CHOI JK, LEVY AA: Blood serum fluoride levels with enflurane (Ēthrane®) and isoflurane (Forane®) anaesthesia during and following major abdominal surgery.
Can Anaesth Soc J 20: 494, 1973

DOENICKE A, KUGLER J: Wirkungen von Ēthrane auf das zentrale Nervensystem.
In: Ēthrane. Neue Ergebnisse in Forschung und Klinik. Herausgeber: H. Kreuscher, Schattauer-Verlag, Stuttgart, 1975

GION H, YOSHIMURA N, HOLADAY DA, FISEROVA-BERGEROVA K, CHASE RE: Biotransformation of fluroxene in man.
Anesthesiology 40: 553, 1974

HAUCK G: Nachweis und Bestimmung von bromhaltigen Medikamenten im Blut, Urin und Gewebe.
Archiv für Toxikologie 23: 273, 1968

JOHNSTONE RE, KENNEL EM, BEHAR MG, BRUMMUND W, EBERSOLE RC, SHAW LM: Increased serum bromide concentration after halothane anesthesia in man.
Anesthesiology 42: 598, 1975a

JOHNSTONE RE, ANDREWS R, BRUMMUND W: Bromide concentrations of anesthetists.
Anesthesiology 43: 128, 1975b

LINDE HA, BERMAN ML: Nonspecific stimulation of drug metabolizing enzymes
by inhalation anaesthetic agents.
Anesth Analg 50: 656, 1971

MADUSKA AL: Serum in organic fluoride levels in patients receiving
enflurane anesthesia.
Anest Analg Curr Res 53: 351, 1974

MATTHIEU A, DI PADUA D, MILLS J, KAHAN B: Experimental immunity to a
metabolite of halothane and fluroxene: cutaneous delayed-type hypersensitivity.
Anesthesiology 40: 385, 1974

PEARSON GR, BOGAN JA, SAUFORD J: An increase in the half live of pentobar-
bitone with the administration of halothane in sheep.
Br J Anaesth 45: 586, 1973

REHDER K, FORBES J, ALTER H, HESSLER O, STIER A: Halothane biotransformation
in man: a quantitative study.
Anesthesiology 28: 711, 1967

RIETBROCK I: Tierexperimentelle Untersuchungen der Leberfunktion unter
Ēthrane und Halothan.
Prakt Anesth 9: 98, 1974

ROSENBERG PH, WAHLSTRÖM T: Hepatotoxicity of halothane metabolites in vivo
and inhibition of fibroblast growth in vitro.
Acta Pharmacol Toxicol 29: 9, 1971

ROSENBERG PH, WAHLSTRÖM T: Trifluoroacetic acid and some possible intermediate metabolites of halothane as haptens.
Anesthesiology 38: 224, 1973

STIER A: Trifluoroacetic acid as metabolite of halothane.
Biochem Pharmacol 13: 544, 1964

STIER A, ALTER H, HESSLER O: Urinary excretion of bromide in halothane
anesthesia.
Anesth Analg 43: 723, 1964

VAN DYKE RA, CHENOWETH MB, VAN POZNAK A: Metabolism of volatile anaesthetics.
1. Conversion in vivo of several anaesthetics to $C^{14}O_2$ and chloride.
Biochem Pharmacol 13: 1239, 1964

VAN DYKE RA, CHENOWETH MB: Metabolism of volatile anaesthetics.
Anesthesiology 26: 348, 1965

WALTON B, DUMONCK DC, WILLIAMS C, JONES D, STRUNIN JM, LAYTON JM, STRUNIN L,
SIMPSON R: Lymphocyte transformation-absence of increased responses in
alleged halothane jaundice.
J Am Med Ass 225: 494, 1973

WHITE PE, JOHNSTON RR, PUDWILL CR: Interaction of halothane and ketamine
in rats.
Anesthesiology 42: 179, 1975

Tierexperimentelle Untersuchungen zur Quantifizierung der direkten
Myokardeffekte äquinarkotischer Ēthrane- und Halothan-Konzentrationen[*]

K.-J. Fischer

Einleitung

Unter den qualitativ und quantitativ unterschiedlichen Nebenwirkungen der
Narkotika sind nicht zuletzt deren Effekte auf die Kardiohämodynamik von
großem praktischen Interesse für den klinischen Einsatz dieser Substanzen
(13, 14).

Neben einer beträchtlichen Kreislaufdepression weisen die heute gebräuchlichen Inhalationsnarkotika eine unterschiedlich hohe Biotransformations-
rate auf (9, 39, 43).

Aufgrund seines geringen metabolischen Abbaus und seiner chemischen Stabilität hat das Ēthrane zunehmend auch klinisches Interesse erlangt. Bei
dieser Substanz handelt es sich um einen nicht-brennbaren und nicht-explo-
siblen, halogenierten Methyläthyläther, der dem Halothan und dem Methoxyfluran sehr nahe steht.

Die bisherigen tierexperimentellen und klinischen Untersuchungen der kardio-
zirkulatorischen Effekte von Halothan und Ēthrane sind uneinheitlich und
teilweise widersprüchlich (1, 4, 8, 16, 20, 21, 24, 25, 41, 46, 47, 54).

Es schien daher angezeigt,die   d i r e k t e n   Myokardeffekte von Ēthrane
am isolierten Herz aufzuzeigen und mit denen äquinarkotischer Halothankonzentrationen zu vergleichen.

[*] Die Untersuchungen wurden mit Unterstützung der Deutschen Forschungsgemeinschaft durchgeführt.

Methodik

Die Untersuchungen wurden am isolierten Herz, und zwar am modifizieren
Herz-Lungen-Präparat nach Starling (Abb. 1) durchgeführt (5, 12, 13, 14,
16, 17, 29, 40, 59). Bei diesem methodischen Vorgehen lassen sich am intakten und schlagenden in-situ-Herz indirekte - nicht zuletzt auch narko-
tikabedingte - nerval bzw. humoral vermittelte, autoregulative Beeinflus-
sungen der Myokardfunktion ausschließen oder differenzieren (12, 13, 14,
16, 17, 30). Die bei der Quantifizierung einer pharmakologisch induzierten
Änderung der myokardialen Kontraktilität störenden Einflußgrößen wie Herzfrequenz sowie Vorbelastung (preload) und Nachbelastung (afterload) können
am Herz-Lungen-Präparat weitgehend konstant gehalten bzw. kontrolliert
werden (5, 13, 14, 16, 17, 30).

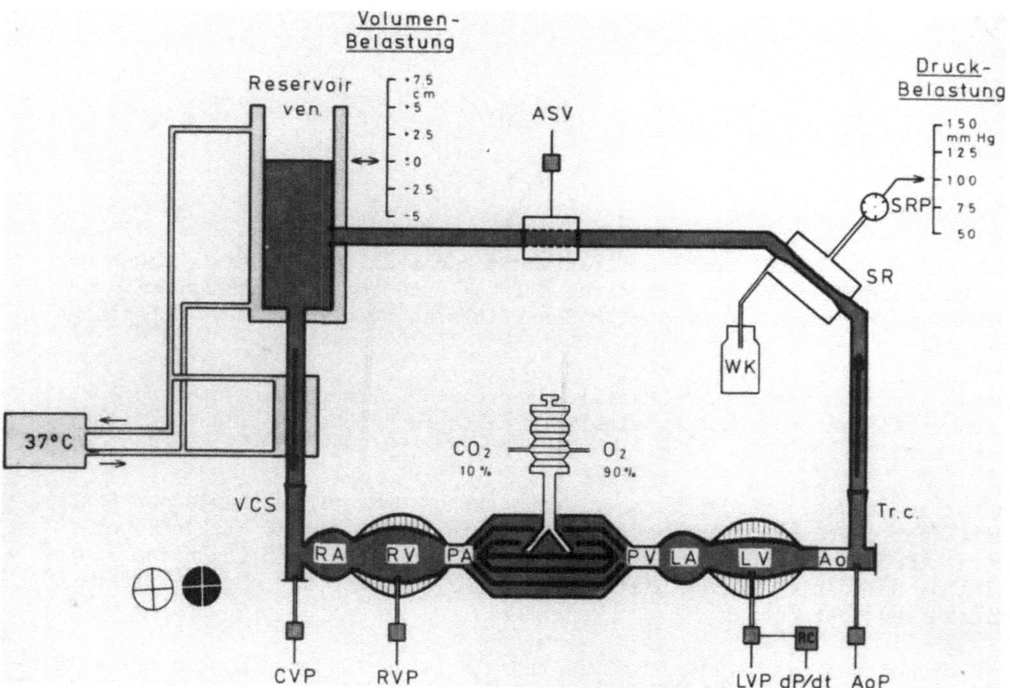

Abb. 1: Herz-Lungen-Präparat: Methodik

An 24 Katzen beiderlei Geschlechts (mittleres Körpergewicht 2,69 kg) wurden
in einer flachen Chloralosenarkose (50 mg/kg KG Choralose i.p.) die Herz-
Lungen-Präparate gewonnen (Abb. 1). Das zirkulierende Blutvolumen betrug
250 ml, die Bluttemperatur wurde auf 37°C konstant gehalten.

Die Experimente wurden unter vergleichbaren Ausgangsbedingungen durchgeführt: Der hydrostatische Druck vor dem rechten Vorhof betrug 15 cm H_2O,
der venöse Zufluß aus dem Reservoir ca. 25 ml/min · kg KG, der "Starling-
Widerstand" 100 mm Hg.

Folgende Meßgrößen wurden auf zwei 4-Kanalschreibern (HE 18, Hellige) regi-
striert: EKG, Herzzeitvolumen als aortales Stromvolumen (elektromagnetisches
Flußmeßgerät, Liepelt), rechtsventrikulärer, rechtsatrialer und Aortendruck
(Statham P 23 Db) sowie linksventrikulärer Druck (Mikrokatheter-Tipmanometer,
Millar). Über ein RC-Glied wurde die linksventrikuläre Druckanstiegsgeschwin-
digkeit (dP/dt) differenziert.

Mit Hilfe der Kraft-Geschwindigkeits-Relationen wurde die Verkürzungsgeschwindigkeit der kontraktilen Elemente (V_{CE}) errechnet, wobei sowohl die maximal
meßbare Verkürzungsgeschwindigkeit ($V_{CE\ max}$) als auch die theoretisch maximal mögliche Verkürzungsgeschwindigkeit bei der fiktiven Last Null (V_{max})
bestimmt wurden (16, 17, 48): Hierbei wird das von Hill (22) für den Skelett-
muskel entwickelte Konzept auf den Kontraktionsmechanismus des Herzmuskels
übertragen (48, 51). Die Verkürzungsgeschwindigkeit der kontraktilen Elemente
(V_{CE}) errechnet sich aus dem Quotienten

$$\frac{dP/dt}{32 \cdot IP} \, ,$$

wobei der Faktor 32 einer Konstanten für die Dehnbarkeit der serienelasti-
schen Elemente entspricht und von muskelmechanischen Untersuchungen am isolierten Papillarmuskel (32) übernommen wurde. Die $V_{CE\ max}$ entspricht dem
Gipfelpunkt der Kraft-Geschwindigkeits-Kurven. Da die Verkürzungsgeschwindigkeit der kontraktilen Elemente am intakten und schlagenden Herz wegen des
frühen Einsetzens der isotonischen Verkürzung sein Maximum nicht erreicht,
wird die theoretisch mögliche maximale Verkürzungsgeschwindigkeit (V_{max})
durch Extrapolation des linear abfallenden, isovolumetrischen Segmentes der
Kraft-Geschwindigkeits-Kurve auf die Ordinate (= Last Null) approximativ
erfaßt (16, 17, 23, 31, 32, 33, 48, 51, 52).

Neben venösem Angebot und peripherer Druckbelastung wurde auch die Kontraktionsfrequenz (frequenzkonstante Vorhofstimulation) kontrolliert (16, 17).
Die Reizfrequenz lag 5 - 10 Schläge/min oberhalb der spontanen Ausgangsherz-
frequenz, die Reizimpulse hatten eine Breite von 0,5 ms und eine Amplitude
von 10 - 15 Volt.

Die Inhalationsnarkotika Halothan (Hoechst) und Ēthrane (Abbott) wurden über
eine Starling-Atempumpe (Braun) zugeführt. Die Dosierung erfolgte über kalibrierte Vaporen (Dräger) bei einem Frischgasdurchfluß von 4 Liter/min Carbogen
10 % im halboffenen System.

Für die beiden Inhalationsnarkotika wurden kumulative Konzentrations-Wirkungs-
Beziehungen aufgestellt. Die Messungen erfolgten jeweils 15 Minuten nach einer
Konzentrationsänderung. Als Effekt wurde das dP/dt_{max} unter konstanten Ausgangsbedingungen (s.o.) aufgetragen. Konzentrationen, die diesen Parameter um
25 % bzw. um 50 % reduzieren, werden im folgenden als ED_{25} bzw. als ED_{50} bezeichnet (16, 17). Hierzu wurden die Narkotikakonzentrationen schrittweise
gesteigert. Die Kontraktilitätsbestimmungen erfolgten jeweils nach Einstellung eines steady state.

Eine vergleichende Studie der Myokardwirkung zweier Narkotika ist nur unter
äquinarkotischen Konzentrationen sinnvoll (16, 17, 54). Für die beiden untersuchten Inhalationsnarkotika Halothan und Ēthrane wurden die von Brown und
Crout (8) nach der Methode von Eger et al. (10, 11) ermittelten, minimalen
alveolären Konzentrationen bzw. ein Vielfaches dieser MAC-Werte zugrunde gelegt: Für Halothan beträgt die minimale alveoläre Konzentration bei der Katze
0,82 $\pm$ 0,1 Vol.-%, für Ēthrane 1,2 $\pm$ 0,1 Vol.-%. (Die in der vorliegenden
Studie angegebenen MAC-Werte repräsentieren jedoch nicht die endexspiratorische, sondern die inspiratorische Narkotikakonzentration.)

Ergebnisse

Die Konzentrations-Wirkungs-Beziehungen zeigen bezüglich der Beeinflussung
der Kontraktionskraft ein qualitativ identisches Verhalten für Halothan
und Ēthrane. Bei der Quantifizierung der direkt negativ inotropen Effekte
ergibt sich für Halothan eine ED_{25} von 0,87 $^{\pm}$ 0,13 Vol.-% und eine ED_{50}
von 1,39 $^{\pm}$ 0,3 Vol.-%. Die korrespondierenden Werte für Ēthrane betragen
2,84 $^{\pm}$ 0,5 Vol-% bzw. 3,85 $^{\pm}$ 0,55 Vol.-%. Setzt man die ED_{25} in Relation
zum MAC-Wert, so ergibt dieser "Kardiotherapeutische Index" (15) ein gutes
Maß für die therapeutische Breite eines Inhalationsnarkotikums, bezogen
auf die direkten kontraktilitätssenkenden Myokardeffekte (Tab. I). Dieser
kardiotherapeutische Index beträgt für Halothan 1,06 $^{\pm}$ 0,16 und für Ēthrane

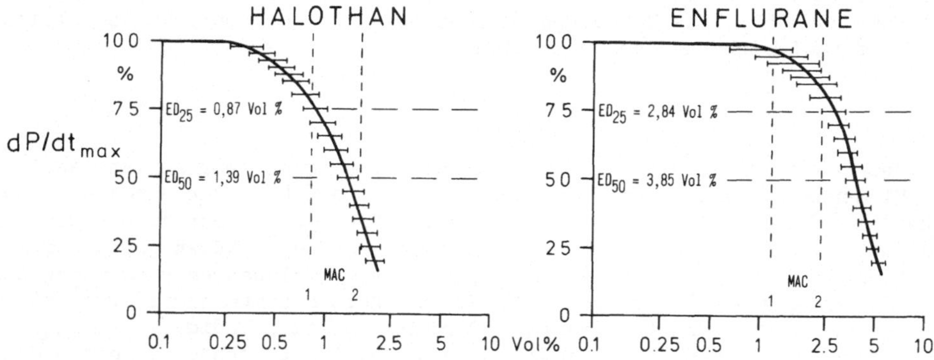

Abb. 2: Konzentrations-Wirkungs-Beziehungen für Halothan und Ēthrane
(n = 5) $\bar{x} \pm s_x$

2,37 $^{\pm}$ 0,42. Die minimale alveoläre Halothan-Konzentration von 0,82 Vol.-%
reduziert also bereits die Kontraktilität um 25 %, eine äquinarkotische
Ēthrane-Konzentration dagegen nur um 2,9 %. Bezogen auf die direkt negativ
inotropen Eigeneffekte dieser beiden Narkotika läßt sich also mit Hilfe
dieses kardiotherapeutischen Index für Ēthrane eine 2,4fach größere therapeutische Breite als für Halothan bestimmen.

Tab. 1: Kardiotherapeutischer Index (C. Th. I.) für Halothan und Ēthrane
(n = 5).

Narkotikum	1 MAC (Vol %)	ED_{25} (Vol %)	C. Th. I. $\dfrac{ED_{25}}{1\ MAC}$
Halothan	0,82	0,87	1,06
Enflurane	1,20	2,84	2,37

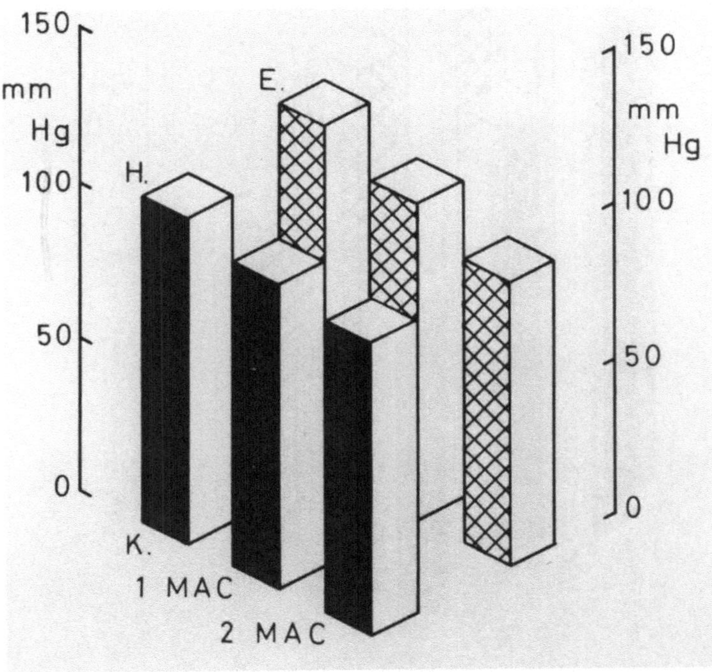

Abb. 3: Einfluß von 1 bzw. 2 MAC Halothan (H) bzw. Ēthrane (E) auf den
linksventrikulären Spitzendruck (n = 7)

Der Einfluß von Halothan und Ēthrane auf linksventrikulären Spitzendruck
(Abb. 3) sowie aortales Schlagvolumen (Abb. 4) ist dagegen im untersuchten
Konzentrationsbereich von 1 bzw. 2 MAC gleich stark. Die Messungen erfolgten
hier und auch im folgenden jeweils 45 Minuten nach einer Konzentrationsänderung. Aus den von Torri (55,56) durchgeführten Untersuchungen der Auf-
nahme- und Verteilungsgeschwindigkeiten kann man zu diesem Meßzeitpunkt eine
weitgehende Gleichgewichtseinstellung in den verschiedenen Kompartimenten
annehmen, da am Herz-Lungen-Präparat die Geschwindigkeit der Gleichgewichtseinstellung - entsprechend den Vorstellungen von Torri et al. (55, 56) -
überwiegend den Steigungskonstanten k_1 bzw. k_2 entsprechen dürfte.

Auch bezüglich der negativ chronotropen Eigenwirkung beider Substanzen finden sich in den untersuchten Konzentrationsbereichen keine Unterschiede
(Abb. 5).

Die Problematik bei der quantitativen Erfassung der basalen Kontraktilität
des in-situ-Herzens besteht darin, daß die Kontraktionskraft durch 3 Parameter entscheidend verändert wird (3, 6, 23, 26, 27, 30, 31, 32, 33, 34, 35,
36, 37, 38, 42, 45, 51, 52):

1. durch die Vorbelastung (das sog. preload), gemessen am linksventrikulären
enddiastolischen Druck,

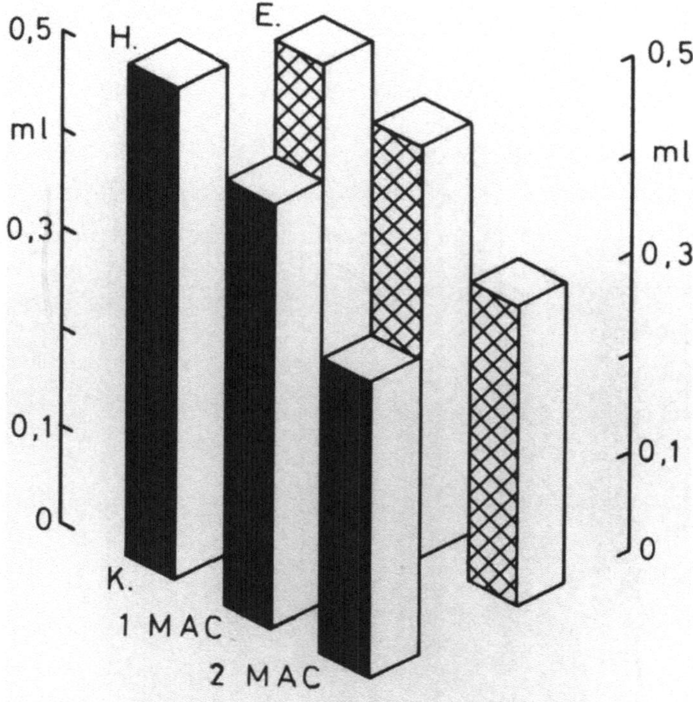

Abb. 4: Einfluß von 1 und 2 MAC Halothan (H) bzw. Ēthrane (E) auf das aortale Schlagvolumen (n = 7)

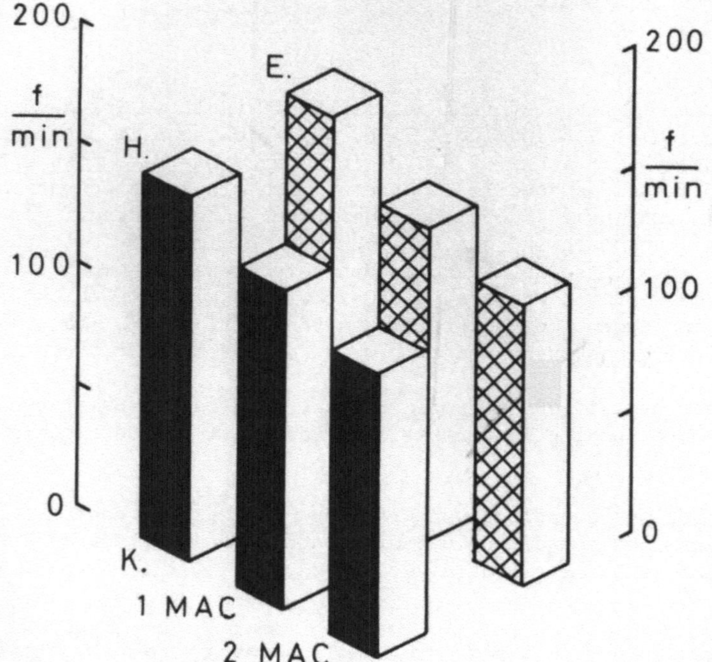

Abb. 5: Negativ chronotroper Effekt von Halothan (H) bzw. Ēthrane (E). Einfluß von 1 und 2 MAC (n = 7).

2. durch die Nachbelastung (das sog. afterload), nämlich den mittleren
diastolischen Aortendruck und somit den koronaren Perfusionsdruck sowie

3. durch die Kontraktionsfrequenz und den Kontraktionssynergismus.

Als gut meßbarer Kontraktilitätsparameter gilt die maximale linksventrikuläre Druckanstiegsgeschwindigkeit. Änderungen des dP/dt_{max} spiegeln jedoch nicht allein den inotropen Zustand des Myokards wieder, sindern sind
überlagert durch gleichgerichtete Änderungen von Vor- und Nachbelastung
sowie Kontraktionsfrequenz, sind also nur ein relatives Maß für Änderungen
der Kontraktilität (3, 6, 27, 34, 52). Bei gleichzeitigen inotropen und
chronotropen Änderungen - wie z. B. auch unter Narkotika - sind diese Einflußgrößen bei der Interpretation des dP/dt_{max} zu berücksichtigen: Während
das maximale dP/dt bei gleichzeitiger Abnahme der Spontanfrequenz durch 2
MAC Ēthrane um 37 % abnimmt, wird es bei frequenzkonstanter Vorhofstimulation lediglich um 29 % reduziert (Abb. 6).

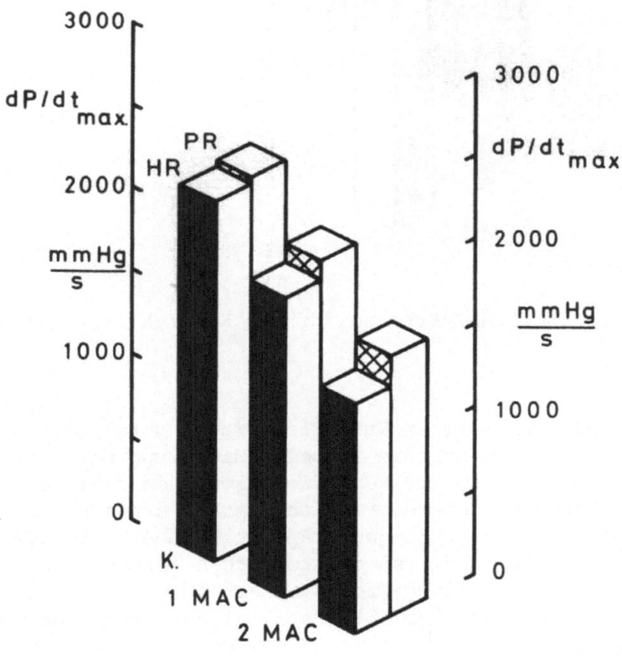

Abb. 6: Negativ inotroper Effekt von Ēthrane. Einfluß von 1 und 2 MAC auf
dP/dt_{max} bei gereizten (PR) bzw. spontan schlagenden Herzen (HR).

Die Quantifizierung des direkt negativ inotropen Effektes gelingt auch mit
Hilfe des Kontraktilitätsindex K.I. (28, 57): Hierbei wird das maximale dP/
dt zum jeweiligen instantanen linksventrikulären Druck in Relation gesetzt
(Abb. 7). Änderungen von Vor- und Nachbelastung sowie Kontraktionsfrequenz
werden hierbei weitgehend eliminiert. Dieser Kontraktilitätsindex nimmt
unter 2 MAC Ēthrane nur um 20,3 % ab.

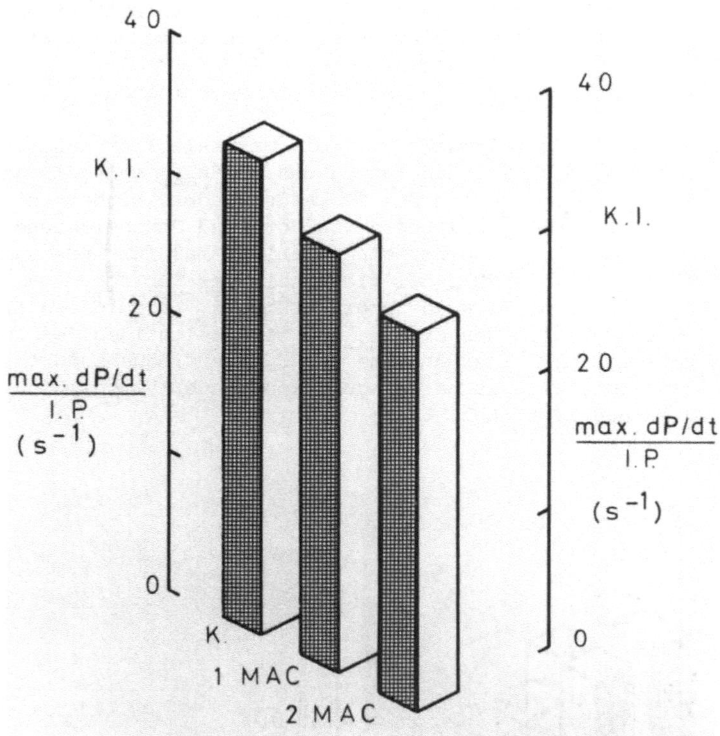

Abb. 7: Einfluß von 1 und 2 MAC Ēthrane auf den Kontraktilitätsindex K.I.

Für die Bestimmung des myokardialen Suffizienzgrades unter einer definierten
Narkotikadepression ist nicht nur die aktuelle Minderung der Kontraktilitätsparameter entscheidend, sondern vielmehr die Adaptationsfähigkeit des narko-
tikageschädigten Myokards an unterschiedlich starke, akute Druck- oder Volumenbelastungen (16, 17): Am Herz-Lungen-Präparat kann eine isolierte Änderung
des Afterloads, nämlich des mittleren diastolischen Aortendrucks, durch eine
schrittweise Erhöhung des "Starling-Widerstandes" (Windkesseldruck) von 50
auf 150 mm Hg simuliert werden (Abb. 8). Parallel zur Druckänderung im künstlichen Windkessel resultiert beim suffizienten Myokard eine gleichstarke Zunahme der linksventrikulären Nachbelastung. Diese kontrollierte Druckbelastung
führt beim nichtgeschädigten Herz zu einer dP/dt_{max}-Zunahme um 100 % (16).
Beim Vergleich des Einflusses der beiden untersuchten Inhalationsnarkotika
zeigt sich, daß die dP/dt_{max}-Zunwachsraten mit zunehmender Druckbelastung
unter Konzentrationen von 1 bzw. 2 MAC für Halothan jeweils geringer als für
Ēthrane sind (Abb. 9). So entspricht der dP/dt_{max}-Zugewinn bei einer Steigerung des Windkesseldruckes von 50 auf 150 mm Hg mit 995 mm Hg · s^{-1} unter
1 MAC Ēthrane genau jenem der Kontrollen. Unter äquinarkotischen Halothan-
Konzentrationen steigt die maximale Druckanstiegsgeschwindigkeit jedoch nur
um 630 mm Hg · s^{-1}. Bei Konzentrationen von 2 MAC sind die Unterschiede
zwischen Ēthrane und Halothan noch deutlicher. Es findet sich unter Ēthrane
ein dP/dt_{max}-Anstieg von 800 auf 1450 mm Hg · s^{-1}, unter Halothan dagegen
nur von 590 auf 720 mm Hg · s^{-1}. Die Adaptationsfähigkeit an kontrollierte

Steigerungen der Nachbelastung entspricht unter 1 MAC Halothan jener unter
2 MAC Ēthrane.

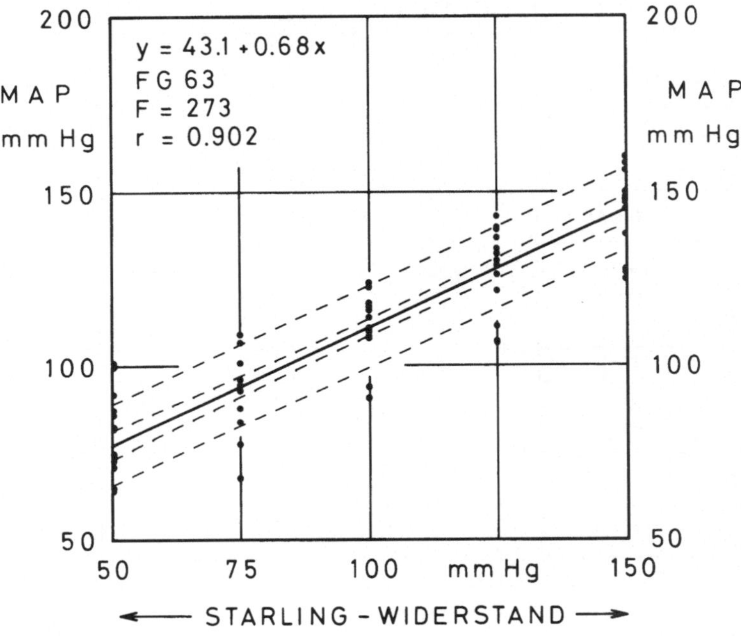

Abb. 8: Linksventrikuläre Druckbelastung. Kontrollen (n = 12). Korrelation
zwischen Erhöhung des "Starling-Widerstandes" (Druck im Windkessel) und
mittlerem diastolischen Aortendruck (MAP). (Regressionsgerade, 95%-Ver-
trauensbereich und Standardabweichung)

Bei der Volumenbelastung unter jeweils 2 MAC verhalten sich dagegen Ēthrane
und Halothan annähernd identisch (Abb. 10). Das suffiziente Herz ist in der
Lage, ein erhöhtes Volumenangebot ohne entsprechende Zunahme des rechtsatrialen Füllungsdruckes aufzunehmen (15, 29, 58, 59). Die Steigerung des
venösen Zuflusses durch schrittweise Erhöhung des Reservoirblutspiegels um
insgesamt 12,5 cm hat jedoch für beide Inhalationsnarkotika einen linearen
Anstieg des rechten Vorhofdruckes zur Folge.

Die Beziehung zwischen unterschiedlichen rechtsatrialen Füllungsdrucken und
dem Herzindex kann unter kontrollierten Ausgangsbedingungen als Funktions-
kurve des Herzens angesehen werden (16, 17, 18, 19, 44). Derartige Ventrikelfunktionskurven gestatten eine qualitative und quantitative Beurteilung der
Kontraktionskraft des Herzens: Unter direkt negativ inotropen Einflüssen -
wie z. B. auch durch Narkotika - ist die Leistungsfähigkeit des Myokards bei
jedem beliebigen Füllungsdruck herabgesetzt. Zur Förderung eines gleich
hohen Herzzeitvolumens sind höhere Vorhofdrucke erforderlich bzw. resultiert aus unveränderten Füllunsdrucken ein geringeres HZV. Diese Ventrikelfunktionskurven sind Ausdruck des Frank-Starling-Mechanismus. Sie zeigen für
Halothan und Ēthrane entscheidende Unterschiede der kardialen Leistungsbreite auf (Abb. 1), die insbesondere bei 2 MAC deutlich werden: Bei einem

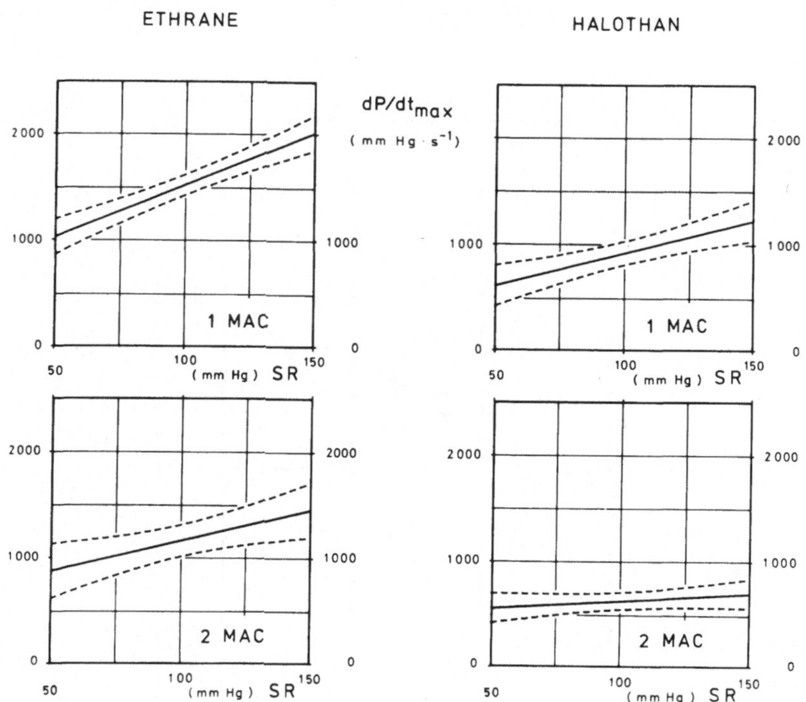

Abb. 9: Linksventrikuläre Druckbelastung (n = 7). Korrelation zwischen Erhöhung des "Starling-Widerstandes "(SR) und dem dP/dt_{max}. Einfluß von 1 und 2 MAC Halothan bzw. Ēthrane.(Regressionsgeraden mit 95 % Vertrauensbereich)

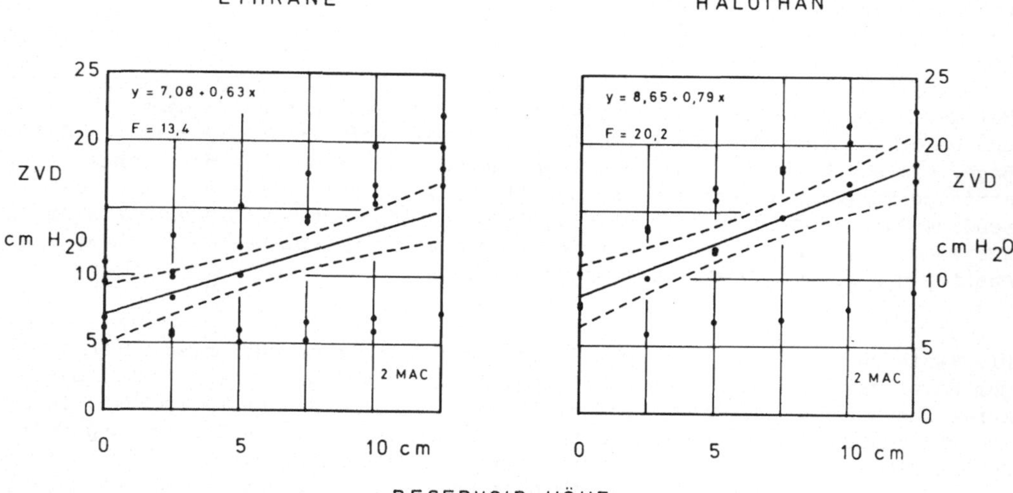

Abb. 10: Volumenbelastung unter 2 MAC Halothan bzw. Ēthrane (n = 7). Korrelation zwischen Erhöhung des Reservoirblutspiegels und rechtsatrialem Füllungsdruck (ZDV) (n = 7). (Regressionsgeraden mit 95 %-Vertrauensbereich)

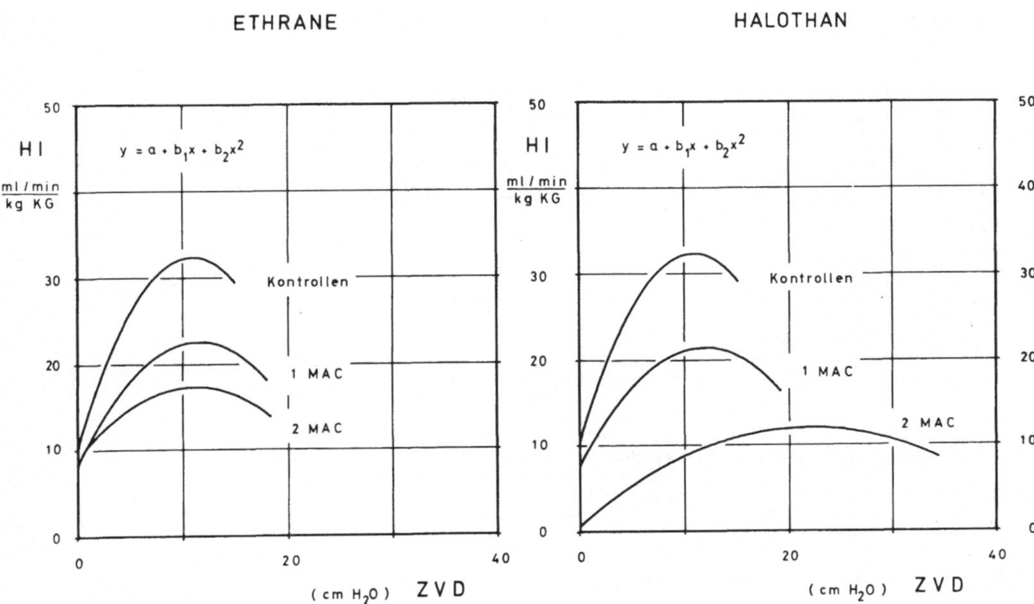

Abb. 11: Ventrikelfunktionskurven (n = 7). Korrelation zwischen schrittweiser Steigerung des rechtsatrialen Füllungsdruckes (ZDV) und Herzindex. (2gliedrige Polynome)

rechtsatrialen Mitteldruck von 10 cm H$_2$O kann unter Ēthrane ein Herzindex von 17,5 und unter Halothan nur einer von 8 ml/min · kg KG gefördert werden. Der entsprechende Kontrollwert liegt bei 32 ml/min · kg KG. Die Beeinträchtigung der myokardialen Anpassungsfähigkeit an eine gestaffelte Volumenbelastung ist also in Konzentrationsbereichen von 2 MAC bei der halothaninduzierten Myokarddepression doppelt so stark wie unter Ēthrane.

Aufgrund der Kontraktilitätsbestimmung mit Hilfe der Kraft-GeschwindigkeitsBeziehungen (Abb. 12) findet sich sowohl für die $V_{CE\ max}$, als auch für die V_{max} eine jeweils geringere Abnahme der Verkürzungsgeschwindigkeit der kontraktilen Elemente durch Ēthrane im Vergleich zu Halothan. So beträgt die $V_{CE\ max}$ bei den Kontrollen 1,96 ML/s (Muskellänge/s), unter 2 MAC Ēthrane 1,4, unter äquinarkotischen Halothan-Konzentrationen dagegen nur 0,76 ML/s. Für die entsprechenden extrapolierten Werte findet sich die gleiche Relation: Bei den Kontrollen beträgt die V_{max} 2,8 ML/s, unter 2 MAC Ēthrane 2,19 und unter 2 MAC Halothan 1,41 ML/s.

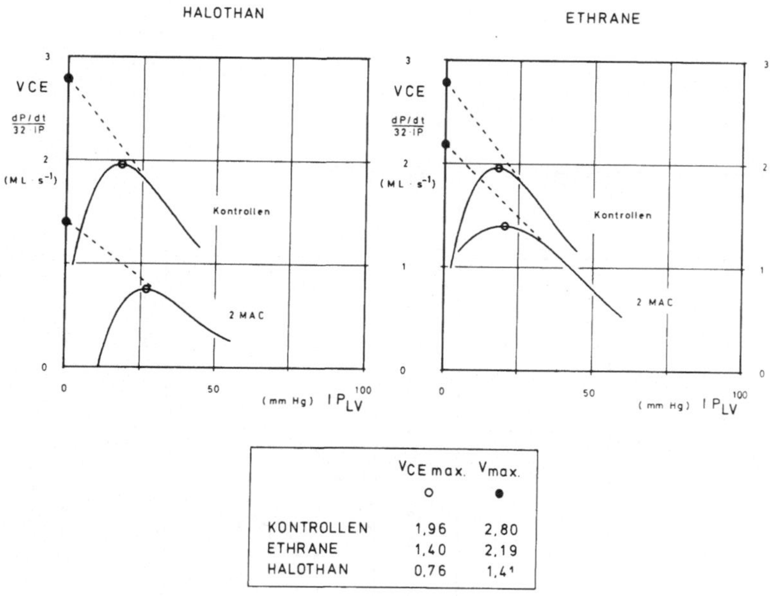

	$V_{CE\,max.}$ o	$V_{max.}$ ●
KONTROLLEN	1,96	2,80
ETHRANE	1,40	2,19
HALOTHAN	0,76	1,41

Abb. 12: Kraft-Geschwindigkeits-Diagramme. Einfluß von 2 MAC Halothan bzw. Ēthrane (n = 7) auf die Verkürzungsgeschwindigkeit der kontraktilen Elemente (V_{CE}). Bestimmung von $V_{CE\,max}$ (o) und V_{max} (●). (5gliedrige Polynome)

Diskussion

Der Vergleich der direkten Myokardeffekte von Ēthrane und Halothan ist nur im narkotischen Dosisäquivalent aussagekräftig (14, 16, 17, 54). Setzt man die am Ganztier bestimmten MAC-Werte in Relation zu den am isolierten Herz gewonnenen, definierten kontraktilitätssenkenden Konzentrationen (ED_{25}), so ergibt sich aufgrund des kardiotherapeutischen Index für Ēthrane eine wesentlich größere therapeutische Breite als für Halothan. Eine Senkung der Kontraktionskraft um 25 % wird bereits durch 1 MAC Halothan, jedoch erst durch 2,4 MAC Ēthrane erreicht (Tab. I). Anders ausgedrückt: Zur Senkung der Kontraktilität um 25 % werden 3,3fach höhere Ēthrane-Konzentrationen benötigt. Auch im Vergleich zu anderen Inhalationsnarkotika läßt sich die große therapeutische Breite von Ēthrane erkennen: Sie liegt in der gleichen Größenordnung wie für Äther, während Methoxyfluran eine Mittelstellung zwischen Ēthrane und Halothan einnimmt (15).

Die direkten Myokardeffekte verschiedener Narkotika lassen sich nur am isolierten Herz exakt bestimmen, da sich hier Einflußgrößen, die die Messung der Kontraktionskraft beeinflussen, ausschalten bzw. kontrollieren lassen (14, 16, 17). Die komplexe Geometrie des intakten und schlagenden Herzens erschwert die quantitative Erfassung des Kontraktionsstatus sowie pharmakologisch induzierter Änderungen der Kontraktilität. Bei dem aufgezeigten methodischen Vorgehen lassen sich jedoch wesentliche, die Kontraktilitätsbestimmung verfälschende Faktoren eliminieren bzw. kontrollieren, so daß dp/dt_{max}, $V_{CE\,max}$ bzw. V_{max} als Maß für die Kontraktilität angesehen werden

können (6, 12, 13, 14, 16, 17, 48, 53). Zudem gestattet das Herz-Lungen-
Präparat definierte Druck-, Volumen- bzw. Frequenzbelastungen (16, 17).

Es hat nicht an Versuchen gefehlt, mit Hilfe verschiedener Kontraktilitäts-
indizes derartige Verfälschungen der Kontraktilitätsmessung zu berücksichtigen (3, 7, 12, 28, 32, 38, 42, 45, 48, 49).

Zur quantitativen Erfassung von Inotropieänderungen ist neben dem dP/dt_{max}
die Kontraktilitätsbestimmung mit Hilfe der Kraft-Geschwindigkeits-Beziehungen die zur Zeit beste Methode (16, 17, 23, 31, 32, 33, 45, 48, 51,
52, 53), da sie von Herzfrequenz, Vor- und Nachbelastung relativ unbeeinflußt ist (48). Dieser Auffassung wurde jedoch auch widersprochen, da extreme Änderungen, insbesondere der Vorbelastung, die V_{max}-Werte beeinflussen (37, 38). Doch scheinen sich mit Hilfe der Kraft-Geschwindigkeits-
Beziehungen Änderungen der Inotropie von solchen des Frank-Starling-Mechanismus experimentell differenzieren zu lassen (53). Beim Vergleich von
Halothan und Ethrane zeigt sich sowohl anhand der experimentell gemessenen,
maximalen Verkürzungsgeschwindigkeit der kontraktilen Elemente ($V_{CE\ max}$),
als auch an der lastfreien Muskelverkürzung (V_{max}) unter Konzentrationen
von 2 MAC eine nahezu doppelt so starke Kontraktilitätseinbuße wie unter
Halothan. Diese Ergebnisse bestätigen frühere Befunde von Shimosato et al.
(47), die am isolierten Papillarmuskel der Katze quantitativ gleiche Unterschiede zwischen beiden Inhalationsnarkotika registrieren konnten. Brown
und Crout (8) fanden dagegen am Katzenpapillarmuskel unter isometrischen
Bedingungen bei verschiedenen Inhalationsnarkotika folgende myokarddepressive Potenz: Ethrane > Halothan > Methoxyfluran > Cyclopropan > Äther.

In klinischen Untersuchungen (1, 4, 54) lassen sich für Halothan und Ethrane
in narkotischen Dosisbereichen keine entscheidenden Unterschiede bezüglich
des negativ inotropen Effektes aufzeigen. Der Blutdruckabfall während einer
Halothan-Narkose ist in erster Linie Folge der direkt negativ inotropen
Eigenwirkung. Die Ursache dafür, daß die in der vorliegenden Untersuchungsreihe gemessene deutlich geringere myokarddepressive Eigenwirkung von
Ethrane zu einer am Menschen bzw. am Ganztier nahezu gleichstarken Abnahme
von linksventrikulärem Spitzendruck, HZV und dP/dt_{max} führt, ist möglicherweise auf eine unterschiedlich starke Beeinflussung der Barorezeptoren zurückzuführen. Halothan und Ethrane führen zu einer Verschiebung der "Kenn-
linien" der Barorezeptoren des Aortenbogens, wie Arndt et al. bei der Katze
aufzeigen konnten (2). Überträgt man deren Ergebnisse auf MAC-Relationen,
so erhält man unter Ethrane eine etwas stärkere Linksverschiebung der Kenn-
linien, also eine stärkere Sensibilisierung der aortalen Barorezeptoren:
Sie signalisieren einen höheren Druck,und ihre Erregungsschwelle ist deutlich erniedrigt. Auch ist für Ethrane eine dosisproportionale Minderung der
efferenten Sympathikusaktivität gegenüber depressorischen Reizen nachgewiesen (50).

Darüber hinaus ist der Blutdruckabfall in der Ethrane-Narkose teilweise auf
eine Abnahme des peripheren Gesamtgefäßwiderstandes zurückzuführen (54).

Bei Patienten mit eingeschränkter Koronarreserve oder bei Vorliegen kardi-
aler Risikofaktoren ist damit zu rechnen, daß die kardiozirkulatorische
Toleranzbreite unter gleichzeitiger Narkotikaeinwirkung auch bei Ethrane
vermindert ist. Karliczek et al. untersuchten das Ethrane bei myokardial
vorgeschädigten Patienten während herzchirurgischer Eingriffe auf seine
hämodynamischen Wirkungen (25). Bei Konzentrationen von 1,5 Vol.-% führte
Ethrane zu einer signifikanten Abnahme des linksventrikulären und des
arteriellen Druckes, des dP/dt_{max} und des Herzzeitvolumens um mehr als 25 %.

Die Herzfrequenz wurde dagegen kaum verändert.

Insofern ist die Untersuchung der myokardialen Adaptationsbreite an unterschiedliche hämodynamische Belastungen unter definierten Narkotikakonzentrationen umso wichtiger.

Ein Maß für die Kontraktionskraft stellen die Ventrikelfunktionskurven dar
(16, 17, 18, 19, 44). Die Steilheit des Kurvenanstiegs im Bereich physiologischer rechtsatrialer Füllungsdrucke bestimmt den Suffizienzgrad des
Herzens. Der abfallende Schenkel jenseits des Kurvengipfels ist bereits
Ausdruck der kardialen Dekompensation. Die Adaptationsbreite der kardialen
Pumpfunktion an extreme Volumenbelastungen zeigt die Unterschiede zwischen
beiden Substanzen auf: Während sich bei Konzentrationen von 1 MAC die
kardiale Leistungsbreite annähernd gleich stark reduziert, ist sie bei 2
MAC unter Halothan nahezu doppelt so stark eingeschränkt wie unter Ethrane.
Eine akute Volumenüberladung würde unter 2 MAC Halothan zu keiner entscheidenden Verbesserung der Herzfunktion führen, denn eine Erhöhung des
rechtsatrialen Füllungsdruckes von 10 auf 30 cm H_2O erbringt keine nennens-
werte Steigerung des Herzindex.

Einen entsprechenden Einfluß auf die Meßgrößen der Kontraktilität haben
auch isolierte Änderungen der linksventrikulären Nachbelastung (7, 16, 17,
35, 36). Bei unveränderter Vorbelastung und konstanter Kontraktionsfrequenz
zeigt das gesunde Herz über weite Bereiche eine positive lineare Korrelation
zwischen Erhöhung des mittleren diastolischen Aortendruckes und dem dP/dt_{max}-
Zuwachs. Die myokardiale Adaptationsbreite an kontrollierte Änderungen des
Afterloads läßt sich am Herz-Lungen-Präparat durch eine schrittweise Steigerung des "Starling-Widerstandes" (Windkesseldruck) quantifizieren (16, 17).
Es zeigt sich, daß im Gegensatz zum Halothan diese myokardiale Anpassung
unter Ethrane für beide untersuchten Konzentrationsbereiche erhalten bleibt
und bei 1 MAC sogar den Kontrollwerten entspricht. Bei 2 MAC Halothan läßt
sich dagegen bei steigenden Windkesseldrucken kein dP/dt_{max}-Zugewinn erzielen.

Zusammenfassung

Am Herz-Lungen-Präparat der Katze wurden die direkten Myokardeffekte äquinarkotischer Konzentrationen von Halothan und Ethrane untersucht.

Der direkt negativ chronotrope Effekt beider Substanzen ist in den untersuchten Konzentrationsbereichen von 1 bzw. 2 MAC gleich stark. Die Konzentrations-Wirkungs-Beziehungen zeigen für beide Inhalationsnarkotika ein
qualitativ gleichartiges Verhalten, doch ist der negativ inotrope Effekt,
gemessen am dP/dt_{max}, bei äquinarkotischen Konzentrationen unter Halothan
stärker ausgeprägt. Während 1 MAC Halothan das dP/dt_{max} bereits um 25 %
reduziert, führen äquinarkotische Ethrane-Konzentrationen nur zu einer Abnahme um 2,9 %; eine 25%ige Kontraktilitätsabnahme wird erst bei Konzentrationen von 2,4 MAC Ethrane erreicht. Diese Relation zeigt sich auch
beim kardiotherapeutischen Index, der - bezogen auf die myokarddepressiven
Eigenschaften - für Ethrane eine mehr als doppelt so große therapeutische
Breite als für Halothan erkennen läßt. Auch die Quantifizierung des inotropen Status mit Hilfe der Kraft-Geschwindigkeits-Beziehungen zeigt, daß
die Kontraktilität durch Ethrane nur etwa halb so stark herabgesetzt wird
wie durch äquinarkotische Halothankonzentrationen.

Die Adaptationsfähigkeit der kardialen Pumpfunktion an definierte Druck-
bzw. Volumenbelastungen bleibt unter Ethrane besser als unter Halothan
erhalten.

Summary

In the heart-lung preparation of the cat, the direct effects of equianesthetic concentrations of halothane and Ethrane on the heart muscle
have been investigated.

The direct negative chronotropic effect of both agents is found to be
similar within the concentration ranges studied (1 and 2 MAC). The concen-
tration-response relations are qualitatively similar for both inhalation
anesthetics, but the negative inotropic effect as measured by the dP/dt_{max}
is more marked with halothane at equianesthetic concentrations. While
1 MAC halothane reduces the dP/dt_{max} by as much as 25 %, equianesthetic
concentrations of Ethrane cause a decrease of only 2,9 %; in fact, with
Ethrane a 25 % decrease in contractility is reached only at concentrations
of 2,4 MAC. This relation is also found in the cardiotherapeutic index
which - when referred to myocardial depression - shows for Ethrane a therapeutic range that is more than twice that of halothane. In addition, quantification of the inotropic status with the aid of the force-speed relation
shows the contractility to be reduced only about half as much by Ethrane
than by equianesthetic concentrations of halothane.

The ability of adjusting the pumping function of the heart to any given
pressure or volume-induced stresses is preserved more adequately under
Ethrane than under halothane.

Literatur

1. VAN ACKERN K, PETER K: Wirkungen von Ēthrane auf das cardio-vasculäre System.
   In: Ēthrane. Neue Ergebnisse in Forschung und Klinik. Herausgeber: H. Kreuscher, Schattauer-Verlag, Stuttgart, 1975

2. ARNDT O, KRZOSSA M, MÜLLER A: Der Einfluß von Ēthrane und Halothan auf die Aktivität der Barorezeptoren des Aortenbogens von Katzen.
   In: Ēthrane. Anaesthesiologie und Wiederbelebung 84: 115, Springer-Verlag, 1974

3. BARNES GE, BISHOP VS, HORWITZ LD, KASPAR RL: The maximum derivation of left ventricular pressure and transverse internal diameter as indices of the inotropic state of the left ventricle in man.
   J Physiol 235: 571, 1973

4. BEER D, BEER R, WOLFF A v, DUFFNER H: Die Einwirkung des neuen Inhalationsnarkotikums Ēthrane auf die Myokardkontraktilität und Hämodynamik im Vergleich zu Halothane.
   Anaesthesist 22: 192, 1973

5. BÖTTCHER H, FISCHER K, PROPPE D: Untersuchungen über die Wirkung von Digoxigenin-mono-,-bis- und -tridigitoxosid am Herz-Lungen-Präparat der Katze.
   Basic Res Cardiol 70: 279, 1975

6. BRAUNWALD E, ROSS J Jr, SONNENBLICK EH: Mechanism of contraction of the normal and failing heart.
   Boston: Little & Brown, 1968

7. BRAUNWALD E: Myocardial function - 1972.
   Anesth Analg Curr Res 51: 489, 1972

8. BROWN BR Jr, CROUT JR: A comparative study of the effects of five general anesthetics on myocardial contractility. I. Isometric conditions.
   Anesthesiology 34: 236, 1971

9. COHEN EN: Metabolism of the volatile anesthetics.
   Anesthesiology 35: 193, 1971

10. EGER EI, SAIDMAN LJ, BRANSTATER B: Minimum alveolar anesthetic concentration: a standard of anesthetic potency.
    Anesthesiology 26: 756, 1965

11. EGER EI, BRANSTATER B, SAIDMAN LJ, REGAN MJ, SEVERINGHAUS JW, MUNSON ES: Equipotent alveolar concentration of methoxyflurane, halothane, diethyl ether, fluroxene, cyclopropane, xenon and nitrous oxide in the dog.
    Anesthesiology 26: 771, 1965

12. FISCHER K: Die Wirkung von Ketamine auf den Herzmuskel.
    Anästh Inform 12: 187, 1971

13. FISCHER K: Experimentelle Untersuchungen über den Einfluß von Dehydrobenzperidol, Fentanyl bzw. Thalamonal auf die myokardiale Kontraktilität.
    In: Neuroleptanalgesie. Spezielle Probleme. Einsatz in der nicht-operativen Medizin (ed.Henschel, W.F.) p. 27, Schattauer-Verlag, 1972

14. FISCHER K: Vergleichende tierexperimentelle Untersuchungen zum Einfluß
verschiedener Narkotika auf das Herz.
In: Ketamin. Neue Ergebnisse in Forschung und Klinik. Anaesthesiologie
und Wiederbelebung, Bd. 69 (eds. Gemperle, M., Kreuscher, H., Langrehr,
D.) p. 11, Springer-Verlag, 1973

15. FISCHER KJ: unveröffentlicht, 1975

16. FISCHER KJ: Eine vergleichende Studie zwischen Enflurane und anderen
Inhalationsnarkotika. Experimentelle Untersuchungen am Herz-Lungen-
Präparat der Katze zur Beeinflussung der direkt narkotikabedingten
Myokarddepression.
In: Kongreßbericht: Jahrestagung der Dtsch. Ges. Anaesthesiologie und
Wiederbelebung, Erlangen, 1974 (ed. Rügheimer, E.) p. 1087, Perimed-
Verlag Dr. Straube, Erlangen, 1975

17. FISCHER KJ, MARQUORT H: Experimental investigations on the direct
effect of etomidate on myocardial contractility.
Acta anesth Scand, Suppl., 1976 (in Druck)

18. GUYTON AC: Regulation of cardiac output.
Anesthesiology 29:314, 1968

19. GUYTON AC: Textbook of medical physiology, 4th Ed., Philadelphia:
Saunders, 1971

20. HALDEMANN G, HOSSLI G, KYM J, SCHAER H: Die Wirkung von Ēthrane auf
die Hämodynamik beim Menschen.
In: Ēthrane. Anaesthesiologie und Wiederbelebung 84: 217, Springer-
Verlag, 1974

21. HALDEMANN G, SCHMID E, FREY P, HOSSLI G, SCHAER H: Wirkung von Ēthrane
auf die Kreislaufgrößen geriatrischer Patienten.
Anaesthesist 24: 343, 1975

22. HILL AV: The heat of shortening and the dynamic constant of muscle.
Proc Roy Soc Biol Lond, Ser B 126: 136, 1938

23. HUGENHOLTZ PG, ELLISON RC, URSCHEL CW, MIRSKY I, SONNENBLICK EH:
Myocardial force-velocity-relationships in clinical heart disease.
Circulation 41: 11, 1970

24. IWATSUKI N, SHIMOSATO S, ETSTEN BE: The effect of changes in time
interval of stimulation on mechanics of isolated heart muscle and its
response to Ēthrane.
Anesthesiology 32: 11, 1970

25. KARLICZEK G, HEMPELMANN G, PIEPENBROCK S, BÜTER F: Die Beeinflussung
der Hämodynamik durch Enflurane bei myokardial vorgeschädigten Patienten.
Anaesthesist 23: 457, 1974

26. KÖHLER E: Der Einfluß des enddiastolischen Druckes auf die Verkürzungs-
geschwindigkeit der kontraktilen Elemente des Herzmuskels.
Referat: 39. Jahrestagung der Dtsch. Ges. Kreislaufforsch., Bad Nauheim,
April 1973

27. KÖHLER E, MESCHER H: Ermittlung ventrikulärer Druck-Geschwindigkeits-
Kurven unter Berücksichtigung des enddiastolischen Druckes.
Pflügers Arch ges Physiol 342: 83, 1973

28. KRAYENBÜHL HP: Die Dynamik und Kontraktilität des linken Ventrikels.
Basel, New York: Karger, 1969

29. KRAYER O: Versuche am insuffizienten Herzen.
Arch exp Path Pharmakol 162: 1, 1931

30. MASON DT: The autonomic nervous system and regulation of cardiovascular
performance.
Anesthesiology 29: 670, 1968

31. MASON DT, ZELLS R, AMSTERDAM EA: Unified concept of the mechanism of
action of digitalis: Influence of ventricular function and cardiac
disease on hemodynamic response to fundamental contractile effect.
In: Basic and clinical pharmacology of digitalis (ed. Marks, B.H.)
p. 206, Springfield/Ill.: Charles C. Thomas, 1972

32. MASON DT, SPANN JF Jr, ZELIS R: Myocardial contractile state in hyper-
trophy and congestive failure in conscious man: Determination by the
maximum velocity of contractile element shortening (Abstract).
Circulation 40: 3, 141, 1969

33. MASON DT, HELIS R, AMSTERDAM EA: Bewertung der Kontraktilität des
menschlichen Herzens.
Triangel (Sandoz) 9: 273, 1971

34. MITCHELL JH, WALLACE AG, SKINNER NS Jr: Intrinsic effects of heart rate
on left ventricular performance.
Amer J Physiol 205: 41, 1963

35. MORGENSTERN C, ARNOLD G, HÖLJES U, LOCHNER W: Die Druckanstiegsgeschwindigkeit im linken Ventrikel als Maß für die Kontraktilität unter verschiedenen hämodynamischen Bedingungen.
Pflügers Arch ges Physiol 315: 173, 1970

36. MORGENSTERN C, GOEBEL H, LOCHNER W: Die Beurteilung der Kontraktilität
des Herzens.
Dtsch med Wschr 97: 1563, 1972

37. NOBLE MIM, BOWEN TE, HEFNER LL: Force velocity relationship of cat
cardiac muscle studied by isotonic and quick release techniques.
Circulat Res 24: 821, 1969

38. NOBLE MIM: Problems concerning the application of concepts of muscle
mechanics to the determination of the contractile state of the heart.
Circulation 45: 252, 1972

39. PARADISE RR, BIBBINS F: Comparison of the effects of equieffective concentrations of anesthetics on the force of contraction of isolated
perfused rat hearts. Correlation with the equieffective anesthetizing
partial pressures.
Anesthesiology 31: 349, 1969

40. PATTERSON SW, STARLING EH: On the mechanical factors which determine
    the output of the ventricles.
    J Physiol 48: 357, 1914

41. PETER K, DIETMANN K, SPONER G: Untersuchungen zur Analyse des großen
    Kreislaufs und des Koronarkreislaufs am Hund unter Ethrane-Narkose.
    In: Ethrane. Anaesthesiologie und Wiederbelebung 84: 102, Springer-
    Verlag, 1974

42. RAFF U, STAUBER W, KISSLING G: Die Aussagekraft verschiedener Kontrak-
    tilitätsindizes beim Herzen in situ.
    Basic Res Cardiol 69: 58, 1974

43. RIETBROCK I: Biotransformation von Inhalationsnarkotika und ihre Be-
    deutung für klinische Nebenwirkungen.
    Anaesthesist 24: 381, 1975

44. SARNOFF SJ, MITCHELL JH: Control of the function of the heart.
    In: Hdb. Physiology, Sect. 2: Circulation, Vol I (eds. Hamilton, W.F.,
    Dow, P.) p. 489, Washington D.C.: Amer. Physiol. Soc., 1962

45. SCHMIDT HD, HOPPE H, SCHNEIDER W: Usefulness of some pressure velocity
    parameters for evaluation of left ventricular contractility.
    Referat: 39. Jahrestagung Dtsch. Ges. Kreislaufforsch., Bad Nauheim,
    April, 1973

46. SHIMOSATO S, CHEN PY, GILBERT JB, ETSTEN BE: Effect of Ethrane on the
    performance of the left ventricle.
    Anesthesiology 30: 35' 1969

47. SHIMOSATO S, SUGAI N, IWATSUKI N, ETSTEN BE: The effect of Ethrane on
    cardiac muscle mechanics.
    Anesthesiology 30: 513, 1969

48. SHIMOSATO S: Isovolemic intraventricular pressure change: An index of
    myocardial contractility during anesthesia.
    Anesthesiology 31: 327, 1969

49. SIEGEL H, SONNENBLICK EH: Quantification and prediction of myocardial
    failure.
    Arch Surg 89: 1012, 1964

50. SKOVSTED P, PRICE HL: The effect of Ethrane on arterial pressure,
    preganglionic sympathetic activity and barostatic reflexes.
    Anesthesiology 36: 257, 1972

51. SONNENBLICK EH: Implications of muscle mechanics in the heart.
    Fed Proc 21: 975, 1962

52. SONNENBLICK EH: Force-velocity relations in mammalian heart muscle.
    Amer J Physiol 202: 931, 1973

53. STRAUBER BE: Kriterien zur Beurteilung der Myokardcontractilität am
    normalen Herzmuskel.
    Klin Wschr 51: 259, 1973

54. TARNOW J, GETHMANN JW, HESS W, PATSCHKE D, WEYMAR A, BRÜCKNER JB: Der
    Einfluß von Ēthrane auf die Hämodynamik und die Sauerstoffversorgung
    des Myokards im Vergleich zu Halothan.
    Anaesthesist 23: 281, 1974

55. TORRI G, DAMIA G, FABIAN MC, FROVA G: Uptake and elimination of
    enflurane in man. A comparative study between enflurane and halothane.
    Brit J Anaesth 44: 789, 1972

56. TORRI G: Uptake and elimination of Ēthrane at constant inspired and
    alveolar concentration.
    In: Ēthrane. Anaesthesiologie und Wiederbelebung 84: 18, Springer—
    Verlag, 1974

57. VERAGUT OP, KRAYENBÜHL HP: Estimation and quantification of myocardial
    contractility in the closed chest dog.
    Cardiologia (Basel) 47: 96, 1965

58. WOLLENBERGER A: On the energy-rich phosphate supply of the failing
    heart.
    Amer J Physiol 150: 733, 1947

59. WOLLENBERGER A, KRAYER O: Experimental heart failure caused by central
    nervous system depressants and local anesthetics.
    J Pharmacol, 439, 1948

Vergleichende Untersuchungen zur Beeinflussung eines
experimentellen hämorrhagischen Schocks durch Anästhetika

J.B. Brückner, H.-H. Johannsen, G. Oser, E. Schneider, J. Tarnow

Einleitung

Wir haben vor einigen Jahren vergleichend untersucht, inwieweit verschiedene
Anästhetika die Toleranz eines Versuchstieres unter einer standardisierten
Hypotension und den Ablauf eines sich danach entwickelnden hämorrhagischen
Schocksyndroms beeinflussen können (1). Wir konnten dabei zeigen, daß der
Ablauf eines experimentell erzeugten hämorrhagischen Schocks durch das Basis-
anästhesieverfahren erheblich beeinflußt werden kann.

In einer Anschlußuntersuchung unter Ethrane-Anästhesie sollten ergänzende
Daten für das neue Inhalationsanästhetikum zu unserer damaligen Untersuchung
gewonnen werden.

Methodik

Die Untersuchungen wurden an 6 Bastardhunden beiderlei Geschlechts im Gewicht
zwischen 27 und 33 kg durchgeführt. Die Narkose wurde mit 0,3 mg/kg Etomidate
eingeleitet. Nach Relaxierung mit 2 bis 3 mg Pancuronium i.v. wurden die Versuchstiere intubiert und bis Versuchsende mit einem Engström-Respirator (ER 300)
und Sauerstoff kontrolliert beatmet. Die Beatmung wurde so einreguliert, daß
das mit einem Ultrarotabsorptionsspektrometer (URAS4) kontinuierlich gemessene
CO_2 endexspiratorisch einen Wert von 5 Vol.-% aufwies. Bis zum Beginn der Entblutung wurden 1,7 Vol.-% Ethrane dem Inspirationsgemisch hinzugefügt. Die
Ethrane-Zufuhr wurde mit Beginn der Entblutung unterbrochen. Nach Messung des
arteriellen und venösen Druckes wurden die Katheter über die Seitenäste der
Arteria brachialis und Vena brachialis in die Aorta ascendens bzw. in die
Vena cava superior nahe der Einmündung in den rechten Vorhof vorgeschoben.
Außerdem wurde in Injektionskatheter in den rechten Vorhof und eine Thermo-

sonde in den Aortenbogen eingelegt. Ein weiterer Katheter wurde bis in einen
Hauptstamm der Arteria pulmonalis vorgeschoben. Der arterielle und venöse
Druck, ein bis drei EKG-Standardableitungen und der Druck in der Arteria
pulmonalis wurden auf einem 8-Kanal-Pigmentschreiber (EK 21, Fa. Hellige,
Freiburg) fortlaufend registriert. Das Herzzeitvolumen wurde mit der Thermodilutionsmethode in der Modifikation nach Slama-Piiper (4) ermittelt (Meß-
gerät BN 6560, Fa. Fischer, Göttingen). Während des Versuches wurden in
Intervallen die Parameter des Säure-Basen-Haushaltes mit einem Blutgasanaly-
sator der Firma IL Nr. 413 ermittelt. Bestand vor der Entblutung eine stärkere metabolische Azidose, so erfolgte eine therapeutische Korrektur. Zu
Beginn der Entblutung wurden 3,0 mg/kg Heparin injiziert,und jeder Hund erhielt, über die Versuchsdauer gleichmäßig verteilt, 750 bis 1000 ml 10 %ige
Glukose infundiert. Nach der Präparation der Gefäße und einer Kontrollperiode
von etwa 20 bis 30 min wurde das Versuchstier mit 100 ml/min in ein Reservoir
entblutet, bis ein arterieller Mitteldruck von 35 mmHg erreicht war. Durch
weitere fortlaufende Entnahme kleinerer Blutmengen wurde dieser Druck danach
konstant gehalten. Von einem im Einzelversuch zeitlich variierenden Punkt
an - "uptake-Beginn" - ist dies nur durch langsame Retransfusion aus dem
Reservoir möglich. Die Niederdruckphase wurde dann solange ausgedehnt, bis
25 % des maximalen Entblutungsvolumens aus dem Reservoir an das Versuchstier
zurückgegeben waren. Zu diesem Zeitpunkt - "25 % uptake" - wurde die im
Reservoir noch befindliche restliche Blutmenge dem Tier zurückgepumpt (100
ml/min). Jedes Versuchstier erhielt am Ende der Retransfusion als Ausgleich
der Blutentnahmen für Laborbestimmungen noch 50 bis 100 ml eines Plasma-
expanders (HES) infundiert. Es schloß sich eine dreistündige Beobachtungsphase an. Danach wurden die noch lebenden Versuchstiere getötet und seziert.

In dieser Arbeit werden überwiegend die beobachteten Zeiten der einzelnen
Abstände der hypotensiven Phase dargestellt und mit früheren Befunden
(Literatur) verglichen. Eine statistische Interpretation der gewonnenen
Daten erfolgte mit dem Kruskal-Wallis-Test, einer parameterfreien Varianz-
analyse.

Ergebnisse

Die Abb. 1 zeigt den Ablauf eines Einzelversuches der Kontrollserie (Versuch
Nr. 75, Fentanyl) zur Erklärung des verwendeten Schockmodells. Nach Beginn
der Entblutung sank der mittlere Aortendruck relativ schnell auf den Stell-
wert 35 mmHg ab. Zur 90. min nach Entblutungsbeginn mußte Blut aus dem
Reservoir an das Versuchstier zurückgegeben werden, um den Druck von 35 mmHg
zu halten (uptake). 25 % des maximalen Entblutungsvolumens waren erst nach
245 Minuten vom Versuchstier aufgenommen. Danach erfolgte die Retransfusion,
und es kam wieder zu einem Ansteigen des arteriellen Mitteldrucks. Während
der Entblutungsphase kam es zu einer Tachycardie und einer ausgeprägten
metabolischen Azidose.

Tabelle 1 zeigt für die Ethrane-Versuche die Dauer der hypotensiven Phase
bis zum Beginn der Aufnahme aus dem Reservoir (t-uptake), das Zeitintervall
von Entblutungsbeginn bis zur Aufnahme von 25 % des maximalen Entblutungsvolumens aus dem Reservoir (t-25 %-uptake), die Zeit, bei der der Druck im
Mittel bei 35 mmHg gehalten wurde (t $\bar{P}$ 35) und den Abfall des Base excess
(BE 25 % uptake) bis zum Beginn der Retransfusion. Die Versuchstiere der
Ethrane-Gruppe erreichten im Mittel nach 43,7 min den Zeitpunkt uptake, nach

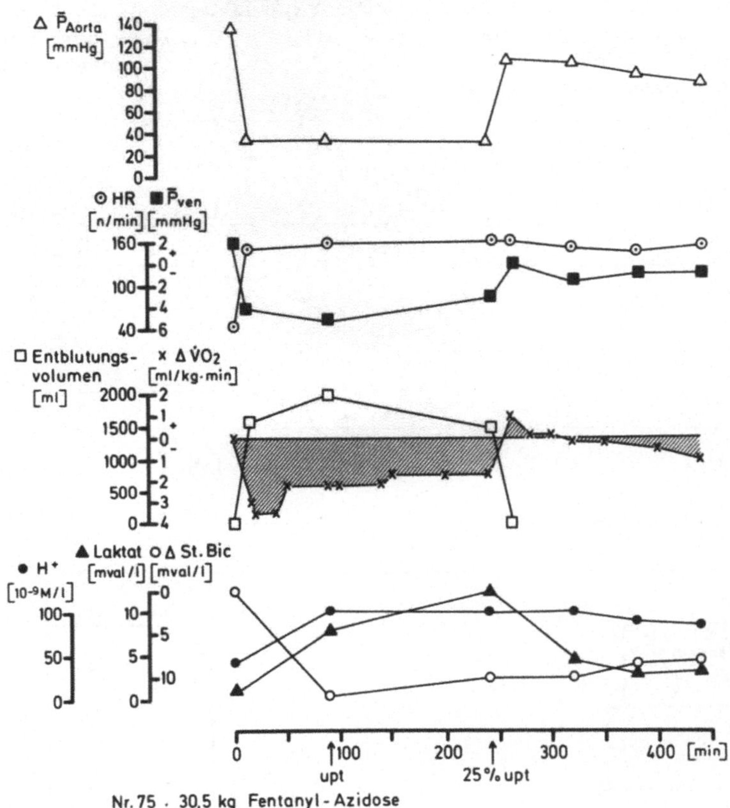

Abb. 1: Darstellung des verwendeten Schockmodells am Beispiel eines Kontroll-
versuches (Nr. 75, Fentanyl). Eine eingegangene Sauerstoffschuld wurde schraf-
fiert dargestellt (upt = uptake, 25 % upt = 25 uptake, HR = Herzfrequenz,
$\bar{P}_{ven}$ = Venendruck, $\dot{V}O_2$ = Sauerstoffschuld, H^+ = Wasserstoffionenkonzentration,
St. Bic. = Standard Bikarbonat im Serum). Weitere Einzelheiten im Text.

weiteren 83,6 min waren im Mittel 25 % des maximalen Entblutungsvolumens an
das Versuchstier wieder zurückgegeben worden. Die mittlere Dauer der Drucksenkung auf einen Mitteldruck von 35 mmHg betrug 115,5 min, während der hypotensiven Phase kam es zu einem mittleren Base-excess-Abfall von - 17,6 mval/l.

Die Abb. 2 vergleicht die Ergebnisse der Schockversuche unter Ethrane-Anästhesie mit einer vorausgegangenen Versuchsserie, bei der Althesin, Ketamine,
Pentobarbital, Fentanyl, Halothane, Ketamin und Droperidol und Ketamin-Phenoxy-
benzamin zur Basisanästhesie benutzt wurden. Die zur Abbildung gehörigen Werte
sind in Tabelle 2 dargestellt. Versuchstiere in einer Althesin-Basisnarkose
hatten mit 96,9 min die geringste Toleranz gegenüber der Hypovolämie. In
Ketamin-Narkose wurden 109,6 min, in Pentobarbitalnarkose 170, in Fentanyl-
anästhesie 208,8, in Halothananästhesie 214,6 min im Mittel erreicht. Kombi-
niert man Ketamin mit einem alpha-Blocker (Droperidol bzw. Phenoxybenzamin),
so wurden Zeiten von 208,4 bzw. 378,7 min im Mittel für die hypotensive Phase
beobachtet.

Tabelle 1: Die Dauer bis zu Beginn der Aufnahme aus dem Reservoir (t-upt) bis
zur Aufnahme von 25 % des maximalen Entblutungsvolumens (t 25 % upt), die
Dauer der arteriellen Hypotension bei 35 mmHg (t $\bar{p}$ 35) und der Unterschied
im Base excess (C BES 25 % upt) bis zum Zeitpunkt 25 % uptake bei 6 Schock-
versuchen in Ethrane-Anästhesie.

Nr.	kg	t-upt (min)	t-25 % upt (min)	t $\bar{p}$ 35 (min)	C BE 25 % upt (mval/l)
428	28	46	177	164	- 18,9
430	32	37	118	104	- 18,9
433	28	42	142	134	- 17,5
434	33	38	82	69	- 15,7
465	27	55	134	123	- 17,3
468	33	44	111	99	- 17,1
$\bar{x} \pm s_{\bar{x}}$	30,2	43,7	127,3	115,5	- 17,6
	1,1	2,7	13,1	13,3	0,5

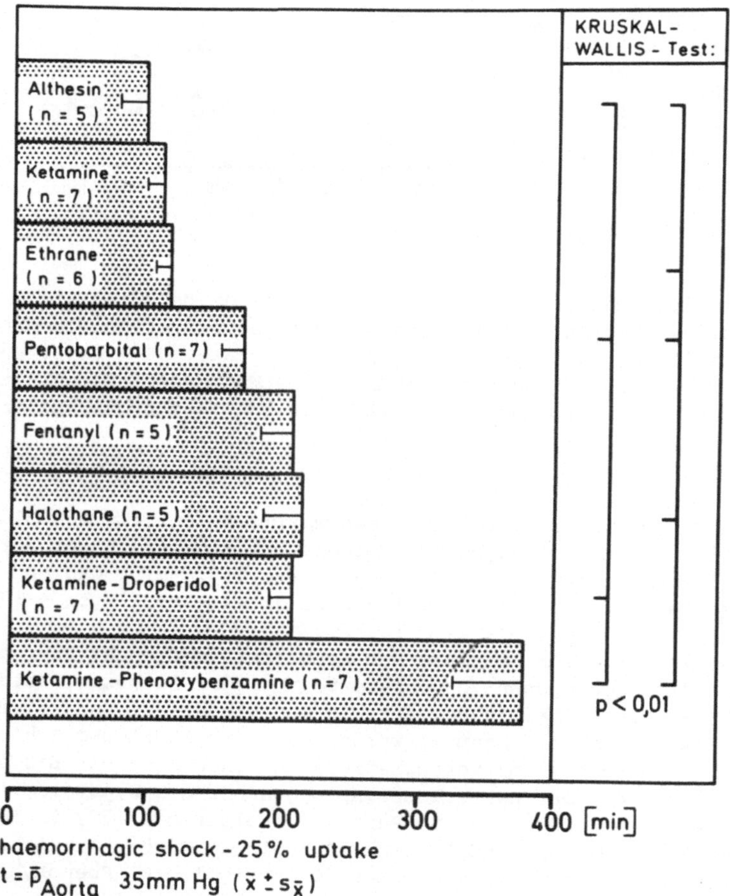

Abb. 2: Die mittleren Zeiten für die Dauer der von den Versuchstieren tolerierten Hypotension (Mitteldruck in der Aorta = 35 mmHg) bei den verschiedenen Basisanästhesieverfahren und Anästhetikakombinationen.

Tabelle 2: Die mittlere Dauer vom Entblutungsbeginn bis zu Beginn der Aufnahme aus dem Reservoir (t-uptake) bis zur Aufnahme von 25 % des maximalen Entblutungsvolumens (t-uptake bis 25 % uptake) und die Dauer der arteriellen Hypotension bei einem arteriellen Mitteldruck von 35 Torr unter verschiedenen Basisanästhesieverfahren und in Kombination mit Vasodilatatoren (Daten nach 1,2).

	n	t-uptake	t-uptake bis 25 % uptake	t-$\bar{\text{P}}$ Aorta 35 mmHg
Althesin	5	$56,8 \pm 9,0$	$51,0 \pm 12,2$	$96,9 \pm 20,1$
Ketamine	7	$52,4 \pm 7,8$	$74,3 \pm 8,7$	$109,6 \pm 12,1$
Ethrane	6	$43,7 \pm 2,7$	$83,7 \pm 12,1$	$115,5 \pm 13,3$
Pentobarbital	7	$81,0 \pm 4,7$	$104,4 \pm 12,0$	$170,0 \pm 16,8$
Fentanyl	5	$69,6 \pm 9,6$	$153,8 \pm 31,6$	$208,8 \pm 25,4$
Halothane	5	$88,2 \pm 12,0$	$136,6 \pm 31,0$	$214,6 \pm 29,8$
Ketamin-Droperidol	6	$101,8 \pm 13,3$	$111,2 \pm 19,4$	$208,4 \pm 16,3$
Ketamine-Phenoxy-benzamine	7	$195,6 \pm 23,7$	$191,7 \pm 45,2$	$378,7 \pm 52,5$

Die weiteren pathophysiologischen Veränderungen während der Ethrane-Versuche unterschieden sich nicht von den Vorversuchen unter anderen Anästhetika. Es kam zu einer starken Tachycardie und zu einer Azidose. Wie auch bei den Versuchen unter anderen Anästhetika kam es in den drei Stunden nach der Retransfusion nur zu einer geringen spontanen Besserung der Azidose. Nach der Retransfusion verschlechterten sich die Kreislaufverhältnisse bei allen Versuchstieren der Ethrane-Gruppe schnell. Zwei Versuchstiere starben während der dreistündigen Beobachtungsphase (einmal 30 min nach Retransfusion und einmal 130 min nach Retransfusion). Die restlichen Versuchstiere zeigten eine stetige Abnahme des Herzzeitvolumens und des arteriellen Mitteldrucks, drei Stunden nach Retransfusion war bei allen überlebenden Versuchstieren ein mittlerer Aortendruck von 25 bis 35 mmHg erreicht, als Zeichen eines schweren hämorrhagischen Schocksyndroms. Das ganze Verhalten nach Ethrane-Anästhesie ähnelte somit den Kreislaufverhalten der Versuchstiere in Barbiturat bzw. Ketaminanästhesie (1, 2).

Diskussion

Das gewählte Schockmodell gestattet es, die hypovolämische Phase bis zum Erreichen eines definierten Schweregrades in einem experimentellen Modell des hämorrhagischen Schocks auszudehnen. Unsere Ergebnisse zeigen, daß Anästhetika die Hypoxietoleranz eines Versuchstieres unterschiedlich beeinflussen können. Bei konstanter Dauer der hypovolämischen Phase wären unter den einzelnen Basisanästhesieverfahren sehr unterschiedliche Schweregrade des sich nach der Retransfusion entwickelnden Schocksyndroms zu erwarten gewesen. Vasodilatatoren

können die Toleranz eines Versuchstieres gegenüber einer hypovolämischen
Hypotension erheblich verbessern.

Die Deutung des Befundes ist mit der benutzten Untersuchungstechnik nicht
möglich. Bei der Komplexität eines Schocksyndromes sind auch Erklärungsver-
suche zudem auch meist recht spekulativ. Es ist natürlich zu fragen, welche
Basisbedingungen für eine unterschiedliche Hypoxietoleranz durch Anästhetika
verändert werden können. Für Pharmaka oder Anästhesieverfahren mit deutlicher Alphawirkung (Alpha-Blocker wie Droperidol und Phenoxybenzamine) wäre
der Schluß zulässig, daß die weniger eingeschränkte periphere Perfusion bei
diesen Versuchstieren eine gleichmäßigere Verteilung des während der Hypovolämie stark reduzierten Sauerstoffangebotes bewirkt hat. Der früher von
uns unternommene Versuch, das Ergebnis durch eine unterschiedliche Beeinflussung der basalen Sauerstoffaufnahme in der Kontrollphase zu erklären,
ist nicht zulässig (2). Auch über eine unterschiedlich hohe Sauerstoffschuld, die während der Hypovolämie von den Versuchstieren eingegangen wird,
ist eine Deutung des Befundes nicht möglich (3). Möglicherweise beeinflussen
Anästhetika die im Schock sich entwickelnde Myokardinsuffizienz. Am Ende der
hypovolämischen Phase ist zudem die Koronarreserve in unserem Versuchsmodell
erheblich vermindert (5). Unterschiedliche Einflüsse von Anästhetika auf den
Wirkungsgrad der Herzarbeit und die Minderung der Ausflußimpedanz des insuf-
fizient werdenden linken Ventrikels sind weitere Erklärungsmöglichkeiten.
Auffallend ist auch, daß Anästhetika, wie Althesin, Ketamine und Ethrane,
die partiell ZNS-erregende Nebenwirkungen haben, sich hinsichtlich der Beeinflussung der Hypoxietoleranz in unserem Schockmodell ähnlich verhalten.
Es bleibt somit einen interessanten tierexperimentell zu gewinnenden Befund
zu notieren, ohne daß daraus vorerst klinische Schlußfolgerungen gezogen
werden sollten.

Zusammenfassung

In einer Ethrane-Basisanästhesie wurden 6 Hunde einem standardisierten hämorrhagischen Schockversuch unterzogen. Die mittlere Dauer der bis zur Ausnahme von 25 % des maximalen Entblutungsvolumens von den Versuchstieren
tolerierten arteriellen Hypotension von 35 Torr lag bei 115,5 min. Die Ergebnisse werden mit Versuchen, die unter anderen Basisanästhesieverfahren
mit gleicher Methodik durchgeführt wurden, verglichen.

Summary

In a standardized haemorrhagic shock the influence of several anaesthetics
alone and in combination (Enflurane, Halothane, Barbiturate, Althesin,
Ketamine, Ketamine/Droperidol, Ketamine/Phenoxybenzamine and Fentanyl) on
the hypoxia tolerance was studied. In 48 experiments on controlled ventilated
dogs it was found that the maximum time of tolerated hypotension (mean
arterial pressure: 35 torr) was dependent upon the applied anaesthetic.

Literatur

1. BRÜCKNER JB, PATSCHKE D, REINECKE A, TARNOW J: Untersuchungen zur Wirkung
   von Ketamin im experimentellen hämorrhagischen Schock.
   Anaesthesiologie und Wiederbelebung 69: 99, 1973

2. BRÜCKNER JB, GETHMANN JW, PATSCHKE D, REINECKE A, TARNOW J: The Influence
   of barbiturate, halothane, fentanyl-piritramide, ketamine and CT 1341 (a
   new steroid anaesthetic) on the uptake time and uptake volume in experimental haemorrhagic shock.
   Excerpta Medica, Intern Congr Series 261: 47, 1972

3. ROTHE CF: Oxygen deficit in hemorrhagic shock in dogs.
   Amer J Physiol 214: 436, 1968

4. SLAMA H, PIIPER J: Direktanzeigendes Rechengerät zur Bestimmung des Herzzeitvolumens mit der Thermo-Injektionsmethode.
   Z Kreisl-Forsch 53: 322, 1964

5. GETHMANN JW, BRÜCKNER JB, PATSCHKE D, REINECKE A, TARNOW J, STEINER A:
   Tierexperimentelle Untersuchungen über das Verhalten der Coronardurch-
   blutung im hämorrhagischen Schock.
   In: Deutsche Gesellschaft für Anästhesie und Wiederbelebung, Jahrestagung
   1972, Ed.: P. Lawin und U. Morr-Strathmann. Springer-Verlag, Berlin, 1974,
   S. 443

Die dosisabhängige Beeinflussung der Kontraktilität des isolierten
Papillarmuskels der Katze durch Enflurane und Halothane[*]

H. Siepmann, H. Lennartz, E. Pütz

Seit den aus dem Jahre 1969 stammenden Untersuchungen von Shimosato (1) am
isolierten Papillarmuskel der Katze wird dem Enflurane absolut und in äquianaesthetischer Dosierung ein geringerer kardiodepressiver Effekt zuge-
schrieben als dem Halothane, denn Shimosato konnte zeigen, daß eine 50%ige
Minderung der maximalen Verkürzungsgeschwindigkeit für Enflurane erst bei
einer Konzentration von 20 mg %, für Halothane jedoch schon bei einer Konzentration von 6 mg % vorliegt.

Diesen Ergebnissen wurde 1971 von Brown und Crout (2) widersprochen; sie
fanden unter isometrischen Bedingungen und äquianaesthetischer Dosierung,
d.h. bei gleichen MAC-Werten, für Enflurane eine stärkere Abnahme der Kontraktilität als für Halothane.

In einer 1974 erschienenen Arbeit kommt Kemmotsu (3) zu dem Ergebnis, daß -
wiederum bei äquianaesthetischer Dosierung - die maximale Verkürzungsgeschwindigkeit sowohl für Halothane als auch für Enflurane um 40 % gesenkt
wird; bei der maximalen Spannungsanstiegsgeschwindigkeit reagieren beide
Substanzen jedoch unterschiedlich, Enflurane führt hier zu einer Depression
von 50 %, Halothane von 63 %.

Diese konträren Ergebnisse könnten darauf zurückzuführen sein, daß außer
bei Shimosato das MAC-Konzept auf in-vitro-Versuche angewandt wurde. Dieses
Vorgehen ist sehr problematisch; deshalb ermittelten wir die Dosis-Wirkungs-
beziehungen auf der Grundlage der absoluten Konzentrationen von Enflurane
und Halothane.

[*]
Mit dankenswerter Unterstützung durch die Deutsche Forschungsgemeinschaft
im Rahmen des Sonderforschungsbereichs (30) Cardiologie, Düsseldorf.

Methodik (s. Abb. 1)

Mitgeteilt werden die an sechs Katzenpapillarmuskeln bei verschiedenen Enflurane- und Halothane-Konzentrationen aus der Analyse von Kraftgeschwindigkeitsrelationen und maximalen Kraftanstiegsgeschwindigkeiten gewonnenen Dosiswirkungsbeziehungen.

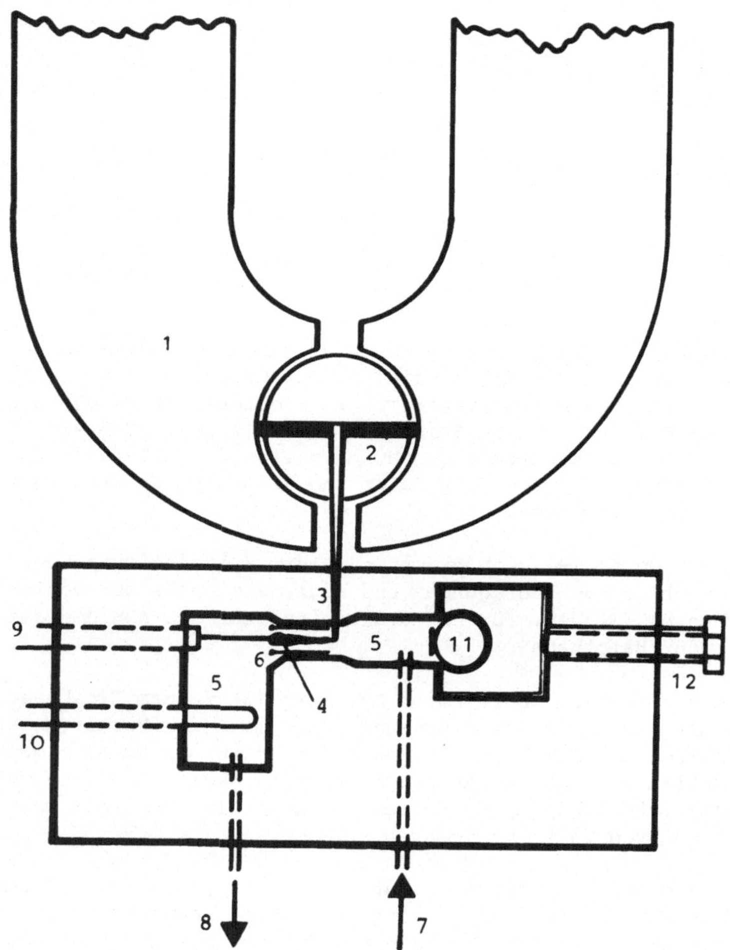

Abb. 1: Schematische Darstellung des Versuchsaufbaus (Aufsicht)
1. Gleichstrommagnet, 2. Drehspule, 3. Halterungsvorrichtung für den Muskel (frei bewegliches Ende), 4. Muskel, 5. Organbad, 6. Stimulationselektroden, 7. Zulauf, 8. Ablauf, 9. Druckwandler, 10. pH-Elektrode, 11. Längenmeßsystem, 12. Arretierungsschraube für das Längenmeßsystem.

Die Katzen (Gewicht zwischen 1,5 bis 2,6 kg) erhalten Ketamin 10 mg/kg Körpergewicht intramuskulär. Nach der Thorakotomie wird der Herzbeutel eröffnet, der linke und rechte Vorhof eingeschnitten und das Herz auf Vorhof-
ebene abgetrennt und sofort in eine sauerstoffgesättigte Tyrode-Glucose-
lösung verbracht. Dort erfolgt die Präparation des Papillarmuskels aus dem
rechten Ventrikel; Muskeln mit einem Durchmesser von mehr als 1 mm werden
verworfen. Ein geeigneter Papillarmuskel wird im Organbad* mit dem plumpen,
aus der Ventrikelwand herausgelösten Ende starr mit einem Druckwandler verbunden und mit seinem sehnigen Ende an dem modifizierten Zeiger (Halterungsvorrichtung) eines Drehspulmeßwerkes** befestigt.

Organbad

Das Organbad (Volumen 7 ml) wird kontinuierlich und regelbar von einer
Tyrode-Glucose-Lösung mit einem Fluß von 25 bis 35 ml/min durchströmt. Die
Nährlösung wird vorher bei 20 bis 22° über Gasverteilungsrohre mit Sauerstoff und Kohlensäure (Carbogen: 95 Vol.-% Sauerstoff, 5 Vol.-% Kohlensäure)
angereichert und dann in einem Wärmeaustauscher erwärmt; im Organbad beträgt
die Temperatur 32°C.

Zusammensetzung der Tyrode-Lösung: 0,8 % NaCl; 0,02 % KCl; 0,1 % $NaHCO_3$;
0,005 % NaH_2PO_4; 0,037 % $CaCl_2$; 0,02 % MgCl; 0,2 % Glucose.

Der pH-Wert wird mit Hilfe einer ins Organbad eintauchenden Einstabmeßkette*** fortlaufend gemessen und bei einem Wert von 7,2 konstant gehalten.

Das Kraft übertragende System

Das sehnige Ende des Papillarmuskels ist an einer ins Organbad eintauchenden
Halterungsvorrichtung aus Duraluminium fixiert, die selbst auf der Achse
einer metallträgerfreien Drehspule befestigt ist. Die Spule befindet sich
zwischen den Polen eines sehr leistungsstarken Gleichstrommagneten****. Bei
eingeschaltetem Magneten verursachen definierte, durch die Spule fließende
Ströme, definierte Kräfte, die am frei beweglichen Ende des Papillarmuskels
ziehen. Zunächst wird der Muskel mit 0,75 g/mm^2 Querschnitt vorbelastet, mit
Hilfe eines binokularen Mikroskops vermessen und danach von der vom freien
Muskelende wegweisenden Seite so arretiert, daß Nachbelastungen zu keiner
weiteren Dehnung des Papillarmuskels mehr führen (Konstanz der initialen Länge).

*   Der Versuchsaufbau, vor allem das Organbad und die Art und Weise, Kraft
     mittels einer metallträgerfreien Drehspule über eine auf der Spulenachse
     befestigten Halterungsvorrichtung aus Duraluminium auf den Papillarmuskel
     zu übertragen, stammt aus dem Institut für Klinische Physiologie der
     Universität Düsseldorf. Wir danken dem Direktor des Instituts, Herrn
     Prof.Dr.R.Kaufmann, und seinen Mitarbeitern für die hilfreiche Unter-
     stützung.

**   Bezogen von der Fa. W. H. Joens und Co GmbH, Elektrische Meß- und Regel-
     technik, Düsseldorf.

*** Einstabmeßkette LOT-405-M5 der Firma Ingold; pH-Meter 531 der Fa. Knick.

**** Die Berechnung und Konstruktion des Gleichstrommagneten erfolgte durch
     Herrn E. A. Tschirner bei der Fa. W. Schneider, Transformatoren- und
     Apparatebau, Düsseldorf.

Das Längenmeßsystem

Die mit jeder Kontraktion in Abhängigkeit von der Nachlast einhergehende
Verkürzung des Muskels verursacht eine entsprechende Bewegung der Halterungsvorrichtung. Diese Bewegungen werden mit einem Ultraschall-Reflexions-
verfahren[*] berührungslos gemessen. Die von einem Ultraschall-Kristall aus-
gesandten Schallwellen werden von Hindernissen (Wechsel des Mediums) zurück-
geworfen; so auch von der Halterungsvorrichtung. Da die Schallgeschwindig-
keit im Wasser eine Naturkonstante ist, verhält sich die Längenänderung
direkt proportional zur Zeitverschiebung zwischen ausgesandtem Schallimpuls
und seinem auf den Kristall zurückgeworfenen Echo.

Messung der Spannungsanstiegsgeschwindigkeit

Das plumpe Ende des Papillarmuskels ist fest mit einer Feder verbunden, die
der Membran eines Druckwandlers fest aufliegt und diese mit einer Kraft von
ca. 10 g vorbelastet. Die im Muskel bei einer Kontraktion entstehende Spannung wird als entsprechende Entlastung gemessen. Die elektronische Differen-
zierung des Primärsignals ergibt die maximale Spannungsanstiegsgeschwindigkeit.

Die Stimulation

Der Papillarmuskel liegt im Organbad in seiner ganzen Länge zwischen zwei
Platinreizelektroden. Zur Stimulation dient ein Rechteckimpuls von 2 bis 3
msec Dauer und einer Spannung von 3 - 7 Volt. Es wird 10 - 15 % oberhalb
des Schwellenwertes gereizt.

Registriersystem

Alle zu messenden Größen und ihre Ableitungen (max. Verkürzungsgeschwindigkeit und maximale Spannungsanstiegsgeschwindigkeit) werden durch ein han-
delsübliches 6-Kanal-Registriergerät[**] aufgezeichnet.

Dosierverfahren für Halothane und Enfluran

Unmittelbar vor Eintritt in das Organbad wird der Nährlösung das jeweilige
Anaesthetikum als eine gesättigte Halothane- bzw. Enflurane-in-Wasser-
Lösung zugesetzt. 10 ml flüssiges Halothane oder Enflurane werden bei Raum-
temperatur mit 100 ml Nährlösung im Erlenmeyer Kolben drei Stunden lang ge-
schüttelt. Während dieser Zeit stellt sich ein Gleichgewicht ein zwischen
dem im Wasser gelösten Dampf und der flüssigen Phase des Anaesthetikums.

[*]   Blockschaltbild und genauere technische elektronische Einzelheiten
      können bei Herrn Ing. M. Krossa, Institut für Anaesthesiologie (Abt.
      für Experimentelle Anaesthesie), 4 Düsseldorf, Moorenstraße 5,abgerufen
      werden.

[**] Beckman, Type R Dynograph Recorder.

Wiederholte gaschromatographische Analysen[*] ergaben für die Halothan-Stamm-
lösung bei 20°C eine Konzentration von durchschnittlich 430 mg %, für
Enflurane eine Konzentration von 280 mg %. Diese Stammlösungen werden über
gasdichte Spritzen und Zuleitungen aus V2A-Stahl der Nährlösung beigemischt.
Die Konzentration im Organbad errechnet sich aus der Menge der pro Zeiteinheit durch das Bad fließende Nährlösung und der im gleichen Zeitraum über
Perfusorspritzen zugeführten Menge an Stammlösung.

Ermittlung der Dosis-Wirkungsbeziehungen

Aus den Kraft-Geschwindigkeits-Relationen werden Dosiswirkungsbeziehungen
auf zwei Wegen gewonnen:

1. Es werden Geschwindigkeiten ($V_{0,5}$) verglichen, mit denen sich der
Papillarmuskel bei konstanter Nachlast von 0,5 g/mm^2 Querschnitt verkürzt (4).

2. Die Verkürzungsgeschwindigkeit wird bei 25 % gegenüber der maximalen Verkürzungsgeschwindigkeit bei der Nachlast Null der Kontrolle konstant gehalten. Es werden in diesem vorwiegend isometrischen Bereich die im Muskel
entstehenden Kräfte (K_{25}) einander gegenübergestellt, nach deren Überwindung
sich der Muskel stets mit der gleichen Geschwindigkeit verkürzt.

Aus den maximalen Kraftanstiegsgeschwindigkeiten lassen sich direkt Dosiswirkungsbeziehungen ableiten.

Ergebnisse

Die beiden Inhalationsanaesthetika Enflurane und Halothane werden in der
vorliegenden Arbeit hinsichtlich ihrer kardiodepressiven Wirkung auf der
Basis   a b s o l u t e r   Konzentrationen miteinander verglichen.

Dabei zeigt sich, daß Enflurane etwa doppelt so hoch dosiert werden muß wie
Halothane, um den gleichen Abfall der von uns gemessenen Kontraktilitätsparameter zu erzielen. Wie aus Abb. 2 hervorgeht, wird bei einer Enflurane-
Konzentration von 26,2 mg% und einer Halothane-Konzentration von 13,3 mg%
der Geschwindigkeitsparameter $V_{0,5}$ gegenüber dem Ausgangswert der Kontrolle
um 50 % gesenkt; das entspricht einem Unterschied von 97 % (der mittlere
Unterschied über den gesamten Konzentrationsbereich beträgt 93 %).

Zu einem ähnlichen Ergebnis gelangt man, wenn der Kraftparameter K_{25} gewählt wird (Abb. 3). Hier liegt die äquipotente Enflurane-Konzentration um
durchschnittlich 91 % über der entsprechenden Konzentration von Halothane.
Es fällt jedoch auf, daß für K_{25} die Dosis-Wirkungs-Beziehungen im Vergleich
mit denen für $V_{0,5}$ stärker geneigt sind. Daraus folgt, daß die dynamischen
Eigenschaften des Myokards im vorwiegend isometrischen Arbeitsbereich durch
die untersuchten Anästhetika stärker beeinflußt werden als unter überwiegend
isotonischen Bedingungen.

[*] Wir danken Herrn Dr. Baudisch, Erdölchemie Dormagen, für die hilfreiche
Unterstützung bei diesen Messungen.

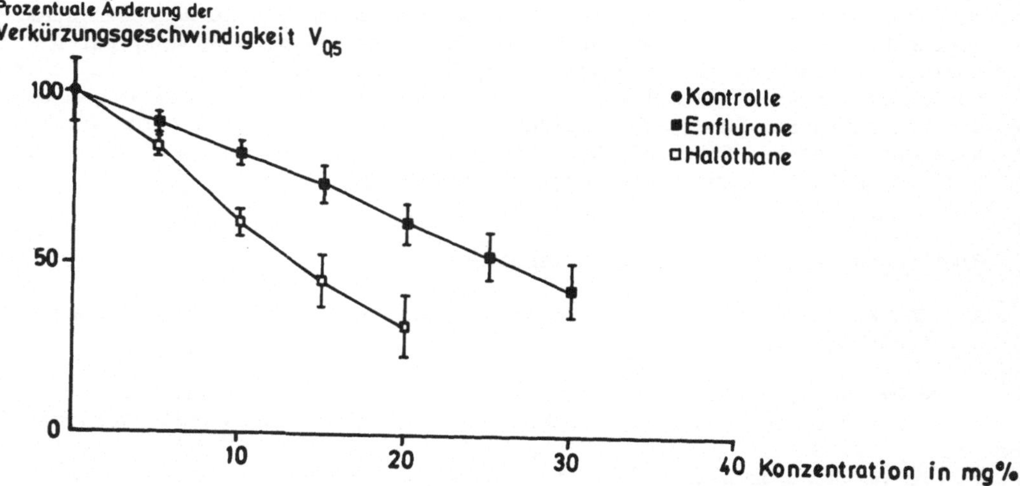

Abb. 2: Dosiswirkungsbeziehungen für die maximalen Verkürzungsgeschwindigkeiten bei der Nachlast 0,5 g/mm² Muskelquerschnitt. n = 6; Kontrolle 1,08 ± 0,09 L sec⁻¹ = 100 %; Badtemperatur 32°C; Heizfrequenz 30/min; pH = 7,2. Durchschnittlich liegt die äquipotente Enflurane-Konzentration um 93 % über der jeweiligen Halothane-Konzentration. (L = initiale Länge des Muskels bei 0,75 g/mm² Vorlast ohne Nachlast.

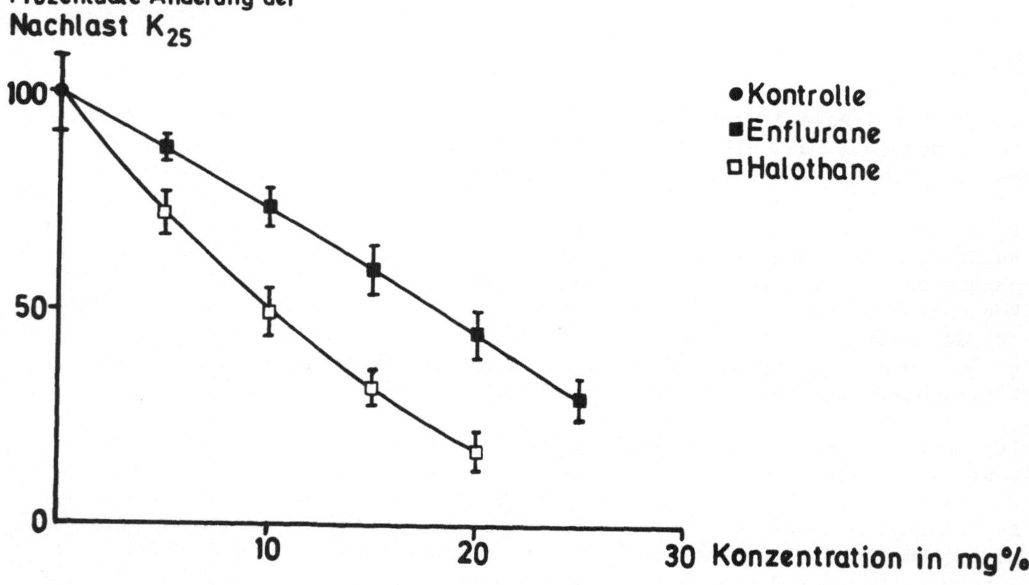

Abb. 3: Dosiswirkungsbeziehungen für die Nachbelastungen K_{25}, nach deren Überwindung sich die Papillarmuskeln stets mit konstanter Geschwindigkeit (nämlich 25 % der max. Verkürzungsgeschwindigkeit der Kontrolle mit der Nachlast 0) verkürzten. Kontrolle 3,14 ± 0,4 g/mm² = 100 %. Sonstige Bedingungen wie oben. Die Differenz zwischen den äquipotenten Konzentrationen beträgt im Mittel 91 %. Man beachte, daß für K_{25} die Kurven stärker geneigt sind als für $V_{0,5}$.

Für die maximale Kraftanstiegsgeschwindigkeit verdeutlicht Abb. 4, daß sich
äquipotente Halothane- und Enflurane-Konzentrationen im Mittel um 80 %
unterscheiden.

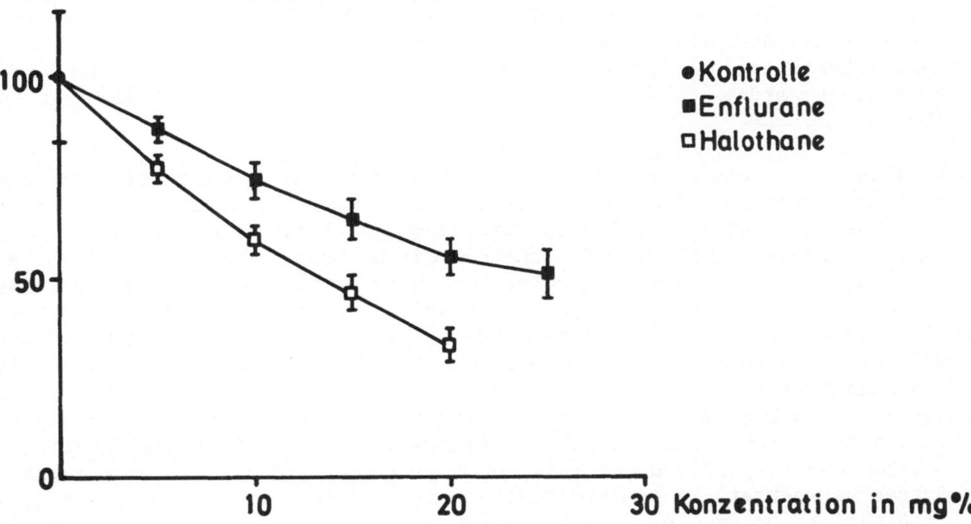

Abb. 4: Dosiswirkungsbeziehungen für die maximalen Kraftanstiegsgeschwindigkeiten. Kontrolle $20,7 \pm 3,4$ g sec^{-1} = 100 %; sonstige Bedingungen wie oben.
Durchschnittlicher Unterschied zwischen den äquipotenten Konzentrationen:
80 %.

Diskussion

Die Ergebnisse beweisen, daß für gleiche Konzentrationen der kardiodepres-
sive Effekt von Halothane etwa doppelt so groß ist wie der von Enflurane.
Diese Aussage berücksichtigt allerdings noch nicht die unterschiedliche
anästhetische Potenz beider Substanzen, denn klinische und tierexperimentelle Befunde haben gezeigt, daß Halothane verglichen mit Enflurane zur
Erzeugung einer gleich tiefen Narkose in einer deutlich geringeren Konzentration angeboten werden muß. Die Unterschiede bei den am Herzen äquipotenten Konzentrationen könnten sich also u.U. ausgleichen, wenn die äquianästhetischen Konzentrationen zugrunde gelegt werden.

Grundsätzlich ist der Schluß vom in-vitro-Experiment auf das intakte Versuchstier nicht unproblematisch, da der isolierte Papillarmuskel in einer
den natürlichen Bedingungen nicht vergleichbaren Situation weiterlebt (keine
nervösen Zuflüsse, fehlende Beeinflussung durch exogene Katecholamine, ver-
gleichsweise geringe Kontraktionsfrequenz usw.). Bei Untersuchungen mit
Inhalationsanästhetika kommt außerdem erschwerend hinzu, daß man, wird nicht
primär von äquianästhetischen Bedingungen ausgegangen, die Dampfkonzentra-
tionen in der Nährlösung als mg%-Angaben in die äquivalenten Partialvolumina
umrechnen muß.

Unter der Voraussetzung, daß die Narkosedämpfe in ihrer üblicherweise geringen Konzentration den Gesetzen der idealen Gase gehorchen, gilt die Beziehung [5]

$$mg\% = \frac{\text{Vol.-}\% \times 100 \times \lambda \times \text{Mol.-Gew.}}{22{,}4 \times \dfrac{273 + t^{\circ}C}{273}}$$

Die Oswaldschen Löslichkeitskoeffizienten λ für Halothane und Enflurane sind
den sehr ausführlichen Tabellen von Steward u. Allott zu entnehmen, müssen
dann allerdings noch für saline Lösungen und für die Temperatur von 32°C
korrigiert werden [6, 7]. Siehe dazu auch die Angaben bei Das [8] und Schuh
[9].

Aufgrund der eigenen Ergebnisse ist einer Halothane-Konzentration von 6 mg%
je nach verwendetem Parameter eine Enflurane-Konzentration von 10,8 bis
11,6 mg% wirkungsgleich. Die entsprechenden Partialvolumina betragen dann
(λ für Enflurane 0,85; für Halothane 0,84) 0,9 und 1,7 bis 1,9 Vol.-%. Erst
diese äquipotenten Partialvolumina können zu bestimmten äquianästhetischen
Volumenkonzentrationen in Beziehung gesetzt werden. An dieser Stelle beeinflußt dann das von Eger u. Mitarbeitern 1965 speziell für in-vivo-Versuche
und für die Klinik eingeführte MAC[+]-Konzept die Interpretation der in-vitro
erhobenen Befunde. Der Gedanke, der dem MAC-Konzept zugrunde liegt, besagt,
daß im "steady state" die alveoläre Dampfkonzentration ausgedrückt als
Partialdruck identisch ist mit dem Partialdruck dieses Dampfes in allen
Geweben und Körperflüssigkeiten. Der Organismus wird als ein geschlossenes
System betrachtet, in dem die dampf- oder gasförmige Phase des Anästhetikums
im Alveolarraum im Gleichgewicht steht mit dem im Körper gelösten Anteil.
Damit macht man sich unabhängig von den stark variierenden Löslichkeiten der
Inhalationsanästhetika in Blut, Liquor, extrazellulärer Flüssigkeit und den
verschiedenen Körpergeweben. Die Höhe des für eine definierte Narkosetiefe
erforderlichen Partialdruckes ist damit ein direktes Maß für die narkotische
Potenz. Der MAC- oder AD_{50}-Wert bezeichnet definitionsgemäß das Teilvolumen
eines Anästhetikums im Alveolarraum, bei dem im Gleichgewicht 50 % der Tiere
oder der Patienten noch oder nicht mehr auf einen bestimmten Schmerzreiz
reagieren.

Wir sind mit Brown u. Crout [2] der Meinung, daß bei Versuchen an isolierten
Katzenpapillarmuskeln nur die für dieses Versuchstier gültigen MAC-Werte angewandt werden sollten. Wenn man, wie Kemmotsu [3] von den MAC-Werten des
Menschen ausgeht, unterstellt man die bislang unbewiesene Hypothese, daß
sich Warmblüter-Myocard e i n h e i t l i c h   verhält, was für die Zen-
tralnervensysteme der Warmblüter mit Sicherheit nicht zutrifft, wie die artspezifischen MAC-Werte beweisen. Wenn z.B. zur Erzeugung der gleichen Narkosetiefe bei der Katze 1,2 Vol.-% und beim Menschen 1,68 Vol.-% Enflurane notwendig sind, so spricht das eindeutig für eine geringere Sensibilität des
menschlichen ZNS gegenüber diesem Inhalationsanästhetikum. Ob in gleichem Um-
fang auch das Myocard des Menschen weniger empfindlich auf Enflurane reagiert,
kann derzeit nicht mit Sicherheit beantwortet werden. Bis zum Beweis des
Gegenteils ist es u.E. folgerichtiger, bei Versuchen an Papillarmuskeln der
Katze auch von den MAC-Werten der Katze auszugehen.

[+] MAC = Minimale alveoläre Konzentration; sie entsprecht der äquianästhetischen Dosis (AD_{50}).

Dividiert man nun die oben genannten äquieffektiven Partialvolumina durch die dazugehörigen MAC-Werte, so erhält man die Quotienten 1,1 für Halothane und 1,4 bis 1,6 für Enflurane. Das bedeutet: Um am Myocard der Katze eine gleich starke Kontraktilitätsminderung zu verursachen, benötigt man 1,1 MAC Halothane und 1,4 bis 1,6 MAC Enflurane. Mit anderen Worten: Bei ä q u i a n ä s t h e - t i s c h e r Verabreichung wird Enflurane - auf das Myocard bezogen - um 30 - 50 % "unterdosiert".

Somit verbleibt von dem in unseren Versuchen zunächst für äquipotente Konzentrationen ermittelten Unterschied von durchschnittlich 93 % bei Berücksichtigung der narkotischen Potenz beider Dämpfe eine Differenz von etwa 45 %. Das Ergebnis lautet deshalb für diese Bedingungen: Enflurane übt bei der Katze einen um 30 - 50 % geringeren Myocardeffekt aus als Halothane.

Wie eingangs schon erwähnt wurde, unterscheiden sich bei Shimosato die am Myocard äquieffektiven Halothane- und Enflurane-Konzentrationen in Bezug auf die maximale Verkürzungsgeschwindigkeit um 230 % zugunsten von Enflurane; für die maximale Kraftanstiegsgeschwindigkeit beträgt die Differenz 85 % und für die maximal erzeugte Kraft bei isometrischer Kontraktion 61 %. Noch im gleichen Jahr versuchte Shimosato[+], angeregt durch den Vorschlag Saidmans[+], diese äquipotenten Konzentrationsunterschiede durch Berücksichtigung der narkotischen Potenz der untersuchten Inhalationsanästhetika zu relativieren. Dabei glichen sich auf dem MAC1-Niveau die genannten Parameter mit Ausnahme der maximalen Verkürzungsgeschwindigkeit weitgehendst an: Während bei der max. Kraftanstiegsgeschwindigkeit die Differenz noch 22 % zugunsten von Enflurane betrug, ließ sich bei der maximal erzeugten Kraft kein Unterschied mehr erkennen.

Brown u. Crout, die primär von äquianästhetischen Bedingungen ausgehen und nur isometrischen Kontraktionsparameter messen, erzielen bei ihren Untersuchungen ein konträres Ergebnis: Bei MAC 1 wirkt Enflurane um 19 - 29 % stärker negativ inotrop als Halothane. Bislang ist es uns nicht gelungen, für dieses von den eigenen und den Resultaten anderer Untersucher stark abweichende Ergebnis eine befriedigende Erklärung zu finden.

Kemmotsu schließlich gelangt bei der Analyse seiner Versuchsdaten zu Ergebnissen, die vordergründig recht gut mit den von Shimosato für äquianästhetische Bedingungen errechneten übereinstimmen. Es muß jedoch betont werden, daß Kemmotsu bei seinen in-vitro-Versuchen an isolierten Katzenpapillarmuskeln die MAC-Werte des Menschen einsetzt, d.h., er läßt auf das Myocard einen um ca. 40 % höheren Enflurane-Partialdruck einwirken als dem ZNS-Bedarf dieses Tieres für eine definierte Narkosetiefe entspricht.

Rechnet man die Daten Kemmotsus auf die MAC-Werte der Katze um, so wirkt Enflurane verglichen mit Halothane bezüglich der Geschwindigkeits- und Kraftparameter um 50 - 80 % weniger stark auf das Myocard ein. Diese Differenzen passen größenordnungsmäßig gut zu den eigenen Befunden. Gerade dieses Beispiel demonstriert recht deutlich, wie sehr die Interpretation der Befunde durch die primäre Anwendung des MAC-Konzeptes bzw. durch die Auswahl der MAC-Werte beeinflußt wird. Wir stimmen deshalb mit Shimosato überein, Dosis-Wirkungsbeziehungen zunächst auf der Basis absoluter Konzentrationsangaben zu erstellen und erst in einem zweiten Schritt die narkotische Potenz der Inhalationsanästhetika zu berücksichtigen.

[+] "Correspondence" in Anesthetiology 31: 386, 1969

Unabhängig von methodischen und konzeptionellen Unterschieden besteht allgemeine Übereinstimmung darin, daß die Verkürzungsparameter von den Inhalationsanästhetika weniger stark beeinflußt werden als die Kraftparameter, für die
die Dosis-Wirkungskurven stärker geneigt verlaufen. Shimosato allerdings
weist darauf hin, daß dieser Befund in besonderem Maße für Enflurane gilt;
Halothane soll demgegenüber eine gleichgewichtige Verschiebung sowohl der
maximal erzeugten Kraft als auch der max. Verkürzungsgeschwindigkeit verursachen. Diesen Befund können wir aufgrund unserer Kraft-Geschwindigkeits-
relationen nicht bestätigen. Vielmehr haben wir den Eindruck gewonnen, daß
sich Halothane und Enflurane nur quantitativ nicht aber auch qualitativ
unterscheiden. Den Wirkungen beider Dämpfe am Myocard liegen offenbar ähnliche oder identische Mechanismen zugrunde. Zwar werden auch sehr deutlich
jene Vorgänge beeinflußt, die die Kontraktilität im eigentlichen Sinne,
nämlich die Verkürzungsgeschwindigkeit der kontraktilen Elemente, bestimmen;
in noch stärkerem Ausmaß sind aber wohl jene Prozesse betroffen, die die
Zahl der pro Zeiteinheit ablaufenden Brückenbildungen am kontraktilen Apparat
determinieren.

Daraus folgt, daß sich der negativ inotrope Effekt der untersuchten Anästhetika in besonderem Maße am stark nachbelasteten Herzen bemerkbar macht.

Zusammenfassung

1. Es wurde die dosisabhängige Beeinflussung der Kontraktilität von sechs
Katzenpapillarmuskeln durch Enflurane und Halothane ermittelt.

2. Die Analyse der Kraft-Geschwindigkeitsrelationen und der maximalen
Kraftanstiegsgeschwindigkeiten diente zur Aufstellung von Dosis-Wirkungs-
beziehungen.

3. Die äquipotente Enflurane-Konzentration liegt um 80 - 93 % über der von
Halothane, d.h., bei gleichen Konzentrationen bewirkt Enflurane nur eine
fast halb so starke Abnahme der Myocardkontraktilität.

4. Die höhere anästhetische Potenz von Halothane gleicht diesen Unterschied
teilweise aus. Geht man von den MAC-Werten der Katze aus, so ergibt sich
für Enflurane ein um 30 - 50 % geringerer kardiodepressiver Effekt.

5. Die Problematik, in-vitro-Versuche primär unter MAC-Bedingungen durchzu-
führen, wird diskutiert.

Summary

1. The dose-dependent effects of enflurane and halothane on the contractility of the papillary muscle of six cats have been investigated.

2. Analysis of the force-speed relations and of maximal force increase rates
was used to plot the dose-response relations.

3. The equipotent enflurane concentration is 80 to 93 % higher than that of
halothane, i.e., for equal concentrations the decrease in contractility of
the heart muscle induced by enflurane is only about half that due to halothane.

4. If we start from the MAC values of the cat, we find the myocardial
depression induced by enflurane to be 30 to 50 % lower.

5. The special problems to conduct in vitro tests primarily under MAC
conditions are being discussed.

Literatur

1. SHIMOSATO S, SUGAI N, IWATSUKI N, ETSTEN BE: The effect of Ēthrane on
   Cardiac Muscle Mechanics.
   Anesthesiology 30: 513, 1969

2. BROWN BR, CROUT JR: A Comparison Study of the Effect of Five General
   Anesthetics on Myocardial Contractility: I. Isometric Conditions.
   Anesthesiology 34: 236, 1971

3. KEMMOTSU O: The effekt of Five Inhalation Anesthetics on Myocardial
   Contractility.
   Jap J Anesth 23: 402, 1974

4. BIAMINO G, KRESSMANN K, WITTKE-ROSE B, NÖRING J, WESSEL HJ: Direkte
   Wirkung von Dopamin auf Herz- und Gefäßmuskulatur.
   Erschienen in DOPAMIN, Herausg. R. Schröder, Schattauer-Verlag,
   Stuttgart, 1975

5. RAVIN MB, THAM MK: The Goldfish as an Anesthesia and Resuscitation
   Teaching Model.
   Anesthesiology 40: 288, 1974

6. STEWARD A, ALLOTT PR, COWLES AL, MAPLESON WW: Solubility Coefficients
   for Inhaled Anaesthetics for Water, Oil and Biological Media.
   Brit J Anaesth 45: 282, 1973

7. ALLOTT PR, STEWARD A, FLOOK V, MAPLESON WW: Variation with Temperature
   of the Solubilities of Inhaled Anesthetics in Water, Oil and Biological
   Media.
   Brit J Anaesth 45: 294, 1973

8. DAS BB: Minimum Blood Concentration - A Universal Concept of Anaesthetic
   Potency.
   Brit J Anaesth 47: 881, 1975

9. SCHUH FT: Enfluran (Ēthrane)-Pharmakologie und Klinische Aspekte eines
   neuen Inhalationsnarkotikums.
   Anaesthesist 23: 273, 1974

Hämodynamik, Myokardkontraktilität und Sauerstoffverbrauch des
linken Ventrikels unter Ēthrane, Halothan und Forane

J. Tarnow, J.B. Brückner, H.J. Eberlein, W. Gethmann,
W. Heß, D. Patschke

Ziel der von uns durchgeführten Untersuchungen war ein quantitativer Vergleich der Kreislaufwirkungen von Ēthrane mit denen von Halothan und die
Beantwortung der Frage, welchen Einfluß das neue Inhalationsanästhetikum
Ēthrane auf die Sauerstoffversorgung des Herzens hat. Die für einen quantitativen Vergleich notwendige Messung der jeweiligen alveolären Anästhetikakonzentrationen hat zwar für die Steuerung der Narkosetiefe in der Klinik
praktisch keine Bedeutung, erlaubt aber auf der Basis von Konzentrationsangaben in MAC eine Beantwortung der wiederum vom Kliniker gestellten Frage,
welches der zur Verfügung stehenden Inhalationsanästhetika die geringsten
Nebenwirkungen auf den Kreislauf besitzt.

Für solche Untersuchungen müssen, abgesehen von der Kenntnis der jeweiligen
artspezifischen MAC-Werte, die Voraussetzungen für eine kontinuierliche
Messung der alveolären Konzentrationen und eine mindestens 15 min dauernde
Konstanz der eingestellten MAC erfüllt sein (5, 6). Da definitionsgemäß die
jeweilige minimale alveoläre Konzentration - bei Verwendung von 100 % O_2
als Trägergas - diejenige Konzentration ist, bei der 50 % der Probanden
bzw. Versuchstiere einen definierten Schmerzreiz tolerieren, sind 50 % der
Probanden nicht ausreichend anästhesiert, so daß mit einer Verfälschung der
Kreislaufgrößen durch Sekundäreffekte gerechnet werden muß. Um eine komplette Schmerztoleranz bei Verwendung von reinem Sauerstoff zu erreichen,
müßte die alveoläre Konzentration durch Applikation klinisch häufig nicht
mehr vertretbarer inspiratorischer Dosen erhöht werden. Auch der erhebliche
apparative und zeitliche Aufwand erschwert differenziertere Kreislaufuntersuchungen auf der Basis äquipotenter Anästhetikakonzentrationen an Patienten erheblich. Wir haben deshalb die vergleichenden Untersuchungen an intakten Hunden durchgeführt und dabei im Interesse möglichst praxisnaher
Bedingungen zusätzlich zu der eingestellten minimalen alveolären Anästhetikakonzentrationen 67 % Lachgas im Inspirationsgemisch verwendet. Diese
Modifikation hat den Vorteil, daß auch die Prüfung niedriger in der Klinik
üblicher Erhaltungskonzentrationen von Ēthrane und Halothan (0,5 MAC) möglich wird, ohne daß die Versuchstiere aufwachen. Die Verwendung von Lachgas

bedeutet keine Einschränkung des beabsichtigten Prinzips der Prüfung äqui-
anästhetischer Konzentrationen, da sich die MAC-Werte bei den verschiedenen
Inhalationsanästhetika jeweils um etwa den gleichen Prozentsatz verringern
(7, 9, 11), so daß die Äquipotenz-Relation gewahrt bleibt.

Im Anschluß an die Darstellung der Ergebnisse der Untersuchungen mit Ēthrane
und Halothan möchte ich kurz auf die Kreislaufwirkungen von Isoflurane
(Forane) eingehen, die, da sie an Patienten gemessen wurden, nur einen quali-
tativen Vergleich mit Ēthrane und Halothan zulassen.

$\bar{P}_{Aorta}$	(mmHg)	136
HZV	(ml/kg·min)	95,4
SV	(ml/kg)	1,15
HF	(n/min)	84
$CV\bar{P}$	(mmHg)	5
$\bar{P}_{AP}$	(mmHg)	20
LVEDP	(mmHg)	10
dp/dt_{max}	(mmHg/sec)	2782
$\dot{V}_{cor}$	(ml/min·100g)	95
$AVDO_{2\,cor}$	(Vol%)	14,2
$M\dot{V}O_2$	(ml/min·100g)	12,9

Abb. 1: Kontrollwerte in einer Piritramid/N_2O-Basisanästhesie (kontrollierte
Normoventilation). $\bar{P}_{Aorta}$ = Aortenmitteldruck; $CV\bar{P}$ = mittlerer zentralvenöser
Druck; $\bar{P}_{AP}$ = Pulmonalarterienmitteldruck; LVEDP = enddiastolischer Druck im
linken Ventrikel; dp/dt_{max} = maximale linksventrikuläre Druckanstiegsge-
schwindigkeit; $\dot{V}_{cor}$ = Koronardurchblutung; $AVDO_{2cor}$ = arteriokoronarvenöse
Sauerstoffgehaltsdifferenz; $M\dot{V}O_2$ = myokardialer Sauerstoffverbrauch.

Die unter Ēthrane und Halothan erhobenen Befunde wurden wegen der besseren
Vergleichbarkeit in Prozent Änderung vom Kontrollwert dargestellt. Die Ausgangswerte unter einer Basisanästhesie mit Piritramid/N_2O und den Bedingungen einer maschinellen Normoventilation sind als absolute Meßwerte in Abb.1
wiedergegeben. Da die Ausgangswerte der Ēthrane- und Halothan-Untersuchungs-
gruppe (jeweils 9 Tiere) nahezu identisch waren, wurden sie zusammengefaßt.
Den Daten ist zu entnehmen, daß vor der Prüfung der Inhalationsanästhetika
eine suffiziente hämodynamische Ausgangssituation bestand. Nun zur Wirkung
von MAC 0,5 (0,45 Vol.-% Halothan, 1,1 Vol.-% Ēthrane) und MAC 1,0 (0,9 Vol.-%
Halothan, 2,2 Vol.-% Ēthrane) + 67 % N_2O auf den Allgemeinkreislauf. Bitte
bedenken Sie bei diesen Dosierungsangaben, daß zur Einstellung der genannten
alveolären Konzentrationen höhere inspiratorische Dosierungen erforderlich
sind.

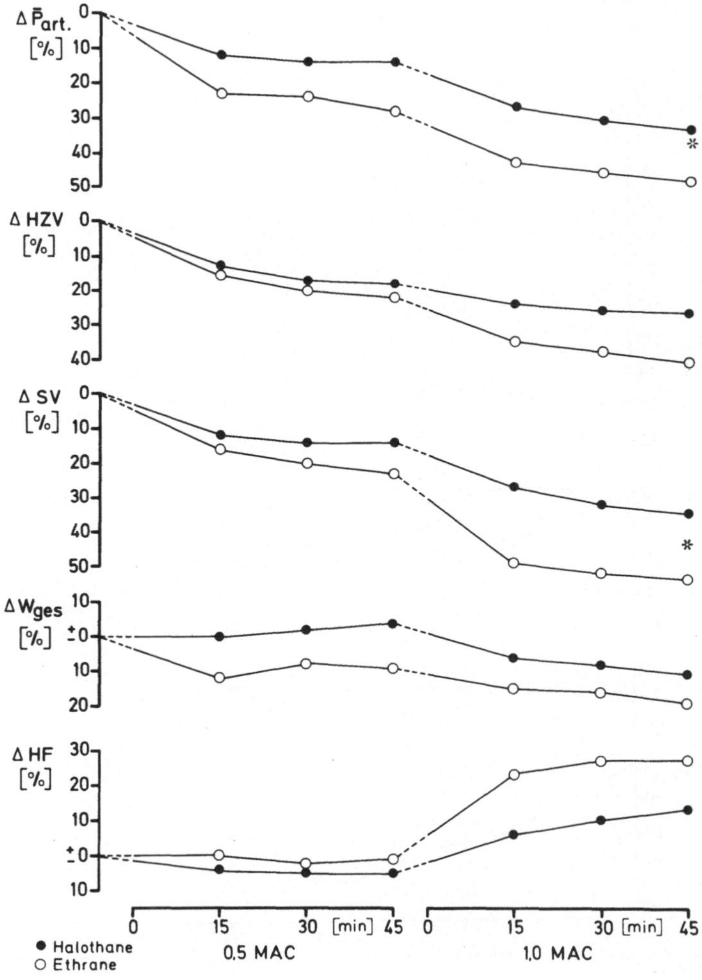

Abb. 2: Vergleich der Kreislaufwirkungen von 0,5 und 1,0 MAC Halothan (Punkte)
und Ēthrane (Kreise) in prozentualen Abweichungen vom Kontrollwert (Mittelwerte, n = 9). Die Anflutungsphasen bis zum Erreichen von 0,5 bzw. 1,0 MAC
sind gestrichelt dargestellt. Statistisch signifikante Unterschiede zwischen
den Kreislaufwirkungen von Halothan und Ēthrane nach jeweils 45 min sind mit
einem Stern gekennzeichnet. Abkürzungen wie in Abb. 1.

Der arterielle Mitteldruck nahm unter beiden Anästhetika schon in niedriger
Dosierung im Verlauf von 45 min deutlich ab und zwar um 14 % in Halothan-
Narkose und um 28 % in Ethrane-Narkose. Bei MAC 1,0 fiel der arterielle
Druck unter Ethrane um nahezu 50 % (auf 69 mmHg), unter Halothane dagegen
nur um 34 % (auf 90 mmHg) gegenüber dem Kontrollwert ab (Abb. 2). Das Herzzeitvolumen (Thermodilutionsmethode) nahm 45 min nach 0,5 MAC Halothane um
18 % und unter Ethrane um 22 % ab. Unter den höheren Konzentrationen betrug
die Senkung des HZV 27 bzw. 41 %. Auch das Schlagvolumen nahm unter Ethrane
stärker ab als unter Halothan. Während der periphere Gefäßwiderstand bei
0,5 MAC Halothan geringfügig anstieg, wurde unter Ethrane eine Abnahme des

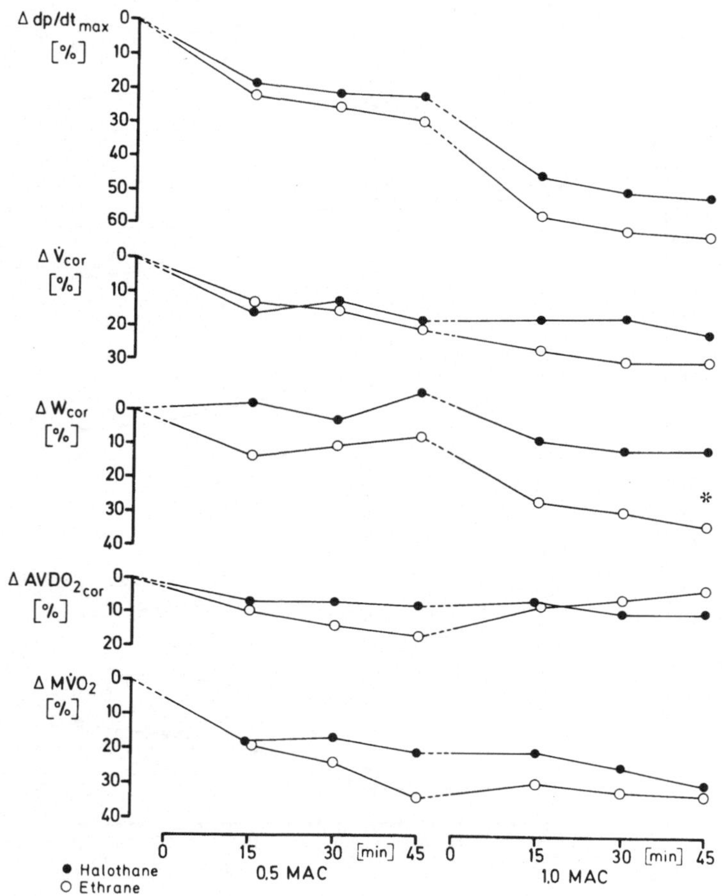

Abb. 3: Vergleich der Kreislaufwirkungen von 0,5 und 1,0 MAC Halothan
(Punkte) und Ethrane (Kreise) in prozentualen Abweichungen vom Kontrollwert
(Mittelwerte, n = 9). Die Anflutungsphasen bis zum Erreichen von 0,5 bzw.
1,0 MAC sind gestrichelt dargestellt. Statistisch signifikante Unterschiede
zwischen den Kreislaufwirkungen von Halothan und Ethrane nach jeweils 45
min sind mit einem Stern gekennzeichnet. Abkürzungen wie in Abb. 1.

Gefäßwiderstandes um 9 % beobachtet. Erst die höhere Halothan-Konzentration
führte ebenfalls zu einer leichten Senkung des peripheren Widerstandes um
11 % im Verlauf von 45 min, während der Widerstand unter Ethrane im gleichen
Zeitraum um 19 % signifikant abnahm. Der Blutdruckabfall unter Halothan ist
also nahezu ausschließlich durch die Abnahme der Pumpleistung des Herzens
bedingt, während die drucksenkende Wirkung von Ethrane ein Kombinations-
effekt von HZV-Abnahme und Widerstandssenkung ist. Die Herzfrequenz wurde
durch die niedrigen Anästhetikakonzentrationen kaum beeinflußt. Bei MAC 1,0
wurde dagegen unter beiden Anästhetika eine Zunahme der Herzfrequenz beobachtet. Der Inotropieparameter dp/dt max (Kathetertipmanometer) nahm schon
unter den niedrigen Konzentrationen deutlich ab und zwar um 23 % unter
Halothan und um 30 % unter Ethrane (Abb. 3). Bei 1,0 MAC fiel dp/dt max im
linken Ventrikel sogar um 53 % bzw. 65 % ab. Beide Substanzen führen also
schon bei klinischer Dosierung zu einer deutlichen Beeinträchtigung der
Kontraktionsfähigkeit des Myokards. Trotz der offensichtlichen negativ inotropen Wirkungen von Halothan und Ethrane nahm der enddiastolische Druck im
linken Ventrikel von durchschnittlich 10 mmHg auf etwa 8 mmHg ab. Dieser
Befund kann eigentlich nur so interpretiert werden, daß es unter diesen
Inhalationsanästhetika zu einer Umverteilung des Blutvolumens von intra-
thorakal in die Gefäßperipherie kommt, also zu einem "pooling" und damit zu
einer Verminderung der Ventrikelfüllung, die auch dadurch zum Ausdruck kam,
daß die enddiastolischen Volumina gegenüber den Kontrollwerten abnahmen
(das enddiastolische Volumen ergibt sich aus der Summe von endsystolischem
Volumen und Schlagvolumen; das endsystolische Volumen wurde nach der von
Bretschneider angegebenen Formel (1) berechnet). Daß dieser Befund nicht
als Verbesserung der Pumpfunktion des Herzens zu deuten ist, geht u.a. daraus hervor, daß das ESV nicht im gleichen Maße wie das EDV abnimmt, und
daß die Auswurffraktion (EF), also der Quotient aus SV und EDV, deutlich
kleiner wird (Abb. 4).

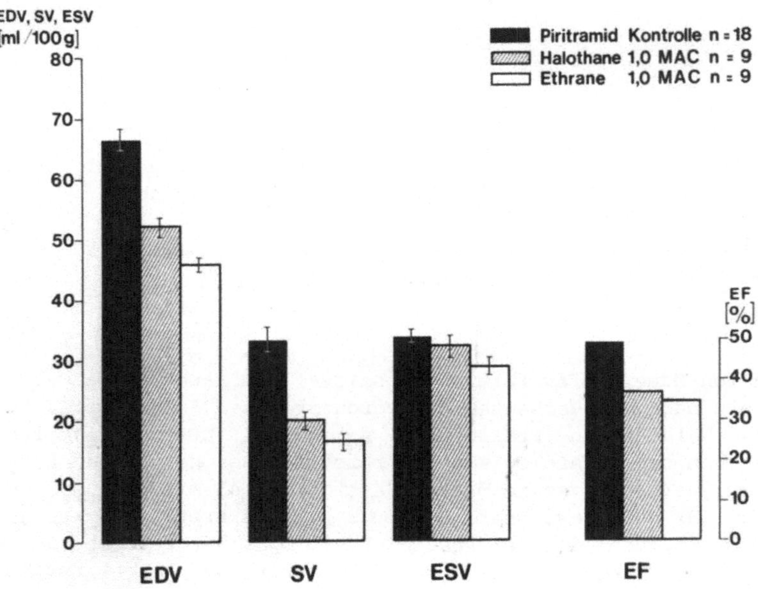

Abb. 4: Der Einfluß von Halothan und Ethrane auf das enddiastolische Volumen
(EDV), das Schlagvolumen (SV), das endsystolische Volumen (ESV) und auf die
Auswurffraktion (EF).

Nun zur Wirkung von Ēthrane und Halothan auf die Koronardurchblutung und
die Sauerstoffversorgung des Herzens (Abb. 3). Die Koronardurchblutung (gemessen mit dem Druckdifferenzkatheter nach Bretschneider) nimmt unter beiden
Anästhetika durchschnittlich um bis zu 20 - 30 % des Ausgangswertes ab. Der
koronare Gefäßwiderstand ändert sich bei einer Halothan-Narkose nicht und
bei niedriger Ēthrane-Dosierung kaum. Eine höhere Ēthrane-Konzentration
führt dagegen zu einer deutlichen Senkung des Koronarwiderstandes um 34 %.
Die arteriokoronarvenöse Sauerstoffgehaltsdifferenz, die ein Maß für die
Güte der O_2-Versorgung des Herzens darstellt, wird durch Halothan kaum beeinflußt und nimmt bei niedriger Ēthrane-Dosierung leicht ab. Entsprechend
der Abnahme des Blutdruckes und der Myokardkontraktilität - beide Größen
bestimmen ja ganz wesentlich den Energiebedarf des Herzens - kommt es er-
wartungsgemäß unter beiden Anästhetika zu einer Abnahme des myokardialen
Sauerstoffverbrauchs. Trotz der verminderten Koronarperfusion während einer
Narkose mit Ēthrane oder Halothan erscheint jedoch die Sauerstoffversorgung
des Myokards nicht gefährdet (Abb. 5): Unter beiden Inhalationsanästhetika

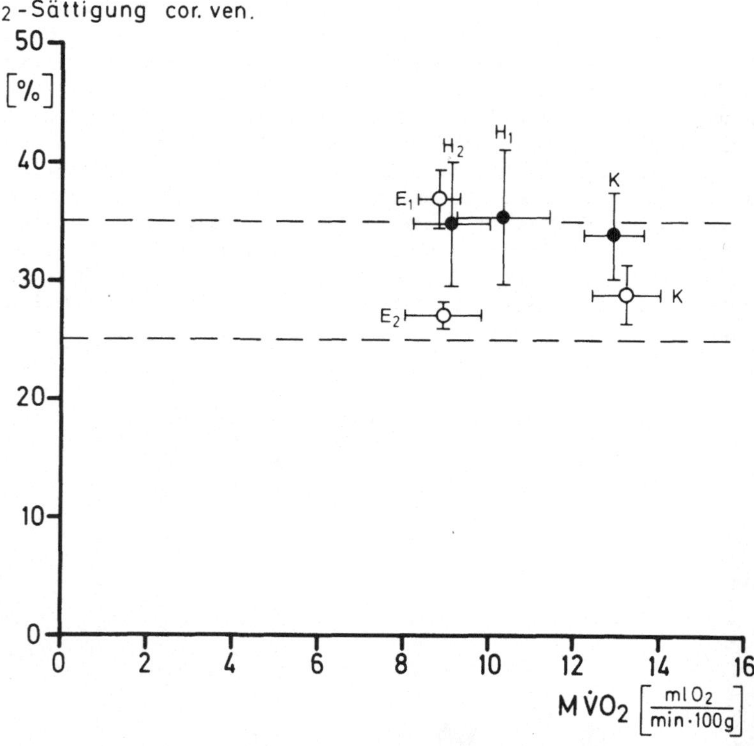

Abb. 5: Bilanz von Sauerstoffverbrauch (Abszisse) und Sauerstoffangebot des
linken Ventrikels nach dem Verhalten der coronarvenösen Sauerstoffsättigung
(Ordinate) unter Halothan und Ēthrane ($\bar{x} \pm s_{\bar{x}}$, n = 9). Die gestrichelten
Linien kennzeichnen den physiologischen Bereich der coronarvenösen Sätti-
gung. Die Kontrollwerte (K) sowie die O_2-Sättigungen 45 min nach 0,5 und
1,0 MAC Halothan (H_1, H_2) bzw. Ēthrane (E_1, E_2) lagen trotz eines unterschiedlichen O_2-Verbrauchs des Herzens im physiologischen Bereich. Der O_2-
Bedarf wurde also durch eine autoregulative Anpassung der Koronardurchblutung gedeckt. Unter der niedrigen Ēthrane-Konzentration war sogar eine
Luxusperfusion des Herzens angedeutet, die coronarvenöse O_2-Sättigung stieg
von 29 auf 37 %.

änderte sich die koronarvenöse O_2-Sättigung, die der mittleren O_2-Sättigung
des Gewebes entspricht, nicht wesentlich und lag im physiologischen Bereich;
unter der niedrigen Ethrane-Konzentration war sogar eine vorübergehende
Luxusperfusion des Herzens angedeutet, die O_2-Sättigung stieg hierbei (E_1)
von 29 auf 37 %. Auch die Tatsache, daß sich kein Milchsäureanstieg im
koronarvenösen Blut bzw. eine Lactatumkehr nachweisen ließ, spricht dafür,
daß eine Allgemeinnarkose mit Ethrane oder Halothan, intakte Koronararterien
vorausgesetzt, die Sauerstoffversorgung des Herzens nicht negativ beeinflußt.

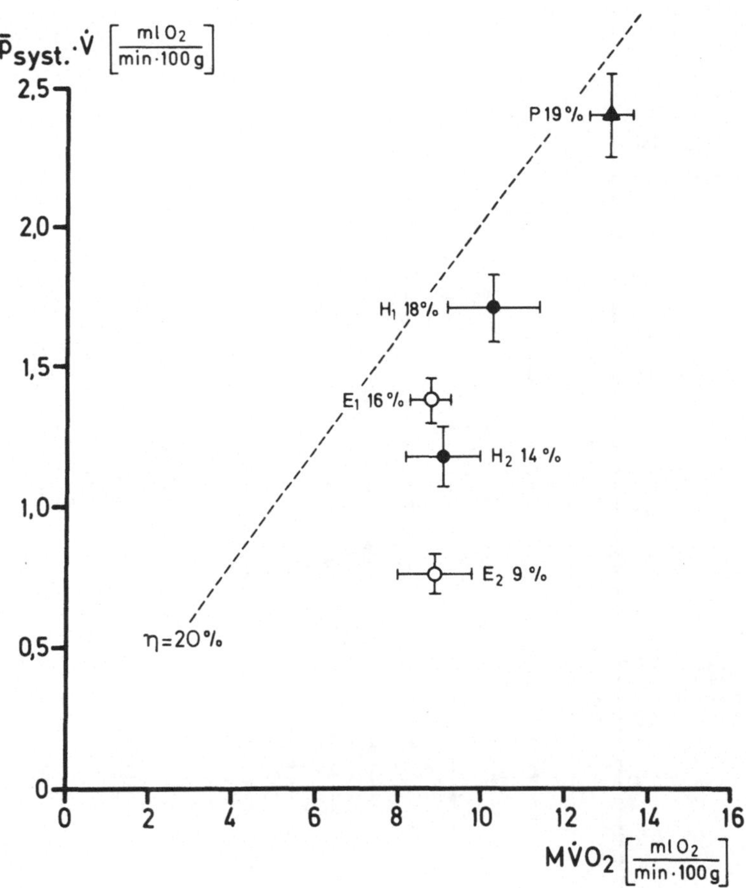

Abb. 6: Wirkungsgrad ( ) des linken Ventrikels unter Piritramid (P, n = 18)
sowie 45 min nach 0,5 und 1,0 MAC Halothan (H_1, H_2; n = 9) bzw. Ethrane
(E_1, E_2; n = 9). Auf der Ordinate ist die äußere Herzarbeit, die über das
kalorische Energieäquivalent in ml O_2/min · 100 g umgerechnet wurde, aufgetragen ($\bar{x}$ + $s_{\bar{x}}$). Die Abszisse entspricht dem Sauerstoffverbrauch des linken
Ventrikels ($\bar{x}$ + $s_{\bar{x}}$). Die gestrichelte Linie gibt einen angenommenen physiologischen Wirkungsgrad von 20 % wieder. Unter den höheren Anästhetikakonzentrationen (H_2, E_2) nahm der Wirkungsgrad des linken Ventrikels signifikant
ab.

Die Hauptaufgabe des Herzens besteht darin, durch die Erzeugung eines ausreichenden Druckes und Herzzeitvolumens die peripheren Organe mit Sauerstoff zu versorgen. Diese äußere Herzarbeit wird um so ökonomischer geleistet,
je weniger Sauerstoff das Herz selber dafür aufwenden muß. In Abb. 6 ist die
Beziehung zwischen äußerer Herzarbeit und myokardialem Sauerstoffverbrauch
graphisch dargestellt. Die gestrichelte Linie gibt einen angenommenen physiologischen Wirkungsgrad von 20 % wieder, der bei den Kontrollmessungen (Basisanästhesie) mit 19 % fast erreicht wird. Vor allem unter höheren Ethrane-
und Halothan-Konzentrationen nimmt der Wirkungsgrad der Herztätigkeit deutlich ab.

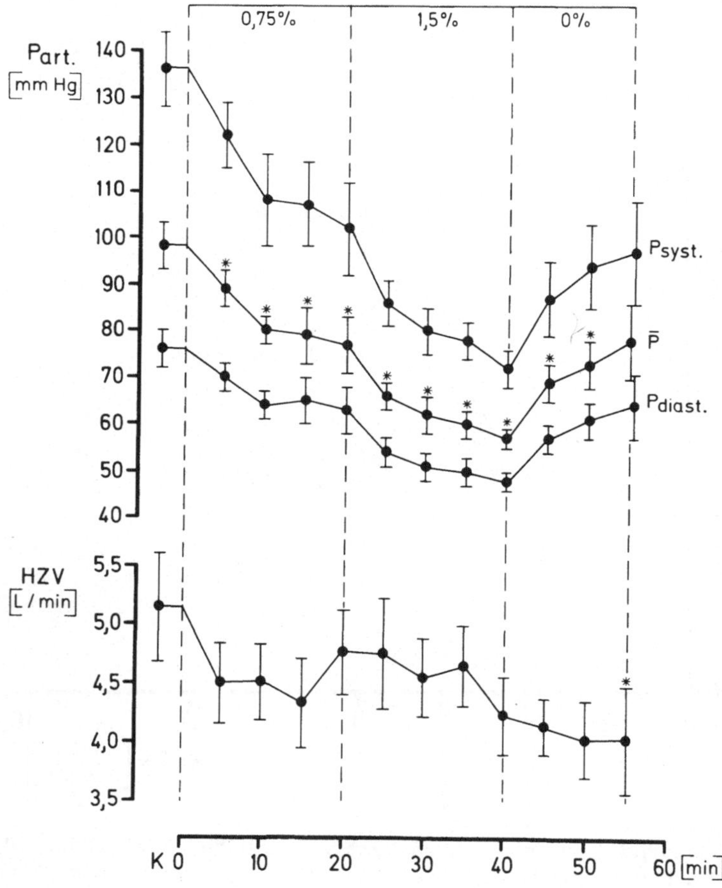

Abb. 7: Das Verhalten von systolischem, diastolischem und arteriellem
Mitteldruck sowie des Herzzeitvolumens unter Forane (n = 7, x̄ ± s_x̄).
Signifikante Unterschiede im Vergleich zu den Kontrollwerten sind mit
einem Stern gekennzeichnet. Dosisangaben in Vol.-% (inspiratorisch).

Zum Abschluß möchte ich kurz die Kreislaufwirkungen eines neuen, noch im
Stadium der klinischen Prüfung befindlichen Inhalationsanästhetikums demonstrieren, das chemisch nahezu identisch ist mit dem Ēthrane, nämlich sein
Isomer Isoflurane (Forane). Die Untersuchungen, die an älteren kontrolliert
beatmeten Patienten (Narkoseeinleitung mit 0,5 mg/kg Etomidate) durchgeführt wurden, ergaben, daß auch Forane in klinischer (8) Dosierung (Applikation von 0,75 und 1,5 Vol.-% inspiratorisch plus 67 % N_2O über einen Zeitraum von je 20 min) ebenfalls zu einer erheblichen Senkung des arteriellen
Blutdruckes führt (Abb. 7). Dabei blieb das Herzzeitvolumen bemerkenswert
konstant. Auch die Herzfrequenz und das Schlagvolumen (Abb. 8) änderten
sich nur wenig. Der auffälligste Befund bei diesen Untersuchungen war, daß
der periphere Widerstand unter Forane beträchtlich abnahm und somit
wesentlichen Anteil an der geschilderten Abnahme des arteriellen Blutdruckes
hatte. Die dilatierende Wirkung auf die Gefäßperipherie und die damit in
Zusammenhang stehende Konstanz von Herzzeitvolumen und Schlagvolumen scheint
charakteristisch für Forane zu sein (3, 4, 10), das sich in dieser Hinsicht
deutlich von Ēthrane und Halothane unterscheidet. Die linksventrikuläre
Druckanstiegsgeschwindigkeit dp/dt max (Abb. 9) nimmt dagegen auch unter
Forane ab, die negativ inotrope Wirkung ist aber sicherlich geringer als in
dem Verhalten von dp/dt max zum Ausdruck kommt, da sowohl die Vordehnung
(der enddiastolische Druck im linken Ventrikel zeigte eine abnehmende Tendenz) wie auch die Nachbelastung unter Forane abnimmt. Pulmonalarteriendruck
und zentralvenöser Druck ändern sich nur geringfügig. Wie aufgrund der hämodynamischen Effekte nicht anders zu erwarten, führt Forane - ähnlich wie

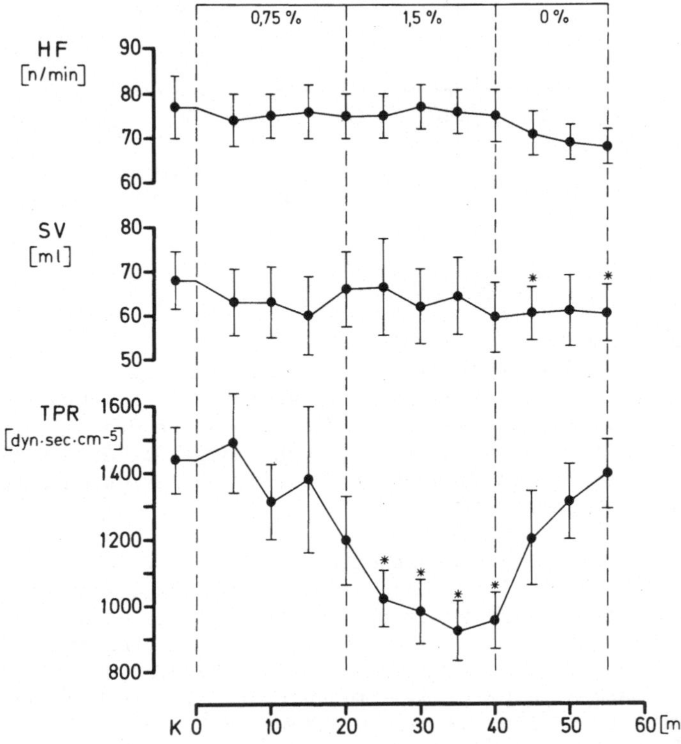

Abb. 8: Das Verhalten von Herzfrequenz, Schlagvolumen und peripheren Gefäßwiderstand unter Forane. Symbole und Dosisangaben wie in Abb. 7.

Ēthrane und Halothan - zu einer deutlichen Senkung des myokardialen Sauerstoffverbrauchs (Abb. 10), der bei diesen Untersuchungen nach der von
Bretschneider angegebenen dynamischen Methode berechnet wurde (2).

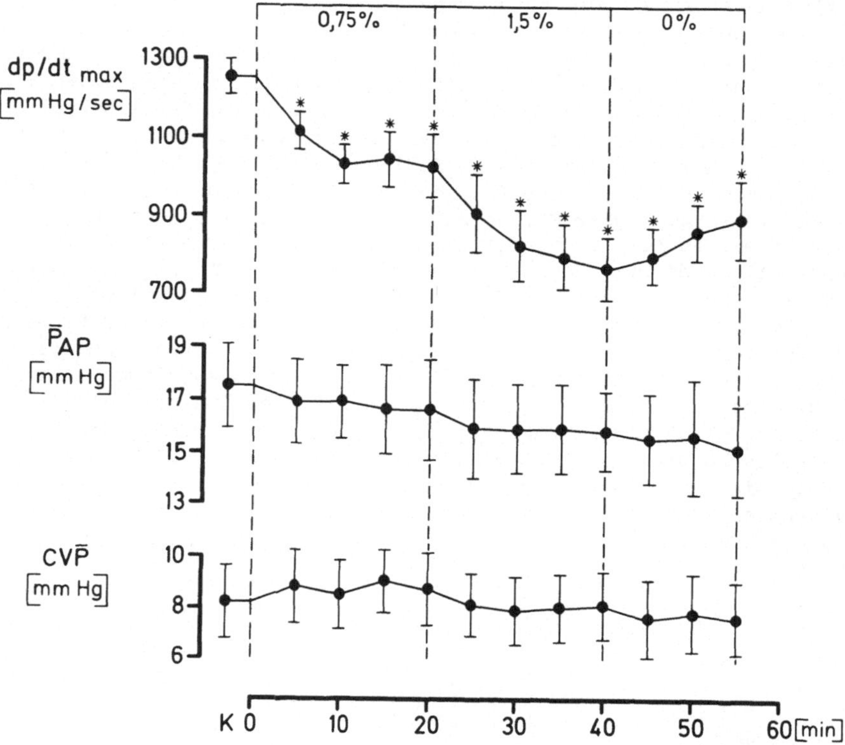

Abb. 9: Das Verhalten von dp/dt$_{max}$, des Pulmonalarterienmitteldruckes sowie
des zentralvenösen Mitteldruckes unter Forane. Symbole und Dosisangaben wie
in Abb. 7.

Der - vom hämodynamischen Standpunkt gesehen - größte Nachteil aller heute
in der Klinik verwendeten Inhalationsanaesthetika besteht in der Senkung des
arteriellen Blutdruckes, die bei Patienten mit koronarer Herzerkrankung zu
einer bedrohlichen Verminderung des Sauerstoffangebotes an das Myokard
führen kann, da der autoregulative Anpassungsmechanismus des Gesunden, nämlich die kompensatorische Koronardilatation, bei diesen Patienten bereits
weitgehend erschöpft sein kann.

Andererseits vermindern Inhalationsanästhetika, dies gilt für alle 3 ge-
prüften Pharmaka, den myokardialen Energiebedarf, ein Effekt, der bei eingeschränkter oder aufgehobener Koronarreserve von Nutzen ist, solange ein ausreichender koronarer Perfusionsdruck aufrechterhalten und eine akute Herzinsuffizienz vermieden wird. Eine Voraussage, ob bei kardiovasculär vorgeschädigten Patienten während einer Inhalationsnarkose eine Myokardhypoxie
droht, ist jedoch sehr schwierig, da die üblicherweise in der Klinik gemessenen Kreislaufgrößen nicht nur das Sauerstoffangebot sondern gleichzeitig
immer auch den Sauerstoffbedarf des Herzens beeinflussen.

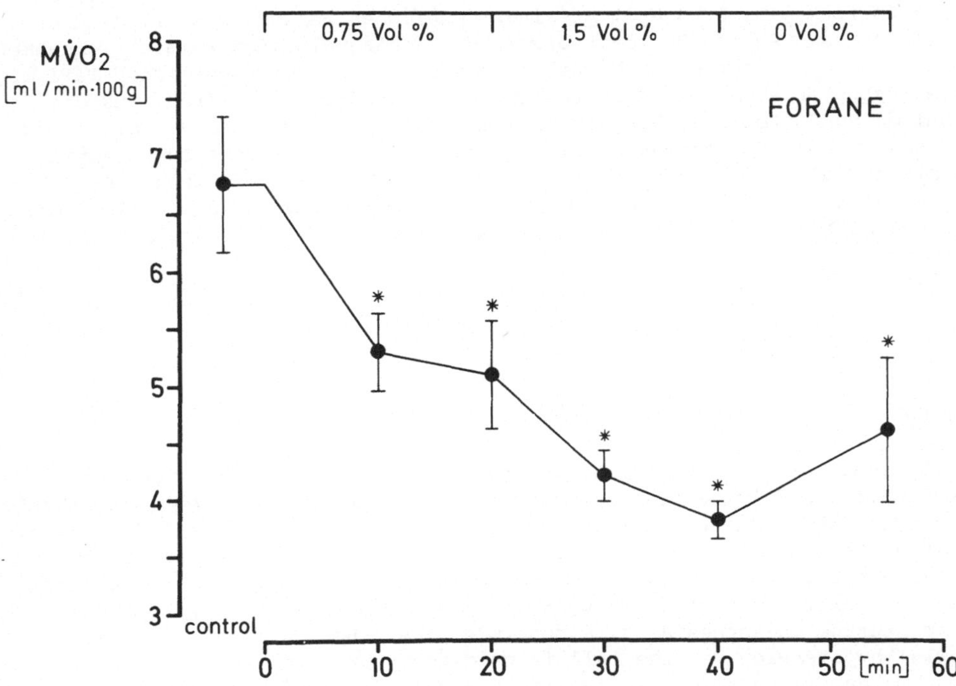

Abb. 10: Der Einfluß von Forane auf den myokardialen Sauerstoffverbrauch.
Symbole und Dosierungsangaben wie in Abb. 7.

Zusammenfassung

Der Einfluß des neuen Inhalationsanästhetikums Enflurane (Ēthrane) auf die
Hämodynamik und die Sauerstoffversorgung des Myokards wurde im Vergleich zu
Halothan an je 9 Hunden in äquianästhetischen Konzentrationen (0,5 und 1,0
MAC plus 67 % N_2O) untersucht. Arterieller Blutdruck, Herzminutenvolumen,
Schlagvolumen und dp/dt max nahmen unter beiden Anästhetika insbesondere
bei den höheren Konzentrationen deutlich ab. Da der periphere Gefäßwiderstand unter Halothan nahezu unverändert blieb und unter Ēthrane nur leicht
abnahm, ist der Blutdruckabfall unter beiden Anästhetika im wesentlichen
auf die Beeinträchtigung der kontraktilen Funktion des Myokards zurückzuführen. Halothan und Ēthrane führten in etwa gleichem Ausmaß zu einer Abnahme der Koronardurchblutung und des myokardialen Sauerstoffverbrauchs.
Der koronare Gefäßwiderstand blieb unter Halothan nahezu unverändert,
Ēthrane führte dagegen zu einer signifikanten Abnahme des Koronarwiderstandes. Die Sauerstoffversorgung des Myokards war unter beiden Anästhetika
trotz der erheblichen Kreislaufdepression und der Abnahme der Koronardurchblutung nicht gefährdet. Da die äußere Herzarbeit stärker abnahm als der
myokardiale Sauerstoffverbrauch, verschlechterte sich der Wirkungsgrad des
linken Ventrikels.

Das neue Inhalationsanästhetikum Isoflurane (Forane) wurde bei 7 älteren
Patienten untersucht. Die Narkose wurde mit dem barbituratfreien i.v.-

Anästhetikum Etomidate eingeleitet und zunächst mit Lachgas/Sauerstoff auf-
recht erhalten. Alle Patienten waren intubiert und wurden maschinell normo-
ventiliert. Forane führte in klinischen Konzentrationen (0,75 und 1,5 Vol.-%
inspiratorisch plus 67 % N_2O) zu einer deutlichen Senkung des arteriellen
Mitteldruckes, während Herzzeitvolumen und Schlagvolumen nur leicht abnahmen.
Die Senkung des arteriellen Mitteldruckes ist zu einem wesentlichen Teil mit
der errechneten Abnahme des peripheren Widerstandes zu erklären. Aus dem
Verhalten von dp/dt max, der Herzfrequenz sowie der Vor- und Nachbelastung
geht hervor, daß Forane auch myokarddepressorische Eigenschaften besitzt.
Der myokardiale Sauerstoffverbrauch nahm unter Forane in ähnlichem Ausmaß
ab wie unter Halothan und Ethrane. Die Bedeutung der Befunde für die Inhalationsanästhesie bei Patienten mit eingeschränkter kardiovasculärer Leistungsbreite wird diskutiert.

Summary

The influence of the new inhalation anaesthetic enflurane (Ethrane) on
haemodynamics and myocardial oxygen supply was compared with equianaesthetic
concentrations of halothane (0.5 and 1.0 MAC plus 67 % N_2O) in 9 dogs each.
Both Ethrane and Halothane significantly decreased mean arterial pressure,
cardiac output, stroke volume and max dp/dt. As total peripheral resistance
remained nearly unaffected during Halothane and decreased only slightly
during Ethrane anaesthesia it is concluded that the major cause of the
arterial hypotension was the fall in cardiac output, and that the predo-
minant mechanism causing this fall is the depression of myocardial contractility. Both anaesthetics diminished myocardial blood flow and myocardial
oxygen consumption. Coronary vascular resistance remained nearly unaffected
during Halothane anaesthesia but was significantly reduced by the higher
enflurane concentration. In spite of marked cardiac depression and the
decrease in coronary blood flow myocardial oxygen availability was always
found to be adequate. Both Ethrane and Halothane reduced cardiac work more
than myocardial oxygen consumption so that the efficiency of the heart
deterioated.

Cardiovascular responses to isoflurane (Forane) were studied in seven older
patients. Anaesthesia was induced with the new non-barbiturate induction
agent etomidate. All patients were intubated and mechanically ventilated to
maintain normal arterial carbon dioxide tensions. Clinical concentrations of
Forane (0.75 and 1.5 vol.-% inspiratory plus 67 % N_2O) significantly decreased
mean arterial pressure, whereas only small reductions in cardiac output and
stroke volume were seen. The major cause of the arterial hypotension was a
fall in total peripheral resistance. Left ventricular maximum dp/dt and load
data indicated that Forane also possesses negative inotropic properties.
Myocardial oxygen consumption during Forane was reduced to a similar degree
than during Halothane and Ethrane anaesthesia in the animal experiments.
Conclusions considering the use of these inhalation anaesthetics in patients
with diminished cardiovascular reserve are drawn.

Literatur

1. BRETSCHNEIDER HJ, MARTEL J, HELLIGE G, HENSEL I, KETTLER D: Korrelation
   des endsystolischen Ventrikel-Volumens pro Gewichtseinheit (ESV/100 g)
   zu Potenzfunktionen des arteriellen Druckes (P) und der ventrikulären
   Druckanstiegsgeschwindigkeit (dp/dt_{max}).
   Verh Dtsch Ges Kreislaufforsch 38: 233, 1972

2. BRETSCHNEIDER HJ: Die nämodynamischen Determinanten des myokardialen
   Sauerstoffverbrauchs.
   In: Dengler, H.J. (Hrsg.): Die therapeutische Anwendung ß-sympathiko-
   lytischer Stoff, S. 45, Schattauer-Verlag, Stuttgart, 1972

3. CROMWELL TH, STEVENS WC, EGER EI, SHAKESPEARE TF, HALSEY MJ, BAHLMAN SH,
   FOURCADE HE: The cardiovascular effects of compound 469 (Forane) during
   spontaneous ventilation and CO_2 challenge in man.
   Anesthesiology 35: 17, 1971

4. DOLAN WM, STEVENS WC, EGER EI, CROMWELL TH, HALSEY MJ, SHAKESPEARE TF,
   MILLER RD: The cardiovascular and respiratory effects of isoflurane-
   nitrous oxide anaesthesia.
   Canad Anaesth Soc J 21: 557, 1974

5. EGER EI, BRANDSTATER B, SAIDMAN LJ, REGAN LJ, SEVERINGHAUS JW, MUNSON ES:
   Equipotent alveolar concentrations of methoxyflurane, halothane, diethyl
   ether, fluroxene, cyclopropane, xenon and nitrous oxide in the dog.
   Anesthesiology 26: 771, 1965

6. EGER EI, LUNDGREN C, MILLER SL, STEVENS WC: Anesthetic potencies of
   sulfur hexoafluoride, carbon tetrafluoride, chloroform and ethrane in
   dogs: Correlation with the hydrate and lipid theories of anesthetic action.
   Anesthesiology 30: 129, 1969

7. MUNSON ES, SAIDMAN LJ, EGER EI: Effect of nitrous oxide and morphine on
   the minimum anesthetic concentration of fluroxene.
   Anesthesiology 26: 134, 1965

8. PAUCA AL, DRIPPS RD: Clinical experience with isoflurane (forane).
   Brit J Anaesth 45: 697, 1973

9. SAIDMAN LJ, GION H: Effect of nitrous oxide and of narcotic premedication
   on the alveolar concentration of halothane required for anesthesia.
   Anesthesiology 25: 302, 1964

10. STEVENS WC, CROMWELL TH, HALSEY JM, EGER EI, SHAKESPEARE TF, BAHLMAN SH:
    The cardiovascular effects of a new inhalation anesthetic, forane, in
    human volunteers at constant arterial carbon dioxide tension.
    Anesthesiology 35: 8, 1971

11. STOELTING RK: The effect of nitrous oxide on the minimum alveolar concen-
    tration of methoxyflurane needed for anesthesia.
    Anesthesiology 34: 353, 1971

Der Einfluß von Ēthrane auf das Herz-Kreislaufsystem

K. van Ackern, K. Peter

Es ist sehr schwierig, sowohl im Experiment als auch in der klinischen
Anästhesie, die reine Wirkung eines einzelnen Anästhetikums zu erfassen.
Gewöhnlich unterscheidet sich das Einleitungsnarkotikum von dem Mittel, mit
dem die Narkose fortgesetzt wird. Mononarkosen sind die Ausnahme.

Um die Wirkung von Ēthrane allein auf das cardiovasculäre System zu prüfen,
haben wir in einer ersten Untersuchungsreihe bei wachen, jedoch prämedizierten und trainierten Hunden Ēthrane als Monoanästhetikum benutzt (10).

Methodik

In einer Voroperation wird den Tieren am Ramus circumflexus der Coronar-
arterie sowie am Bulbus aortae chronisch ein elektro-magnetischer Flußkopf
implantiert (Abb. 1). Dadurch ist eine kontinuierliche Erfassung der Durchblutung beider Stromgebiete möglich. Zur Messung des arteriellen und venösen
Druckes sowie zur Blutentnahme werden Polyäthylenkatheter über eine A. bzw.
V. femoralis vorgeschoben. Die freien Enden der Sonden und Katheter werden
subkutan durch einen Hauttunnel zum Rücken der Tiere ausgeleitet und dort
fixiert. In gleicher Sitzung werden die Versuchstiere tracheotomiert. Die
Messungen werden dann nach genügend langer Erholungszeit, in der Regel 3 - 4
Tage, bei vollem Wohlbefinden der Hunde durchgeführt. Die Tiere werden mit
Combelen in einer Dosis von 0,05 mg/kg i.m. vor Beginn der Messung prämedi-
ziert. Nach Abklingen der sehr geringen Kreislaufwirkung dieser Prämedika-
tionswirkung werden die Ruhewerte gemessen. Versuchstiere, die sich bei
dieser leichten Prämedikation nicht an ihre Umgebung und den Untersucher
gewöhnen, bei denen also keine reproduzierbaren Ruhewerte zu erheben sind,
werden von der Auswertung der Untersuchungsergebnisse ausgeschlossen. Die
Untersuchungen werden an insgesamt 7 Hunden erhoben. Die Tiere atmen spontan.

Das Ēthrane-Sauerstoff-Atemgasgemisch wird über die Trachealkanüle zugeführt.
Es wird mit 2 Vol.-% Ēthrane begonnen, da 1 Vol.-% dieser Substanz unter den
vorliegenden Bedingungen keine ausreichende Anästhesie bewirkt. Die Tiere
kommen bei dieser Dosierung in ein Exzitationsstadium. Die Dosis wird dann
stufenförmig auf 3 und 4 Vol.-% gesteigert.

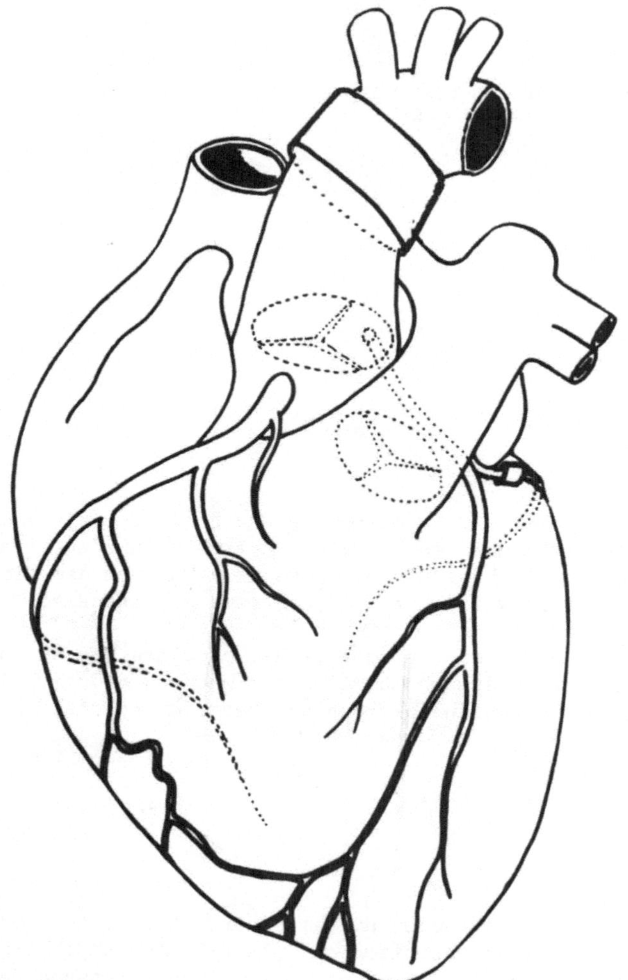

Abb. 1: Schematische Darstellung der chronisch implantierten elektro-magne-
tischen Flußköpfe um den Bulbus aortae und den Ramus circumflexus der linken
Koronararterie zur kontinuierlichen Messung der Durchblutung.

Ergebnisse und Diskussion

Die Herzfrequenz wird in einem Dosierungsbereich von 2 - 3 Vol.-% nur gering
beeinflußt (Abb. 2). Bei höherer Dosierung steigt unter den vorliegenden
Versuchsbedingungen die Schlagzahl an. Entsprechend verhält sich die P-Q-
Zeit im EKG. Eine Arrhythmie wird bei keinem Versuchstier beobachtet. Dieses
bestätigt den geringen arrhythmischen Einfluß von Ēthrane, wie er auch in

der Klinik beobachtet wird (Aguado Matorras, 1974, Hanquet et al., 1974,
Henschel et al., 1971).

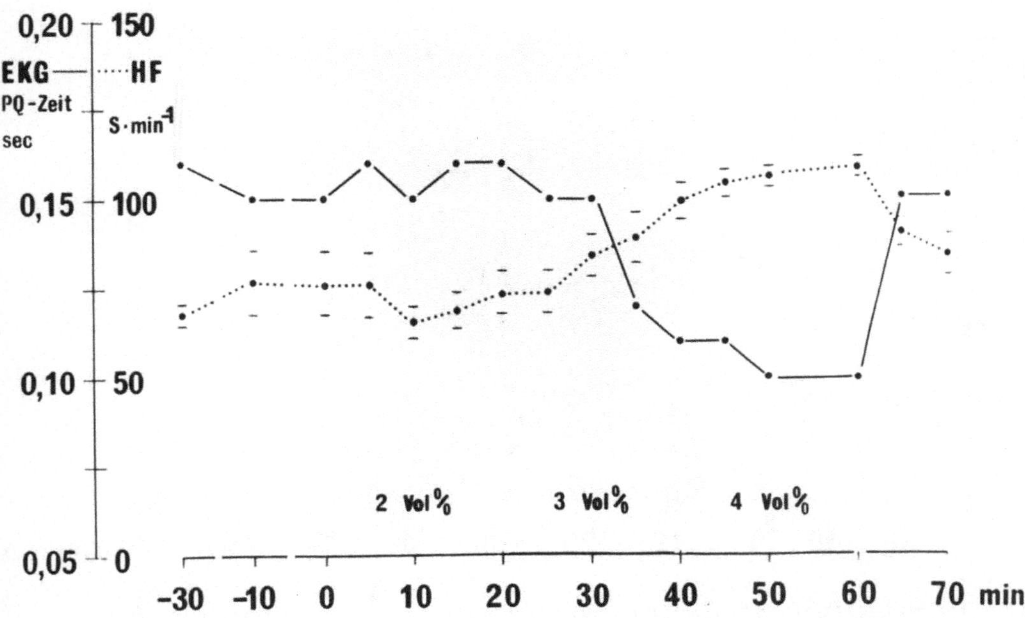

Abb. 2: Mittelwerte von Herzfrequenz und P-Q-Zeit des EKG. Bis zu einer
Konzentration von 2 - 3 Vol.-% wird die Schlagzahl nur gering beeinflußt.
Bei höherer Dosierung steigt die Herzfrequenz. Die P-Q-Zeit verhält sich
entsprechend.

Die Abb. 3 zeigt das Verhalten des systolischen und diastolischen Blutdruckes. Nach Prämedikation wird ein steady state abgewartet, dann mit der
Messung begonnen. Ethrane führt zu einem Abfall des Blutdruckes, der einen
scharfen Knick bei 3 Vol.-% erfährt mit Verkleinerung der Amplitude. Auffallend ist das sofortige Abklingen der Wirkung nach Abschalten von Ethrane
mit einer zunächst überschießenden, dann zur Norm zurückkehrenden Reaktion.

Es ist sicherlich nicht ausreichend, den Blutdruck zur alleinigen Beurteilung der Kreislaufsituation heranzuziehen, wie das in der Klinik sehr häufig
gemacht werden muß.

Der Blutdruck wird von verschiedenen Faktoren beeinflußt, im wesentlichen
von der

nervalen Regulation,

von dem Inotropiezustand des Herzens,

von der Veränderung in der Peripherie

bzw. von dem Zusammenspiel dieser Faktoren.

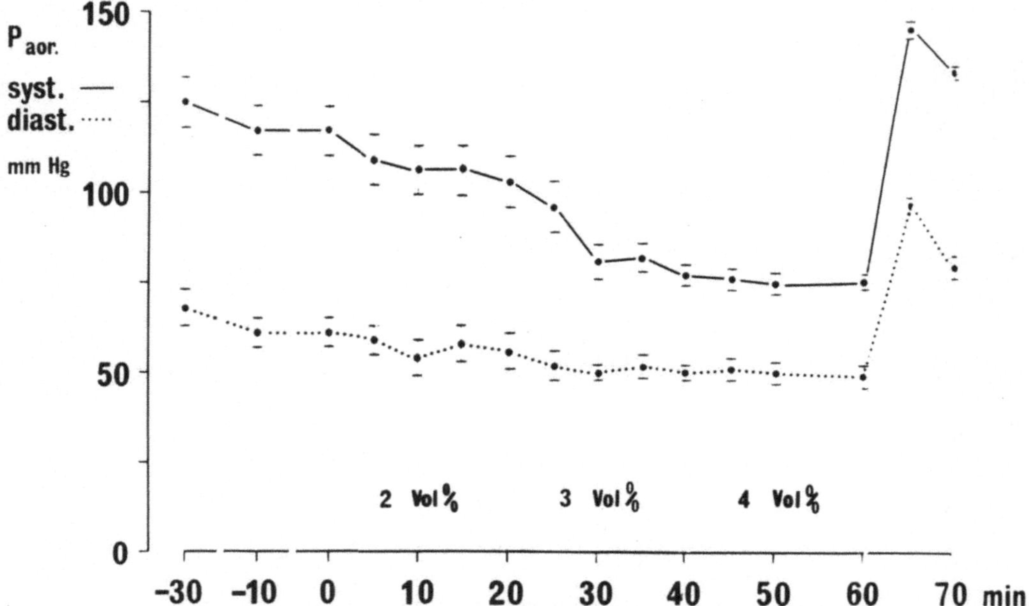

Abb. 3: Verlauf der Mittelwerte des systolischen und diastolischen Druckes.
Ethrane bewirkt eine Verminderung des Blutdruckes, der bei 3 Vol.-% noch
eine stärkere Akzentuierung mit Verkleinerung der Amplitude erfährt.

Auf die nervalen Einflüsse und deren Beeinträchtigung durch Ethrane, etwa
die Sensibilisierung der Baro-Rezeptoren, wie sie Arndt et al. nachweisen
können, oder der Hemmung des pressorischen Anteils im Vasomotorenzentrum
der Medulla oblongata, wie sie von Skovsted und Price gefunden werden, ist
Herr Göthert auf diesem Symposium näher eingegangen.

Entscheidend für den Organismus ist eine ausreichende Perfusion.

Auf der Abb. 4 sind die mittleren Veränderungen des Herzzeitvolumens, gemessen als Aorten-Strom-Volumen, dargestellt. Ethrane führt zu einer deutlichen Abnahme der Auswurfleistung des Herzens. Diese Wirkung ist wiederum
bei höheren Ethrane-Konzentrationen ausgeprägter.

Der totale periphere Widerstand (Abb. 5) fällt in unserem Versuchsmodell
bei Dosierungen von 3 Vol.-% und mehr deutlich und signifikant ab. Er kehrt
ähnlich dem Verhalten des Blutdruckes nach einer vorübergehend überschies-
senden Reaktion sehr schnell auf die Ausgangswerte zurück.

Diese Ergebnisse unterscheiden sich zum Teil von den in der Klinik gefundenen Veränderungen des peripheren Widerstandes. Dort wird von einigen
Autoren unter Operationsbedingungen ein Anstieg des peripheren Widerstandes
gefunden (Dobkin et al., 1968, Haldemann et al., 1974).

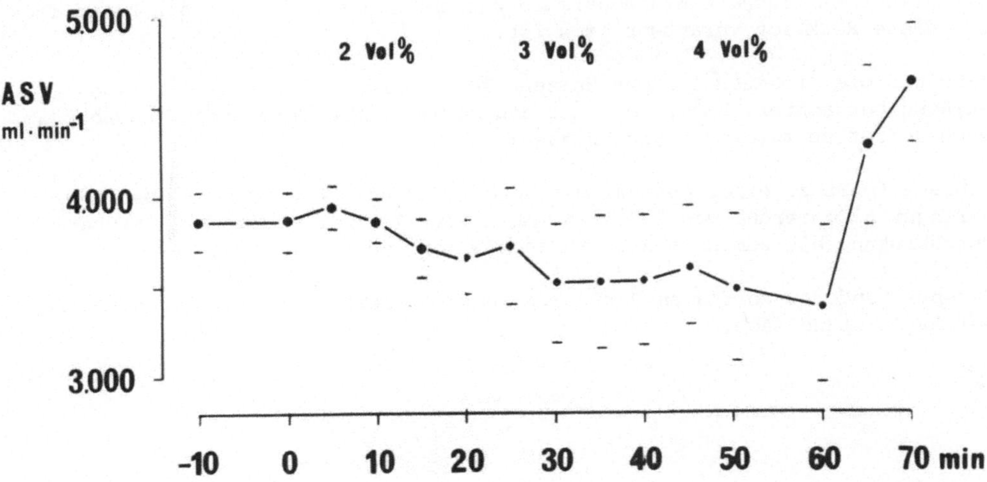

Abb. 4: Das Herzzeitvolumen, kontinuierlich im Bulbus aortae gemessen, nimmt mit zunehmender Ēthrane-Konzentration im Mittel ab.

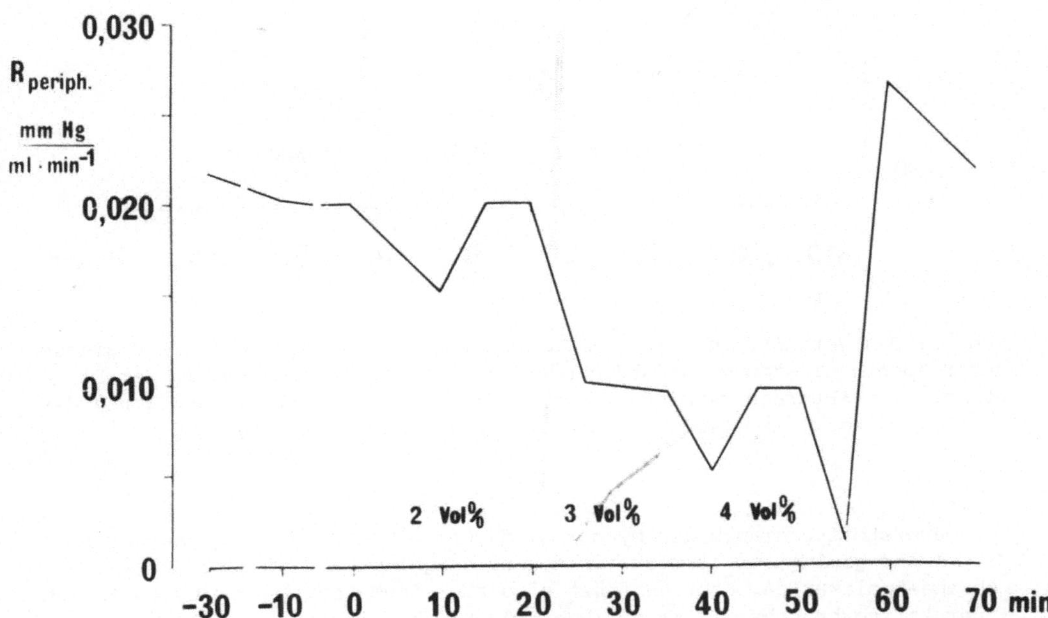

Abb. 5: Ēthrane führt zu einer signifikanten Abnahme des Totalen Peripheren Widerstandes. Nach Absetzen des Inhalationsgases kehrt der TPR in kurzer Zeit nach einer vorübergehend überschießender Reaktion auf das Ausgangs-niveau zurück.

Es läßt sich hier jedoch nicht unterscheiden, ob ein grundsätzlicher Unterschied im Verhalten des peripheren Widerstandes zwischen Mensch und Versuchstier, oder ob die Messbedingungen anders sind, d.h., ob nicht eine vielleicht zu flache Ethrane-Narkose während eines chirurgischen Eingriffes für diese Reaktion verantwortlich ist.

Wenn wir die Arbeitsweise des Herzens selbst unter alleiniger Ethrane-Narkose betrachten, kommt es unter den vorliegenden Versuchsbedingungen am wachen Tier zu folgenden Ergebnissen:

Ethrane führt zu einer Abnahme der Coronardurchblutung (Abb. 6) bei der geringsten Dosierung von 2 Vol.-%. Ab 3 Vol.-% nimmt jedoch die Coronardurchblutung bis zum Ende der Ethrane-Narkose zu.

Entsprechend der coronaren Perfusionszunahme vermindert sich der coronare Gefäßwiderstand (Abb. 7).

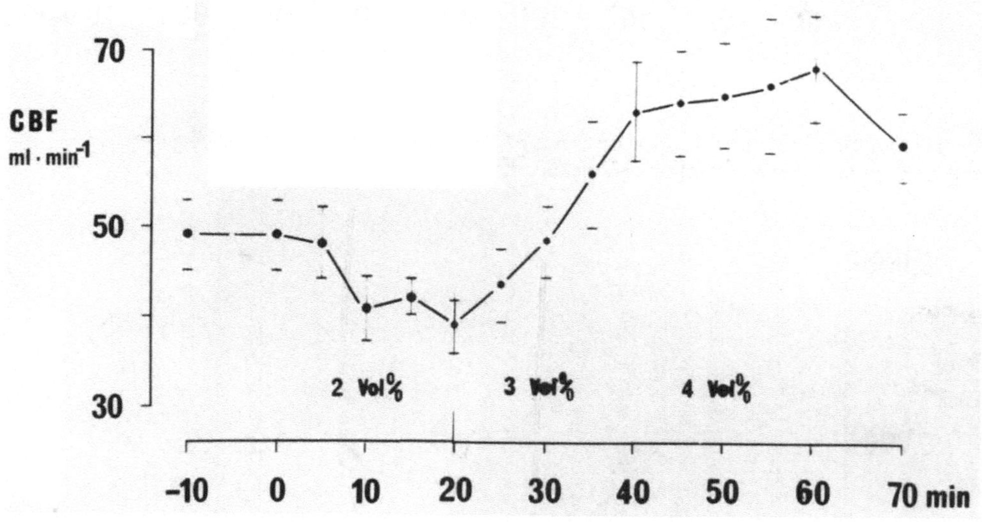

Abb. 6: Das Verhalten der Koronardurchblutung bei Hunden ohne Basisnarkose unter spontaner Atmung von steigenden Ethrane-Konzentrationen in der Einatmungsluft. Ethrane vermindert bei 2 Vol.-% zunächst die Durchblutung des R. circumflexus. Ab 3 Vol.-% steigt die Koronardurchblutung dann an.

Der Sauerstoffverbrauch des Myocards, dargestellt in Abb. 8, schwankt im Mittel nur gering; er erreicht seinen niedrigsten Wert am Ende der 2%igen Ethrane-Applikation. Ethrane führt also zu keinem Anstieg des myocardialen Sauerstoffverbrauchs. In klinisch gebräuchlicher Dosierung fällt der O_2-Verbrauch eher ab, ähnlich wie bei Halothan (Eberlein, 1966). Wenn auch bei der Interpretation dieser Werte bedacht werden muß, daß die nutritive Versorgung des Myocards nicht voll erfaßt wird, da die Myocarddurchblutung nur als Coronardurchblutung gemessen wird und die Arterio-Sinus coron.

venöse O_2-Differenz die Summe des verbrauchten Sauerstoffes darstellt, so läßt sich doch grundsätzlich sagen, daß das Sauerstoffangebot an das Herz ausreichend ist.

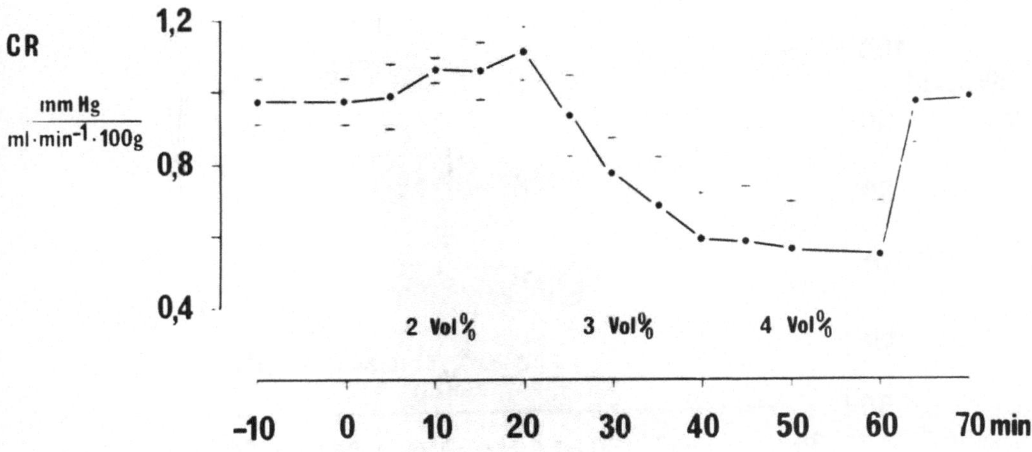

Abb. 7: Der Verlauf des Widerstandes im koronaren Flußbett verhält sich spiegelbildlich zur Koronardurchblutung.

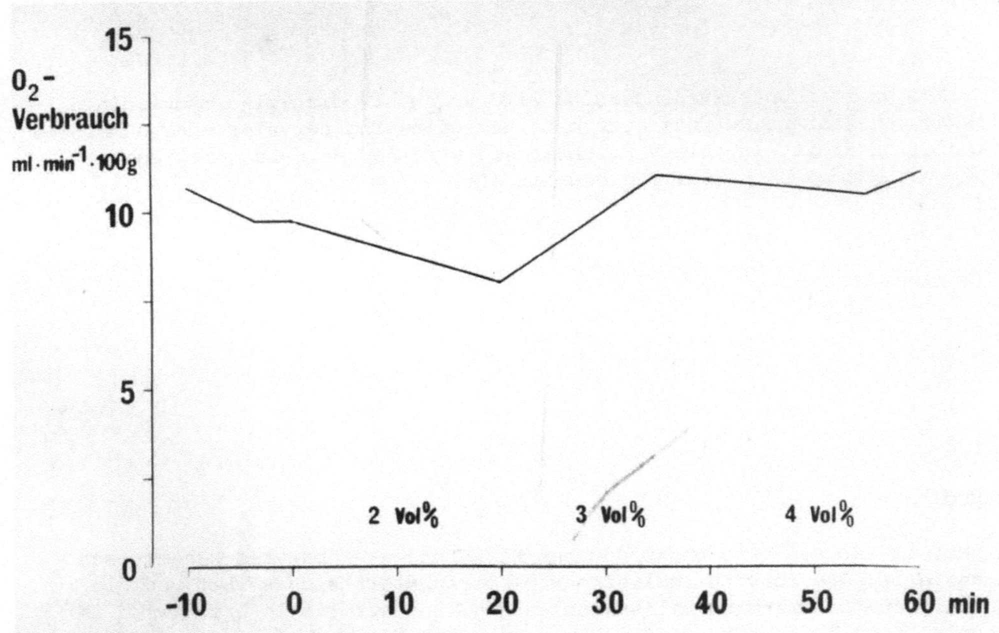

Abb. 8: Mittlerer Sauerstoffverbrauch des Myocards bezogen auf 100 g Gewicht des linken Ventrikels. Ēthrane führt nicht zu einem Anstieg des myocardialen O_2-Verbrauches.

Als indirektes Maß für die Kontraktilitätsänderung des Herzens unter Ēthrane
wird unter unserer Versuchsanordnung die Flußanstiegsgeschwindigkeit, unmittelbar am Bulbus aortae ermittelt, herangezogen (Abb. 9). Sie fällt dosisabhängig bis zum Ende der Narkose ab.

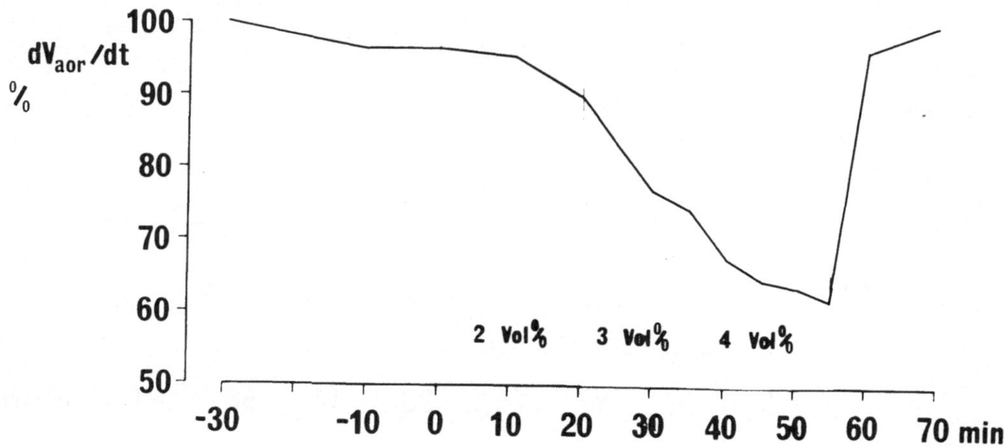

Abb. 9: Verlauf der mittleren Flußanstiegsgeschwindigkeit dV/dt in Prozent,
gemessen im Bulbus aortae. Als indirektes Maß für die Kontraktilität fällt
dV/dt mit steigender Ēthrane-Dosis ab.

In einer anderen Untersuchungsreihe wird versucht, die reine myocardiale
Wirkung von Ēthrane auf das Herz ohne Beeinflussfng nervaler oder humoraler
Faktoren zu ermitteln. Als Versuchsmodell wird das Herz-Lungen-Präparat
(HLP) von Hunden nach Starling gewählt (1).

Methodik

In Abb. 10 ist der Versuchsaufbau des Herz-Lungen-Präparates schematisch
dargestellt. Das in situ isolierte Herz perfundiert sich selbst und die im
natürlichen Zusammenhang belassenen Lungen. Der arterielle Druck wird in
einem künstlichen Kreislauf durch einen großen Windkessel konstant auf
100 mm Hg gehalten. Das HLP wird mit steigenden Dosen von 1, 2, 3, 4 und
5 Vol.-% Ēthrane in reinem Sauerstoff beatmet. Die einzelnen Konzentrationen werden für 10 min konstant gehalten und dann im Sinne einer kumula-
tiven Dosiswirkungskurve stufenweise erhöht.

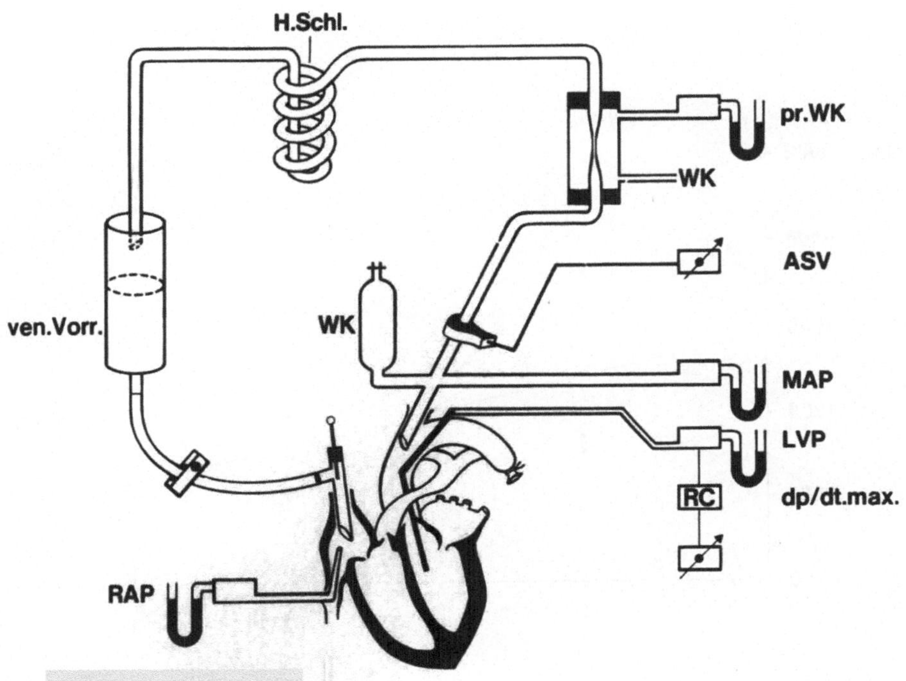

Abb. 10: Versuchsaufbau des Herz-Lungen-Präparates nach Starling: Das vom
linken Ventrikel ausgeworfene Blut wird einem künstlichen Kreislauf zuge-
rührt, in dem über einen groß dimensionierten Windkessel (WK) der Druck
(pr. art.) konstant bei 100 mm Hg gehalten wird. Über ein in der Höhe ver-
stellbares venöses Vorratsgefäß (ven. Vorr.) wird das Blut dem rechten
Herzen zugeführt und über die in natürlichen Zusammenhang belassene Lunge
oxygeniert. Es bedeuten: ASV mit einem elektromagnetischen Flußkopf gemes-
senes Aortenstromvolumen; H.Schl.: Heizschlange zur Konstanthaltung der
Bluttemperatur bei 37° C; pr. ven.: venöser Druck; pr. ventr.: Druck im
linken Ventrikel; dp/dt max: der erste Differentialquotient des Druckes
nach der Zeit des linksventrikulär gemessenen Druckes.

Ergebnisse und Diskussion

Steigende Dosen von Ēthrane führen zu einem dosisabhängigen Abfall der
Kontraktilität des Herzens, wie in Abb. 11 am Beispiel der Druckanstiegs-
geschwindigkeit, dp/dt max, des linken Ventrikels gezeigt werden kann. Die
Abhängigkeit kann durch eine lineare Regression mit hinreichender Genauig-
keit innerhalb der 5 % Irrtumswahrscheinlichkeit dargestellt werden. Der
Korrelationsquotient r beträgt 0,71.

Halothan wurde in gleicher Weise an diesem Modell untersucht. Die Abnahme
von dp/dt max mit ansteigender Halothan-Dosierung korreliert mit r = 0,92

mit 99 % Wahrscheinlichkeit sehr eng (Abb. 12). Die Beziehung läßt sich
durch eine Gerade sehr gut darstellen. Eine Halothankonzentration von mehr
als 3 Vol.-% führt jedoch zu einer irreversiblen Schädigung des HLP.

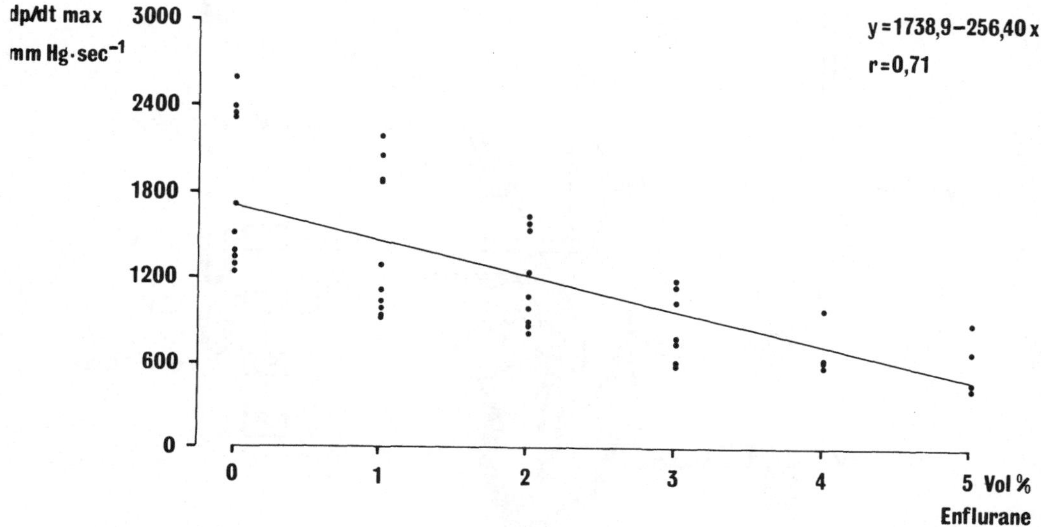

Abb. 11: Korrelation zwischen Veränderungen von dp/dt max bei ansteigenden
Ethrane-Konzentrationen. Die Abhängigkeit kann durch eine lineare Regression
mit hinreichender Genauigkeit innerhalb der 5 % Irrtumswahrscheinlichkeit
dargestellt werden.

Beide Inhalationsanästhetika, Enflurane und Halothane, führen also zu einer
dosisabhängigen Minderung der Kontraktionskraft des Herzens. Ein Vergleich
dieser beiden Inhalationsanästhetika wird jedoch dadurch erschwert, daß
beide Gase eine unterschiedliche An- und Abflutungszeit besitzen (Torri et
al., 1972). Das Herz-Lungen-Präparat von Hunden neigt in Abhängigkeit von
der Versuchszeit zur Spontaninsuffizienz. Es wurden zwar nur die Messungen
ausgewertet, bei denen durch den Kompetenztest von Krayer eine Insuffizienz
sicher ausgeschlossen werden konnte, eine Äquilibrierung auf ein staedy
state ließ sich jedoch nicht sicher erreichen. Gleiche Präparationen an
Katzen, wie sie von Fischer auf diesem Symposion demonstriert werden, und
an Meerschweinchen zeigen sich hier sehr viel widerstandsfähiger (Hochrein,
1965). Die Interpretation so gewonnener Werte, vor allen Dingen bei den
letzteren, scheinen jedoch in Hinblick auf die Klinik schwieriger zu sein.

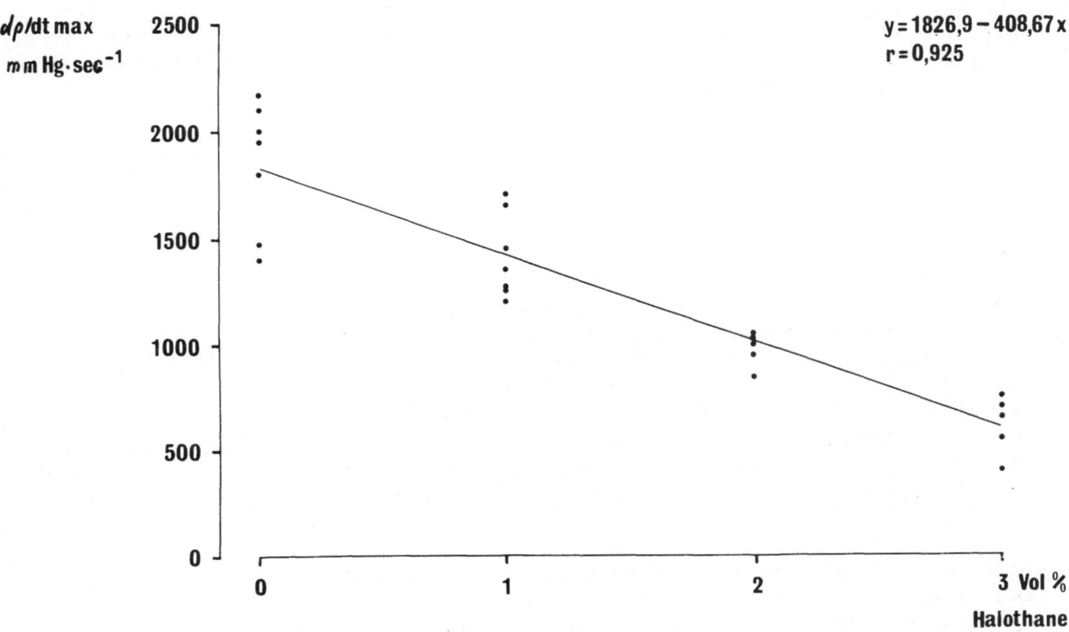

Abb. 12: Die Korrelation von dp/dt max zu ansteigenden Halothane-Konzentrationen in der Einatmungsluft. Die Abnahme von dp/dt max mit ansteigender Halothan-Dosierung korreliert mit r = 0,92 mit 99 % Wahrscheinlichkeit sehr eng. Die Beziehung läßt sich durch eine Gerade sehr gut darstellen.

Zusammenfassung

Es wird der Einfluß einer alleinigen Ēthrane-Narkose auf das cardiovasculäre System untersucht. Die Untersuchung wird an zwei verschiedenen Versuchsmodellen durchgeführt. In einer ersten Untersuchungsreihe atmen die Hunde spontan verschiedene Ēthrane-Konzentrationen von 2, 3 und 4 Vol.-%. Den Versuchstieren werden in einer am Tage zuvor durchgeführten Voroperation Meßgeber chronisch implantiert. Zusätzlich werden die Tiere tracheotomiert. Den wachen, jedoch prämedizierten Tieren, werden in der Einatmungsluft, bestehend aus reinem Sauerstoff, verschiedene Konzentrationen von Ēthrane beigemischt. Bei diesem Versuchsmodell werden die Einflüsse einer Basisnarkose auf das cardiovasculäre System vermieden.

Der arterielle Druck fällt mit zunehmender Ēthrane-Konzentration stärker ab bei gleichzeitiger Verminderung des Herzzeitvolumens und des gesamten peripheren Widerstandes. Die Herzfrequenz steigt erst zwischen 3 - 4 Vol.-% stärker an. Arrhythmien werden nicht beobachtet. Der O_2-Verbrauch des Myodards ist leicht vermindert. Das myocardiale Sauerstoffangebot ist auch bei hohen Ēthrane-Konzentrationen gesichert.

In einer zweiten Untersuchungsreihe wird am Herz-Lungen-Präparat des Hundes nach Starling die Wirkung von Ēthrane und Halothane auf die myocardiale

Kontraktilität geprüft. Bei diesem Modell sind nervale und humorale Faktoren
ausgeschaltet. Halothane und Ēthrane wirken beide dosisabhängig negativ
inotrop. Ein Vergleich zwischen diesen beiden Substanzen ist jedoch wegen
der verschiedenen An- und Abflutungszeit nicht sicher möglich. Ēthrane wirkt
zwar in beiden Untersuchungsreihen negativ inotrop, läßt sich jedoch wegen
seiner schnelleren An- und Abflutungszeit besser steuern.

Summary

The effects of Ēthrane anesthesia alone on the cardiovascular system are
examined. The investigation is conducted on two different test models. A
first group of dogs inhales spontaneously various Ēthrane concentrations of
2,3 and 4 % by vol. In a prior operation on the previous day, transducers
are chronically implanted into the test animals. In addition, the animals
are tracheotomized. The wake but premedicated animals are given to breath
pure oxygen with an admixture of various concentrations of Ēthrane. In this
test model the effects of a basal anesthesia on the cardiovascular system
are avoided.

With increasing Ēthrane concentrations the arterial blood pressure drops
more markedly; simultaneously the heart minute volume and total peripheral
resistance diminish. The heart rate increases more markedly only between
3 and 4 % by vol. Arrhythmias are not observed. The oxygen consumption of
the myocardium is slightly diminished. Oxygen supply to the heart muscle is
assured also at high Ēthrane concentrations.

In a second test series involving the heart-lung preparation in dogs
according to STARLING, the effect of Ēthrane and Halothane on myocardial
contractility is investigated. In this model both nervous and humoral
factors are eliminated. Both Halothane and Ēthrane show a dose-dependent
negative inotropic activity. However, no accurate comparison between the
two drugs is possible because of the different uptake and excretion rate.
While Ēthrane shows in both test series negative inotropic activity, it
can be better controlled due to its more rapid uptake and excretion rate.

Literatur

1. VAN ACKERN K, HASSELMANN P, LINDNER KH, LUTH H, PETER K: Die direkte
   Wirkung von Ēthrane auf das Warmblütermyocard am Herz-Lungen-Präparat
   des Hundes.
   XIII. Zentraleurop. Anästhesiekongreß, Linz, 1973

2. AGUADO MATORRAS A: Comparative study of myocardial sensitization to
   norephrine under halothane (Fluothane) and enflurane (Ēthrane) anesthesia.
   Acte Anesth Belg 25: 198, 1974

3. ARNDT O, KRZOSSA M, MÜLLER A: Der Einfluß von Ēthrane und Halothan auf
   die Aktivität der Barorezeptoren des Aortenbogens von Katzen.
   In: Ēthrane. Anästhesie und Wiederbelebung 84, 11, Ed. P. Lawin, R. Beer,
   Springer-Verlag, Heidelberg, 1974

4. EBERLEIN HJ: Koronardurchblutung und Sauerstoffversorgung des Herzens
   unter verschiedenen CO_2-Spannungen und Anästhetika.
   Arch Kreislaufforschung 50: 18, 1966

5. HALDEMANN G, HOSSLI G, KYM J, SCHAER H: Die Wirkung von Ēthrane auf die
   Hämodynamik beim Menschen.
   In: Ēthrane. Anästhesie und Wiederbelebung 84, 217, Ed. P. Lawin, R. Beer,
   Springer-Verlag, Heidelberg, 1974

6. HANQUET M, BOSTEM F, VIDOUZE AR: General properties of Ēthrane.
   In: Ēthrane. Anästhesie und Wiederbelebung 84, Ed. P. Lawin, R. Beer,
   Springer-Verlag, Heidelberg, 1974

7. HENSCHEL EO, BERNARD WC, KAMPINE JP, REMUS CJ, SCHMIDT JR: Report of ECG
   monitoring during Ēthrane anesthesia.
   Mitteilung an Ohio Medical Products

8. HOCHREIN H: Herzinsuffizienz und Myocardstoffwechsel.
   Arzneimittel-Forschung, 14. Beiheft, Editio Cantor KG, Aulendorf, 1965

9. KRAYER O: Versuche am insuffizienten Herzen.
   Naunyn-Schmidebergs Arch Pharmakol 162:1, 1931

10. PETER K, VAN ACKERN K, ALTSTAEDT F, DIETMANN K, ECK K, KELLER P, LUTH H,
    SPONER E: Kreislaufanalyse von Ēthrane - Untersuchungen am wachen Tier.
    Z prakt Anästh 8: 277, 1973

11. SKOVSTED P, PRICE HL: The effects of Ēthrane on arterial pressure pre-
    ganglionic sympathetic activity and barostatic reflexes.
    Anesthesiology 36: 257, 1972

12. TORRI G, DAMIA G, FABIANI ML, FROVA G: Uptake and elimination of enflurane
    in man. A comparative study between enflurane and halothane.
    Brit J Anaesth 44: 789, 1972

Die Beeinflussung physiologischer Atemgrößen durch Ethrane und Halothan

U. Morr-Strathmann, J. Welter, P. Lawin

Ethrane führt nach den in der Literatur vorliegenden Untersuchungen unter
Spontanatmung zu einer reversiblen alveolären Hypoventilation mit konsekutiver respiratorischer Azidose (2). Diese Störungen können durch kontrollierte oder assistierte Beatmung weitgehend ausgeglichen werden. Über die
dennoch verbleibende Einflußnahme von Ethrane auf physiologische Atemgrös-
sen erscheint die Bestimmung von Compliance und Resistance vom klinischen
Standpunkt aus besonders relevant. Da bisher nur wenige solcher Messungen
während Ethrane-Narkosen durchgeführt wurden, was es das Ziel unserer Untersuchungen, diese ergänzend an jungen, lungengesunden Patienten zu über-
prüfen und im Vergleich zu Halothan gegebenenfalls differente Wirkungen
aufzuzeigen (10).

Unsere Untersuchungen stützen sich auf zwei vergleichbare Patientengruppen,
von denen je 7 Patienten eine Ethrane- bzw. Halothan-Narkose erhielten. Die
Messungen wurden im Rahmen des operativen Routineprogramms durchgeführt,
wobei mindestens 60 Min. dauernde Eingriffe an der unteren Körperhälfte in
Rückenlage ausgewählt wurden, um eine Beeinflussung der Meßwerte durch unterschiedliche Körperlagerung oder operative Maßnahmen im Bereich der oberen
Körperhälfte zu vermeiden. Bei den Probanden handelte es sich um 5 Frauen
und 9 Männer mit einem mittleren Alter von 29 Jahren, die nach Anamnese und
klinischem Befund lungengesund waren.

Die Praemedikation erfolgte in üblicher Weise mit Thalamonal und Atropin.
Die Narkose wurde durch intravenöse Gabe von 0,5 mg/kg KG Etomidate eingeleitet, die Intubation nach Relaxierung mit Pancuroniumbromid in einer Dosierung von 0,15 mg/kg KG durchgeführt. Die Patienten wurden mit dem Servo-
Ventilator 900 beatmet, das Atemminutenvolumen wurde mit 12 ml/kg KG berechnet, die Atemfrequenz betrug 10/min, die Inspirationsdauer 25 % und
die endinspiratorische Pause 10 % des Atemzyklus. Trägergas für die Ethrane-
und Halothan-Applikation war ein Lachgas-Sauerstoffgemisch mit Verhältnis
1:1.

Die atemmechanischen Ventilationsgrößen wurden mit der Calculating-Unit,
einem Zusatzgerät zum Servo-Ventilator bestimmt (5). Der Meßmethode liegt
zugrunde, daß aus den Kurvenverläufen für Beatmungsdruck und Strömung einmal über den am Ende der inspiratorischen Pause gemessenen Munddruck, der
in etwa dem Alveolardruck entspricht, die Voraussetzung zur Berechnung der
Compliance gegeben ist, und zum anderen sich die Resistance durch Subtrak-
tion des Druckabfalles am Ende der effektiven Inspiration bei Beginn des
No-Flow-Intervalls errechnen läßt. Der neu entwickelte Beatmungsmonitor
entnimmt dem elektrischen Reglerkreis des Servo-Ventilators die Meßgrößen
Flow, Druck und Volumen und berechnet neben anderen Parametern fortlaufend
Compliance und Resistance (7). Die Werte werden digital angezeigt und kön-
nen über ein Registriergerät aufgezeichnet werden.

Die erste Bestimmung von Compliance und Resistance erfolgte nach Lagerung
des Patienten und Anpassung der Geräte vor der Applikation des Narkose-
gases. Anschließend wurden verschiedene inspiratorische Konzentrationen
von Ethrane (1 - 1,5 - 2 - und 2,5 Vol.-%) und Halothan (1 - 1,3 - 1,5 -
2,0 Vol.-%) über kalibrierte Verdampfer verabreicht und nach jeweils 10
Minuten Compliance und Resistance als arithmetisches Mittel aus 10 auf-
einanderfolgenden Atemzyklen bestimmt. Gleichzeitig wurde gaschromatographisch die Serumkonzentration von Ethrane bzw. Halothan ermittelt.

Wir fanden bei der Ethrane-Applikation in Korrelation zur Serumkonzentration eine geringe Verminderung der Compliance, die jedoch erst bei einer
inspiratorischen Konzentration von 2 und 2,5 Vol.-% statistisch zu sichern
war (Abb. 1). Der Atemwegswiderstand blieb unter Ethrane nahezu unbeeinflußt, zeigte im Trend zwar eine geringfügige Abnahme bei höheren Konzentrationen, allerdings ohne statistische Signifikanz. Gleichsinnige Ergebnisse erhielten wir bei Anwendung von Halothan (Abb. 2). Die Compliance
fanden wir bereits bei einer inspiratorischen Volumenkonzentration von 1,3%
um ca. 13 % des Ausgangswertes vermindert, der Atemwegswiderstand ließ
keine gerichtete Änderung erkennen.

Unsere hier vorgestellten Ergebnisse stimmen nur zum Teil mit den in der
Literatur niedergelegten Daten überein (10). Unbestritten scheint die Reduzierung der Compliance sowohl unter Halothan als auch unter Ethrane zu
sein. Während aber Halothan, wie übereinstimmend berichtet, eine bronchodilatatorische Wirkung entfalten soll, wird eine Zunahme des Atemwegswider-
standes unter Ethrane von Rügheimer und Mitarbeitern angegeben (3, 4, 6,
10). Diese Beobachtung läßt sich durch unsere Resultate nicht bestätigen.
Wenn wir auch nicht eine statistisch zu sichernde Änderung der Resistance
unter Ethrane gemessen haben, sollte im Trend unseren Ergebnissen nach der
Strömungswiderstand eher abnehmen. Dies erscheint insofern auch nicht unwahrscheinlich, geht man von der chemischen Strukturverwandtschaft von
Halothan und Ethrane aus. Der pathophysiologische Mechanismus einer postulierten Bronchodilatation durch Halothan und eventuell auch durch Ethrane
ist noch umstritten. Vorstellbar wäre eine Stimulation der beta-rezeptiven
Strukturen oder eine direkte Wirkung an der glatten Bronchialmuskulatur.
Widersprüchliche Ergebnisse aus Tierexperimenten über die Einflußnahme von
Halothan auf die durch Acetylcholin oder Histamin induzierte Bronchial-
obstruktion liegen vor, sie müßten jetzt für beide Narkotika an einem
größeren Krankengut ergänzend geprüft werden (1, 12).

Für die Abnahme der Compliance unter Halothan und Ethrane könnten zwei
Mechanismen diskutiert werden:

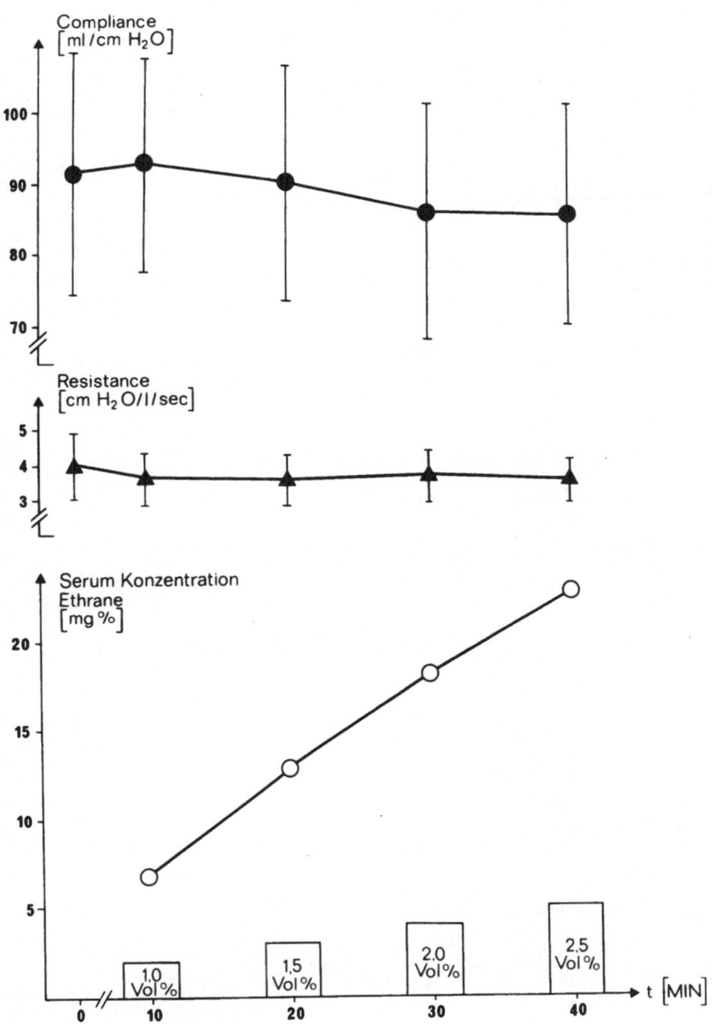

Abb. 1: Einfluß von Ēthrane auf Compliance und Resistance

1. eine Beeinträchtigung der Oberflächenspannung an der Alveolarwand

   und

2. eine Änderung des interstitiellen Lungenparenchyms z. B. durch Flüssig-
   keitsverschiebungen.

Bei der kurzen Applikationsdauer von Halothan und Ēthrane in den klinisch
gebräuchlichen Konzentrationen ist eine schwerwiegende Beeinträchtigung
des Antiatelektasefaktors in der Lunge nicht wahrscheinlich. Insbesondere
bei lungengesunden, jungen Patienten wäre allein die Reservekapazität des
oberflächenaktiven Systems, repräsentiert durch den hohen Gehalt an

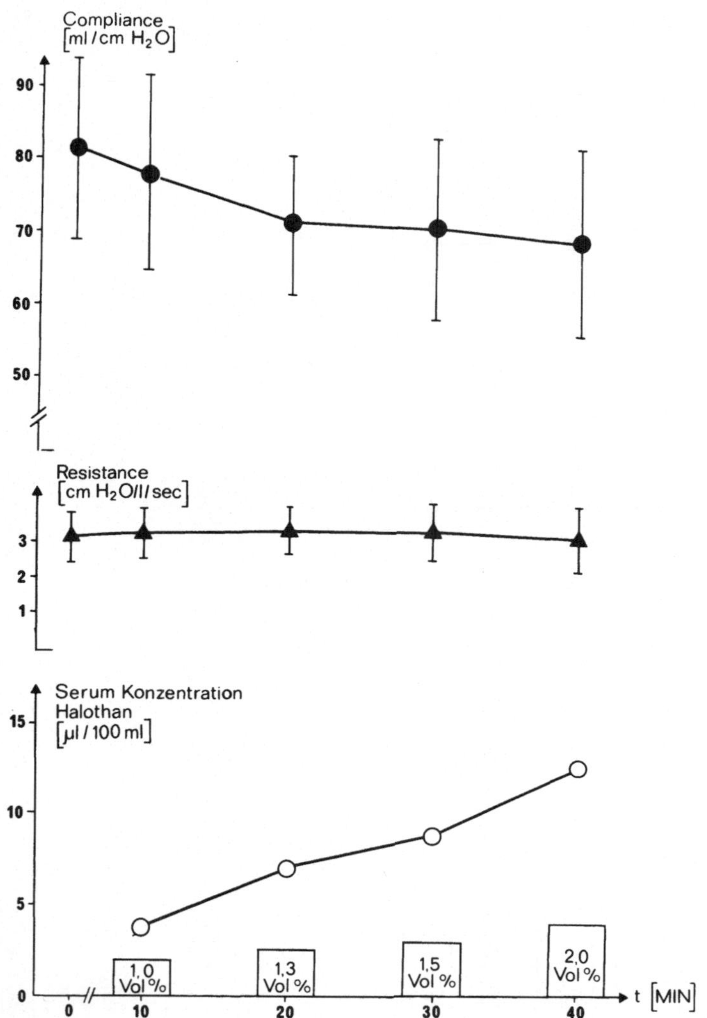

Abb. 2: Einfluß von Halothan auf Compliance und Resistance

Phospholipiden in der Lunge zu groß, als daß nicht geringfügige Veränderungen toleriert würden. Diese Annahme wird einmal durch tierexperimentelle Untersuchungen von von Wichert unterstrichen, die selbst unter den Bedingungen einer länger anhaltenden Gewebsischämie eine für das Surfaktant-System wichtige Phospholipidkonzentrationsminderung erst nach 24 Std. erwarten lassen (13). Zum anderen konnte der von Pattle beschriebene Effekt, daß Halothan zu einer Auswaschung des Antiatelektasefaktors aus der Lunge führt, erst bei einer Gaskonzentration von 22 Vol.-% erreicht werden (8). Eine passagere Veränderung im Lungenparenchym durch Halothan oder Ēthrane mit konsekutiver Complianceverminderung könnte auch bei kurzer Applikationsdauer oder niedriger Gaskonzentration durch Ausbildung eines reversiblen,

lokalisierten, interstitiellen Oedems bedingt sein. Dafür müßte hypothe-
tisch einmal eine direkte Membraneinwirkung durch die Narkosegase angenommen werden, zum anderen wäre die negativ inotrope Wirkung von Halothan
und Ēthrane am Herzmuskel als verantwortlich zu diskutieren, die zu einer
Redfzierung der Auswurfleistung des linken Ventrikels mit Rückstau in den
kleinen Kreislauf führen könnte (9, 11).

Die Interpretation auch unserer Untersuchungsergebnisse läßt sicher noch
viele Fragen offen. Für die praktische Verwendung von Ēthrane und Halothan
ergibt sich unter Berücksichtigung der Einflußnahme auf Compliance und
Resistance zunächst kein gravierender Unterschied. Beide Inhalationsnarkotika wirken auf die genannten Atemgrößen in qualitativ gleicher Weise.
Die Minderung der Compliance ist daher sicher nicht von großer klinischer
Relevanz. Da wir eine wesentliche Veränderung der Resistance unter Ēthrane-
Narkosen nicht feststellen konnten, scheint uns eine Einschränkung für
seine Anwendung bei Patienten mit obstruktiven Atemwegserkrankungen nicht
unbedingt notwendig.

Zusammenfassung

An jungen lungengesunden Patienten wurde der Einfluß von Ēthrane und
Halothan auf Compliance und Resistance überprüft. Dabei ergab sich bei der
Ēthrane-Applikation eine dosisabhängige Verminderung der Compliance, die
jedoch erst bei höheren inspiratorischen Konzentrationen statistisch zu
sichern war. Der Atemwegswiderstand blieb nahezu unbeeinflußt. Gleichsinnige Änderungen vom Compliance und Resistance wurden auch bei Anwendung
von Halothan gefunden. Die Abnahme der Compliance unter beiden Narkotika
könnte Folge einer Beeinträchtigung der Oberflächenspannung an der Alveolarwand oder passageren Änderung des interstitiellen Flüssigkeitsgehaltes des
Lungenparenchyms sein. Für die praktische Verwendung von Ēthrane und
Halothan unter Berücksichtigung der Einflußnahme auf Compliance und
Resistance ergeben sich keine gravierenden Unterschiede.

Summary

In young patients with healthy lungs, the effects of Ēthrane and halothane
on compliance and resistance have been investigated. With the use of Ēthrane
we have found a dose-dependent decrease in compliance, but this decrease was
statistically assured only at relatively high inhalation concentrations. The
resistance of the respiratory passages remained virtually unchanged. Similar
changes in compliance and resistance have also been observed with the use of
halothane. The decrease in compliance induced by both anesthetic agents may
be due either to interference with the surface tension of the alveolar wall,
or to transitory changes in the fluid content of the pulmonary parenchyma.
For the practical use of Ēthrane and halothane no significant differences
appear to exist on the basis of their effects on compliance and resistance.

Literatur

1. COON RL, HESS GL, KAMPNIE JP: The effects of Halothane, Ēthrane and
   Penthrane on Airway Resistance and Pulmonary Compliance in the in situ
   perfused cannic left lower lobe.
   In: Am. Soc. Anesthesiologists, Abstracts of papers, 215, 1973

2. ERHORN H: Wirkung von Ēthrane auf die Blutgase bei Spontanatmung.
   In: Ēthrane. Anaesthesiologie und Wiederbelebung 84: 195, Springer-
   Verlag, 1974

3. GOLD MJ, HELRICH M: Pulmonary Compliance durin Anesthesia.
   Anesthesiology 26: 281, 1965

4. HICKEY RF, GRAF P, NADEL JA: The Effects of Halothane and Cyclopropane
   on Total Pulmonary Resistance in the Dog.
   Anaesthesiology and Lung Resistance 31: 334, 1969

5. MORR-STRATHMANN U, LAWIN P: Caculating Unit, ein wichtiges Zusatzgerät
   zum Servo-Ventilator.
   Z prakt Anaesth (im Druck)

6. MUNSO ES Jr., LARSON CP, BABDAD AA, REGAN MJ: The Effects of Halothane,
   Fluroxene and Cyclopropane on Ventilation: A Comperative Study in Man.
   Anaesthesiology 27: 716, 1966

7. NORDSTRÖM L: On Automatic Ventilation.
   Acta Anaesthesiologica Scandinavica, Supplement 17, 1972

8. PATTLE RE, SCHOCK C, BATTENSBY J: Some Effects of Anaesthetics on Lung
   Surfactant.
   Brit Anaesth 44: 1119, 1972

9. PETER K, VAN ACKERN K, ALTSTAEDT F, DIETMANN K, ECH K, KELLER P, LUTZ H,
   SPONER E: Kreislaufanalyse von Ēthrane-Untersuchungen am wachen Tier.
   Z prakt Anaesth 8: 277, 1973

10. RÜGHEIMER E, HIMMLER J, GREINER K: Einfluß von Ēthrane auf die Atmung.
    In: Ēthrane. Anaesthesiologie und Wiederbelebung 84: 186, Springer-
    Verlag, 1974

11. TARNOW J, GETHMANN JW, HESS W, PATSCHKE D, WEYMAR A, BRÜCKNER JB: Der
    Einfluß von Ēthrane auf die Haemodynamik und die Sauerstoffversorgung
    des Myocards im Vergleich zu Halothane.
    Anaesthesist 23: 281, 1974

12. WALTEMATH CL, BERGMANN NA: Effects of Ketamine and Halothane on Increased
    Respiratory Resistance Provoked by Ultrasonic Aerosols.
    Anaesthesiology 41: 473, 1974

13. WICHERT P: Studies on the metabolism of ischemic rabbit lungs. Conclusions
    for lung transplantation.
    The Journal of Thoracic and Cardiovascular Surgery 63: 234, 1972

Der Einfluß von Ēthrane auf den Kohlenhydratstoffwechsel

N. Rupieper, Ch. Hillscher

Einführung

Da der Diabetes mellitus im allgemeinen Krankengut einen breiten Raum einnimmt, und sein Anteil in ständigem Wachstum begriffen ist, gilt dem Blutzuckerverhalten unter Vollnarkosen in der modernen Anaesthesiologie stets
ein besonderes Interesse (5, 7, 10, 13, 14, 15, 16, 17, 19, 20, 22). Bei
der Beurteilung der vor einigen Jahren neu entwickelten halogenierten
Ätherverbindung Enflurane = Ēthrane richtete sich das klinische Augenmerk
zuerst auf allgemeine Eigenschaften und technisches Vorgehen (3, 4, 6, 9,
11, 12, 18, 21). Uns interessierte, inwieweit das Inhalationsanaesthetikum
Ēthrane den Kohlenhydratstoffwechsel des Stoffwechselgesunden beeinflußt.

Methodik

Wir führten an 20 Patienten zu urologischen Eingriffen in Enflurane-
Anaesthesie Blutzuckerkontrollen durch. Es handelte sich um 16 männliche
und 4 weibliche Probanden. Das Durchschnittsalter betrug 35,4 Jahre. Patienten mit anamnestisch bekanntem Diabetes wurden wegen möglicher Resultats-
beeinflussung nicht herangezogen.

Die Probanden wurden in 2 Kollektive à 10 Patienten aufgeteilt. Das erste
Kollektiv wurde einer Maskennarkose, das zweite einer Intubationsnarkose
unterzogen. Die Laborkontrollen erfolgten 15 Minuten vor sowie 15, 30 und
60 Minuten nach Anaesthesiebeginn. Der Blutzucker wurde nach vorheriger
Enteiweißung mit Trichloressigsäure im Autoanalyzer photometrisch bestimmt.

Als Prämedikation gaben wir Atropin (0,01 mg/kg) und Promethazin (1 mg/kg)
ca. 45 Minuten vor Anaesthesiebeginn.

Die Maskennarkosen wurden mit einem Sauerstoff/Lachgas-Gemisch im Verhältnis 1,2:3,0 l bei steigenden Enflurane-Konzentrationen bis maximal 4 Vol.-%
eingeleitet und bei 2 Vol.-% unterhalten. Es wurden kalibrierte Verdampfer
verwendet.

Die Intubationsnarkosen wurden nach Gabe einer Testdosis von 1 mg Alloferin
mit 70 - 100 mg Methohexital (Brevimytal) eingeleitet. Die Intubation erfolgte unter Succinylcholin (1 mg/kg/KG). Die Anaesthesie wurde mit einem
Sauerstoff-Lachgas-Trägergemisch von 1,2:3,0 l bei einem Ethrane-Anteil von
1,5 Vol.-% unterhalten. Die kontrollierte Beatmung unter Dauerrelaxation
mit Alloferin erfolgte bei leichter Hyperventilation (s. Tabelle 1).

Tabelle 1: Gegenüberstellung äquipotenter Konzentrationen der halogenierten
Inhalationsanaesthetika Halothan und Ethrane = Enflurane zur Narkoseeinleitung und -unterhaltung.

Inhalations-Anaesthetika	Halothan	Ethrane
Einleitung	3 Vol.-%	4 Vol.-%
Unterhaltung	0,8 - 1,5	1,5 - 2,5

Es wurden keine Infusionslösungen verwandt, die den Blutzucker direkt
hätten beeinflussen können. Wir verwandten Oxygelatine-Lösungen (Haemaccel)
als Plasmaexpander oder Laevulose 5,9 % als elektrolytfreie Infusionen.

Zum Ausschluß eines Verdünnungseffektes (Haemodilution) kontrollierten wir
Haemoglobin und Haematokrit vor und nach dem Eingriff. Hierbei ergab sich
kein signifikanter Abfall für die genannten Substanzen.

Signifikanzberechnungen führten wir nach Ermittlung der Mittelwerte und
Standardabweichungen für die gemessenen Werte mit Hilfe des t-Testes durch.

Ergebnisse

Sämtliche Mittelwerte der dem zeitlichen Ablauf entsprechend in Gruppen zu-
sammengestellten Blutzuckerwerte lagen im physiologischen Normbereich.
Dieses war ohne Ausnahme bei beiden Kollektiven, Masken- und Intubationsnarkosen, der Fall. Überhaupt wurde der obere Grenzwert nur ein einziges Mal
mit 135,0 mg% überschritten. Dieses war aber bei schon erhöhtem Ausgangswert 30 Minuten nach der Einleitung der Fall. Die Ausgangswerte lagen in
beiden Gruppen mit 76,5 mg% für die Maskennarkosen und mit 79,0 mg% für die
Intubationsnarkosen relativ niedrig, was auf die lange - oftmals mehr als
12 Stunden - praeoperative Nahrungskarenz zurückzuführen sein dürfte.

Nach Einleitung der Anaesthesie kam es bei beiden Kollektiven zu einem
leichten Blutzuckeranstieg (88,0 bzw. 85,0 mg%). In der Gruppe der Intubationsnarkosen blieb diese Erhöhung ohne jede Signifikanz. Dahingegen kam
es in der Gruppe der Maskennarkosen zu einem Blutzuckeranstieg, der zur
Zeit der ersten Blutentnahme nach Narkoseeinleitung mit p kleiner als 0,025
signifikant war (s. Abb. 1). Mit zunehmender OP-Dauer kam es zu einem Rück-
gang der anfänglichen Blutzuckererhöhung. Die Blutzuckerkurve unter Maskennarkose mit Ēthrane zeigt also einen vorübergehenden Anstieg. Dieser Effekt
dürfte vielleicht dadurch bedingt sein, daß die Probanden bis zur ersten
Blutentnahme nach Anaesthesiebeginn spontan atmeten, dann wurde zum Ausgleich des atemdepressorischen Effektes von Enflurane (4) assistiert beatmet.

Unsere Untersuchungsreihe ergab also, daß:

1. Bei Ēthrane-Anaesthesie unter kontrollierter Beatmung der Blutzucker
keinen Anstieg zeigte,

2. bei Ēthrane-Anästhesie unter Spontanatmung eine leichte Blutzuckererhöhung erfolgte.

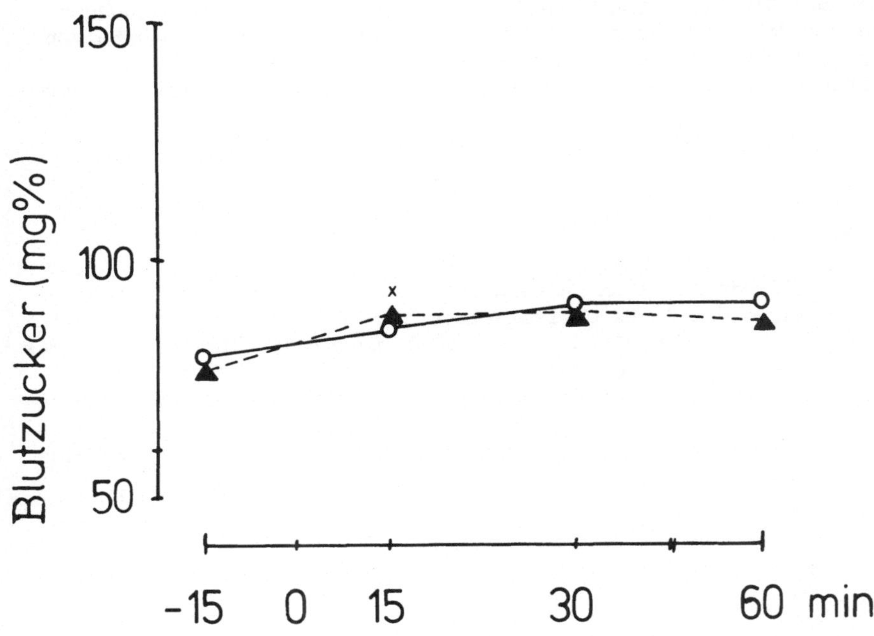

Abb. 1: Blutzuckerverhalten unter Masken- (▲) und Intubationsnarkosen (O)
mit Ēthrane. Die beiden Gruppen bestanden aus je 10 Probanden (n = 10).
Ordinate: Serumkonzentrationen für Blutzucker in mg%. Abszisse: Zeitlicher
Ablauf in Minuten; zum Zeitpunkt 0 wurde die Anaesthesie eingeleitet. x
markiert die signifikante Blutzuckererhöhung (p < 0,025).

Diskussion

Blutzuckeranstiege unter Inhalationsanaesthesie sind auf eine Reihe unterschiedlicher Faktoren zurückzuführen. So ist bekannt, daß Hypoxie (1, 19) und Hyperkapnie (2, 19), jede Form von Stress-Situation mit splanchnicus-induzierter Nebennierenstimulierung (15, 17), intraoperative Kälte und Auskühlung (22), Hypotension mit nachfolgender zirkulatorischer Hypoxie sowie ungenügende Analgesie zu einer teilweise erheblichen Hyperglykaemie führen können. In allen Fällen handelt es sich um eine via Katecholaminfreisetzung induzierte Hyperglykaemie.

Diese Sympathikomimetikafreisetzung haben Gött und Klensch (8) bei Halothan-Narkosen und Neuroleptanalgesie bestimmt. Sie konnten auch bei sog. "tiefer" Narkose eine Katecholaminfreisetzung um das 4fache der Norm feststellen, obschon Göthert (6) eine Hemmung des sympathoadrenalen Systems für Halothane und Enflurane nachweisen konnte.

Der von uns beobachtete leichte Blutzuckeranstieg unter der Inhalationsnarkose mit Ēthrane dürfte verschiedene der vorgenannten Ursachen haben. Da er aber nur bei Spontanatmung auftrat, möchten wir annehmen, daß die von Erhorn, Foitzik und Lawin beschriebene Atemdepression und Hypoxie hauptverantwortlich sein dürfte (4). Diese Atemdepression geht nach Pflüger (19, 20) nicht nur mit einer Reduzierung der Sauerstoffdrucke, sondern auch mit einer CO_2-Anreicherung einher. Letztere stellt den adäquaten Reiz zur Narkosehyperglykaemie dar. Es kommt über die Chemorezeptoren der Sympathicuszentren in der Medulla oblongata und im Hypothalamus zu erhöhter Katecholaminausschüttung und nachfolgender Glykogenolyse. Die Kenntnis der von (6) Göthert nachgewiesenen und dem Halothane entsprechenden ganglioplegischen Komponente von Ēthrane läßt möglicherweise die schwache blutzuckersteigernde Wirkung der atemdepressorisch ausgelösten Hyperkapnie unter Spontanatmung leichter verstehen.

Zusammenfassung

An 20 Patienten (16 männliche und 4 weibliche) mit einem Durchschnittsalter von 35,4 Jahren wurde das Blutzuckerverhalten bei Narkosen mit Ēthrane unter Spontanatmung (10) und Intubationsnarkosen (10) überprüft. Die Messungen des Blutzuckers erfolgten 15 Minuten vor sowie 15, 30 und 60 Minuten nach Anaesthesiebeginn. Die gemessenen und ermittelten Werte wurden mit Hilfe des Student-t-Tests auf Signifikanz geprüft. Die Untersuchungen ergaben, daß es unter Spontanatmung zu einem mäßigen Blutzuckeranstieg kommt. Die Ergebnisse wurden mit der Literatur verglichen und diskutiert.

Summary

Changes of the blood sugar in response to Ēthrane anaesthesia were investigated in 20 persons (16 men, 4 women); average age 35,4 years. 10 patients were breathing spontaneously, 10 patients were intubated and slightly hyperventilated. Measurements were taken 15 min before anaesthesia was started and 15, 30 and 60 min after induction. The measured values were subjected to the Student-t-Test for significance. The results showed that only spontaneously breathing patients developed slight elevation in blood sugar. The results are discussed.

Literatur

1. ACKERMANN U, FOITZIK H, HÖLTJE W, LAWIN P: Die Beeinflussung des Säure-
Basen-Haushaltes und der Sauerstoffsättigung durch Methoxyflurannarkosen
unter Spontanatmung.
Z prakt Anaesth 5: 49, 1970

2. ADRIANI J: The Chemistry of Anesthesia.
Springfield: C.C.Homas Publ., 1965

3. DOBKIN AB, NISHIOKA K, GENGAJE DB, KIM DS, EVERS W, ISRAEL JS: Ēthrane
(Compound 347) anesthesia; a clinical and laboratory review of 700 cases.
Anesth Analg Curr Res 48: 477, 1969

4. ERHORN H, FOITZIK H, LAWIN P: Wirkung von Ēthrane auf die Blutgase bei
Spontanatmung.
Z prakt Anaesth 9: 93, 1974

5. FOX I, AUBERGER H: Einfluß der Neuroleptanalgesie auf die Blutzucker-
toleranz des Menschen.
Act anaesth Scand, Suppl. 23: 3, 1966

6. GÖTHERT M: Pharmakologie des Enflurane (Ēthrane).
In: Ēthrane. Neue Ergebnisse in Forschung und Klinik. Herausgeber:
H. Kreuscher, Schattauer-Verlag, Stuttgart, 1975

7. GOTTLIEB JD, SWEET RB: Blood-glucose levels during Methoxyflurane
anaesthesia.
Canad Anaesth Soc 11: 7, 1964

8. GÖTT U,KLENSCH H: Plasmakatecholaminänderungen bei verschiedenen
Anästhesietechniken.
In: Henschel, W.F.: Neue Klinische Aspekte der Neuroleptanalgesie.
Springer-Verlag, 51, 1969

9. GÖTZ E: Heutige Stellung der Inhalationsanaesthetika.
Z Anaesth Inform 16: 111, 1975

10. GRABOW L, CRIVEANU T, LAUER KW: Anästhesie und Diabetes mellitus.
Z Anaesth Inform 16: 76, 1975

11. HAHN U v, FOITZIK H, LAWIN P: Wirkung von Ēthrane auf die Blutgerinnung.
Z prakt Anaesth 9: 107, 1974

12. HANQUET M: Die allgemeinen Eigenschaften von Ēthrane.
Z prakt Anaesth 9: 79, 1974

13. HUNTER A: Halothane and the blood sugar.
Brit J Anaesth 31: 1440, 1959

14. INGENHORST W, KANTSCHEW T, HUBITSCH G: Diabetes mellitus und Operation.
G. Fischer, Stuttgart, 1969

15. LOEW M, KAPFHAMMER V: Die internistisch-anästhesiologische Zusammen-
arbeit bei der Operation von Diabetikern.
Anaesth u Wiederb 37: 41, 1969

16. MEHNERT H: Die allgemeine klinische Vorbereitung des Diabetikers zur
    Operation und Anaesthesie.
    Anaesth u Wiederb 37: 25,1969

17. MÜNCHEN I: Über das Verhalten des Blutzuckerspiegels während und nach
    Neuroleptanalgesie.
    In: Henschel, W.F.: Die Neuroleptanalgesie. Springer-Verlag, 138, 1966

18. OEHMIG H: Technische Fragen der Ethrane-Anwendung.
    Z prakt Anaesth 9: 115, 1974

19. PFLÜGER H: Hypoxie und Hyperkapnie als auslösende Faktoren der Narkose-
    hyperglykaemie.
    Anaesth 13: 129, 1964

20. PFLÜGER H: Anästhesieprobleme beim Diabetes mellitus.
    Med Klin 66: 1225, 1971

21. RIETBROCK I: Tierexperimentelle Untersuchungen der Leberfunktion unter
    Ethrane und Halothan.
    Z prakt Anaesth 9: 98, 1974

22. ROGGENKÄMPER R: Der Diabetes als Narkoserisiko.
    Z Anaesth Inform 7: 279, 1972

Ēthrane in der Neurochirurgie

R. Klose, J. Ungemach

In der Neurochirurgie wird der Anästhesist zweifelsohne vor besondere Probleme gestellt: Sowohl operativer Eingriff, als auch Allgemeinanästhesie
haben das gleiche Zielorgan, das zentrale Nervensystem. Es ist daher nicht
verwunderlich, daß sich Publikationen eigens der Neuroanästhesie widmen,
und daß zwangsläufig die verschiedensten Narkotika und Anästhesiemethoden
empfohlen werden (Michenfelder u. Mitarbeiter, 1969, Hutschenreuter u.
Racenberg, 1971, Marquart, 1975, Cunitz, 1975). Als die beiden wesentlichsten Forderungen an eine optimale Narkoseführung in der Neurochirurgie sind
wohl herauszuheben:

1. die Vermeidung einer zusätzlichen hypoxischen Schädigung des zentralen
Nervensystems infolge unzureichender Ventilation oder Perfusion und

2. die Vermeidung einer intracraniellen Drucksteigerung.

Die wechselseitige Verknüpfung der einzelnen Faktoren kann zu einem nicht
mehr beherrschbaren Circulus vitiosus führen. Sie zwingt uns, die genannten
Forderungen besonders zu beachten. Die Hypoxie als Folge einer alveolären
Hypoventilation läßt sich durch Anwendung der kontrollierten Beatmung bei
allen neurochirurgischen Eingriffen vermeiden.

Die Sicherstellung einer ausreichenden Hirndurchblutung gelingt nur durch
stabile Blutdruckverhältnisse. Jede akute, plötzliche Hypotension kann
deletäre Folgen haben, zumal in bereits geschädigten Hirnarealen bei fehlender Autoregulation die Durchströmung druckpassiv erfolgt. Andererseits
wird eine kontrollierte mäßige Blutdrucksenkung nicht selten vom Operateur
gewünscht.
Auch wenn bei weitem nicht alle Schädigungen des zentralen Nervensystems
mit einem primär erhöhten intracraniellen Druck einhergehen, so ist durch
das Operationstrauma eine Hirndrucksteigerung zu erwarten, die nicht durch
falsche anästhesiologische Maßnahmen verstärkt werden sollte.

Folgende Faktoren bestimmen die Druckverhältnisse im Schädelinnern:

Es ist einmal das Hirnvolumen, also Hirnparenchym, zum anderen das Liquor-
volumen und das einem raschen Wechsel unterworfene intracranielle Blutvolumen.

Da das aktuelle intracranielle Blutvolumen nicht nur vom Einstrom, sondern
auch vom Ausstrom bestimmt wird, gewinnt der venöse Druck eine besondere
Bedeutung. Jede Druckerhöhung im extracraniellen Abschnitt des venösen Systems durch Husten, Pressen, Würgen und Erbrechen behindert den Abfluß aus
dem Schädelinneren und bewirkt eine - unter Umständen massive - Steigerung
des intracraniellen Druckes. Diese Zusammenhänge wird der Anästhesist bei
der Narkoseführung und Wahl des Anästhetikums zu beachten haben.

Wir berichten über unsere klinischen Erfahrungen sowie über Untersuchungen
des Kreislaufverhaltens bei neurochirurgischen Eingriffen, die unter Ethrane-
Anästhesie und Neuroleptanalgesie durchgeführt wurden.

Die im folgenden mitgeteilten Ergebnisse stützen sich auf 7 Ethrane-Narkosen
und 6 Neuroleptanalgesien unter vergleichbaren operativen Bedingungen. Die
Wahl der Anästhesieform unterlag einer Randomisierung. Alle Narkosen wurden
nur von zwei Anästhesisten unseres Institutes durchgeführt. Das durchschnittliche Lebensalter der Patienten des Ethrane-Kollektivs lag bei 47 Jahren,
das der Patienten des NLA-Kollektivs bei 45 Jahren. In beiden Gruppen betrug
die Narkosedauer 4 bis 5 Stunden.

Zur Methodik

Präoperativ wurde nach Venae sectio in Lokalanästhesie über eine Armvene ein
Swan-Ganz-Ballonkatheter in die Arteria pulmonalis eingeschwemmt. Die kor-
rekte Lage des Katheters wurde sowohl durch Druckmessung als auch durch eine
Röntgenaufnahme kontrolliert. Über diesen Katheter erfolgt die Messung des
Pulmonalisdruckes und die Bestimmung des Herz-Zeitvolumens mit der Thermo-
dilutionsmethode.

Die Messung des arteriellen Druckes erfolgte kontinuierlich nach Kanülierung
der Arteria radialis mit einem Statham-Element. Die Berechnung der Mittel-
drucke wurde elektronisch vorgenommen.

Den Versuchsablauf zeigt schematisch Abbildung 1: Nach Lagerung auf dem
Operationstisch wurden am wachen, 30 - 45 Minuten zuvor mit Atropin (0,5 mg)
und Thalamonal (1,0 - 2,0 ml) prämedizierten Patienten die Kontrollwerte (K)
ermittelt. Diese Ausgangswerte wurden für die späteren Berechnungen gleich
100 % gesetzt. Etwa 15 - 20 Minuten nach Narkoseeinleitung erfolgte die
erste Meßwerterfassung am anästhesierten Patienten, doch noch vor Operationsbeginn. Im Abstand von jeweils 60 Minuten folgten die weiteren Meß-
zeitpunkte. Meßpunkt 5 liegt unmittelbar nach Narkoseausleitung und Extubation noch im Operationssaal. Den Abschluß bildet Meßpunkt 6, abermals 60
Minuten später.

Die Neuroleptanalgesie wurde in der in unserem Institut üblichen Weise
durchgeführt: Während der Infusion eines Plasmaersatzes Injektion von
Dehydrobenzperidol (5 - 10 mg) bei gleichzeitiger Verabreichung eines

Lachgas-Sauerstoff-Gemisches im Verhältnis 3:1 über die Maske. Dann Injektion von Fentanyl (0,3 - 0,5 mg), Relaxierung mit Succinylcholin und Intubation.

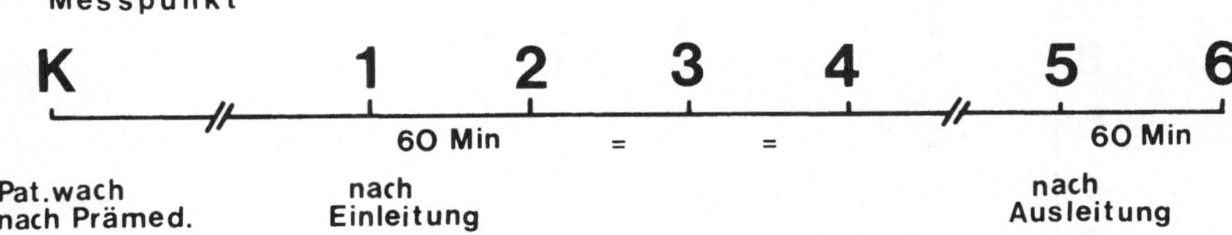

Abb. 1: Schematische Darstellung des Versuchsablaufs
(Einzelheiten siehe Text)

Alle Patienten - auch die des Ethrane-Kollektivs - wurden mit Alloferin relaxiert und mit dem Engström-Respirator im halboffenen System beatmet. Das Atemminutenvolumen wurde nomographisch (Engström u. Herzog, 1959) ermittelt. Wie die zu den jeweiligen Meßpunkten durchgeführten Blutgasanalysen belegen, bestand eine Normo- bis leichte Hyperventilation. Die arterielle CO_2-Spannung lag im Mittel bei 36 Torr. Wir haben bewußt bei diesen Untersuchungen auf die in der Neurochirurgie teilweise geforderte Hyperventilation bis auf pCO_2-Werte von 25 bis 30 Torr verzichtet (Michenfelder u. Mitarbeiter,1969).

Beim Ethrane-Kollektiv wurde die Narkose - das erscheint uns wesentlich - per inhalationem, also ohne Basisnarkotikum, eingeleitet. Bei gleichzeitiger Infusion eines Plasmaersatzes wurde in einem Lachgas-Sauerstoff-Gemisch Ethrane stufenweise um jeweils 0,5 Vol.-% zunehmend angeboten bis zu einer Maximalkonzentration von 3,5 Vol.-% Verdampfer-Einstellung (Enfluratec, Cyprane, England). Nach durchschnittlich 5 - 10 Minuten war eine ausreichende Schlaftiefe erreicht, so daß nach Relaxierung mit Succinylcholin die Intubation erfolgen konnte. Die Steuerung der Narkose, also die Ethrane-Zufuhr, orientierte sich allein an den herkömmlichen Kreislaufparametern, so daß kaum ein Steady-State erreicht werden konnte. Zu den verschiedenen Meßzeitpunkten wurden recht unterschiedliche Ethrane-Konzentrationen bei den einzelnen Patienten gemessen (Abb. 2).

Die Ethrane-Konzentrationen wurden gaschromatographisch im arteriellen Blut bestimmt. Für die gesamte Anästhesiezeit, also bis einschließlich Meßpunkt 4, errechnete sich eine durchschnittliche Ethrane-Konzentration von 9,3 mg/100 ml. Zum Meßzeitpunkt 5 - also nach Extubation am bereits ansprechbaren Patienten - betrug die Ethrane-Konzentration im arteriellen Blut noch im Mittel 1,7 mg/100 ml. Eine Stunde später lag sie um oder unter 0,25 mg/100 ml.

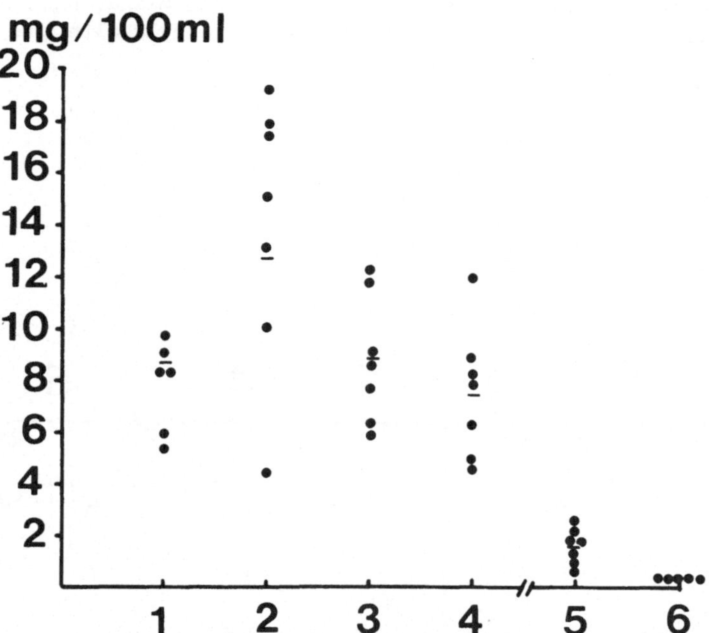

Abb. 2: Streuung der im arteriellen Blut gemessenen Ēthrane-Konzentrationen zu den verschiedenen Meßzeitpunkten

Die Abbildungen 3 a und b zeigen als Beispiel das Narkoseprotokoll einer Inhalationsanästhesie mit Ēthrane. Es handelt sich um die Operation eines Acusticusneurinoms einer 45jährigen Patientin. Nach stufenweiser Erhöhung der Ēthrane-Konzentration im Inhalationsgemisch bis 3,5 Vol.-% erfolgte die Intubation. Die Verdampfereinstellung lag in den ersten beiden Stunden der Narkose bei etwa 1,5 Vol.-%, später bei 1,0 Vol.-% Ēthrane. Auffallend ist die Stabilität des Kreislaufs und der geringe Bedarf des depolarisations- hemmenden Muskelrelaxans.

Aufgrund unserer bisherigen klinischen Erfahrung sind wir der Meinung, daß sich die Narkose außerordentlich gut mit Ēthrane steuern läßt, gelegent- lich - wenn vor allem dem Wunsch des Operateurs nach einer mäßigen Blut- drucksenkung nachgekommen werden soll - besser als bei der Neuroleptanal- gesie. Der Einsatz zusätzlicher blutdrucksenkender Pharmaka, wie Cata- pressan, Phentolamin und neuerdings Nitroprussid-Natrium läßt sich norma- lerweise mit Ēthrane umgehen. Darüber hinaus scheinen bei der Neurolept- analgesie die sogenannten "fentanylrefraktären" Blutdruckanstiege intra- operativ gar nicht so selten, so daß man, wenn der Versuch mißlingt, mit DHB den Druck zu senken, gezwungen ist, zusätzlich ein Inhalationsnarkoti- kum - also Halothane oder Ēthrane - einzusetzen.

Unsere Untersuchungsergebnisse über die Hämodynamik beim Menschen während einer Ēthrane-Narkose, bestätigen nicht nur bisher mitgeteilte Befunde, sondern sie zeigen in erstaunlichem Maße eine weitgehende Übereinstimmung mit der Hämodynamik während einer Neuroleptanalgesie. Eine statistische Auswertung des bisher vorliegenden Untersuchungsmaterials haben wir nicht vorgenommen, da die Studie noch nicht abgeschlossen ist.

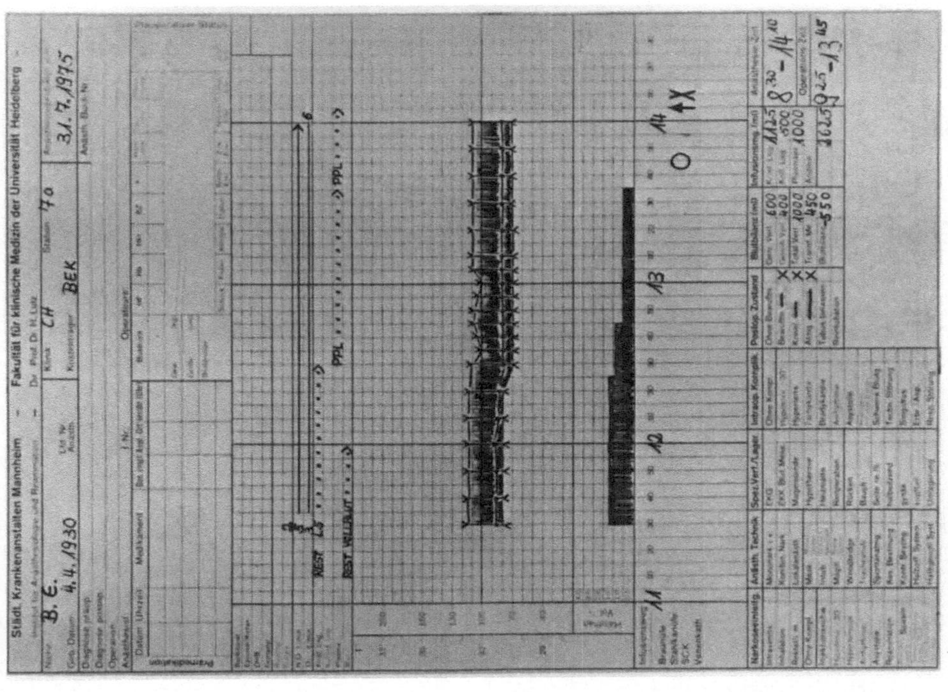

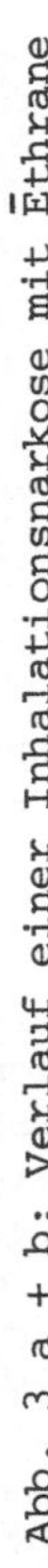

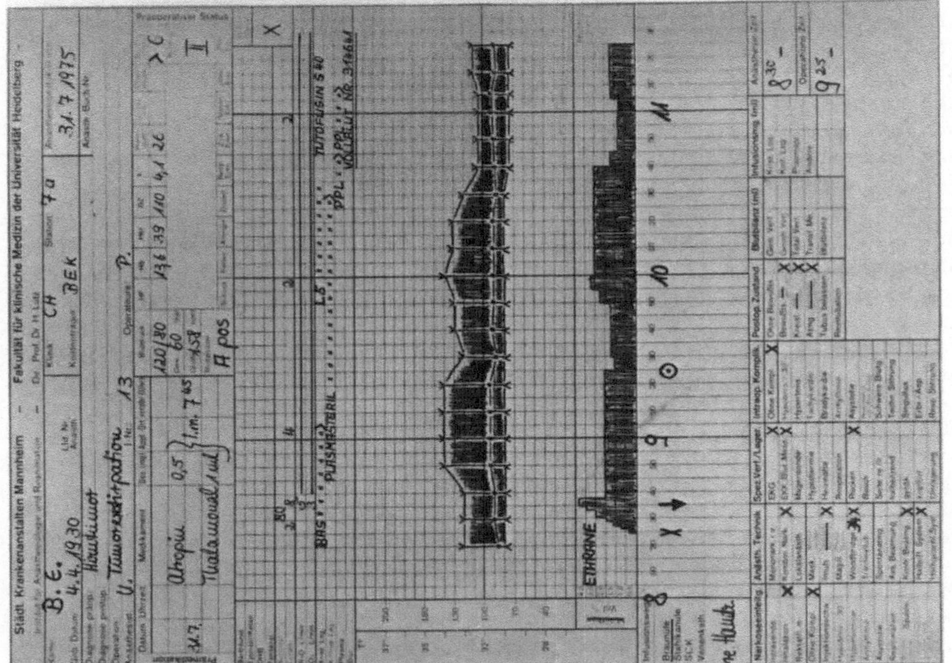

Abb. 3 a + b: Verlauf einer Inhalationsnarkose mit Ēthrane

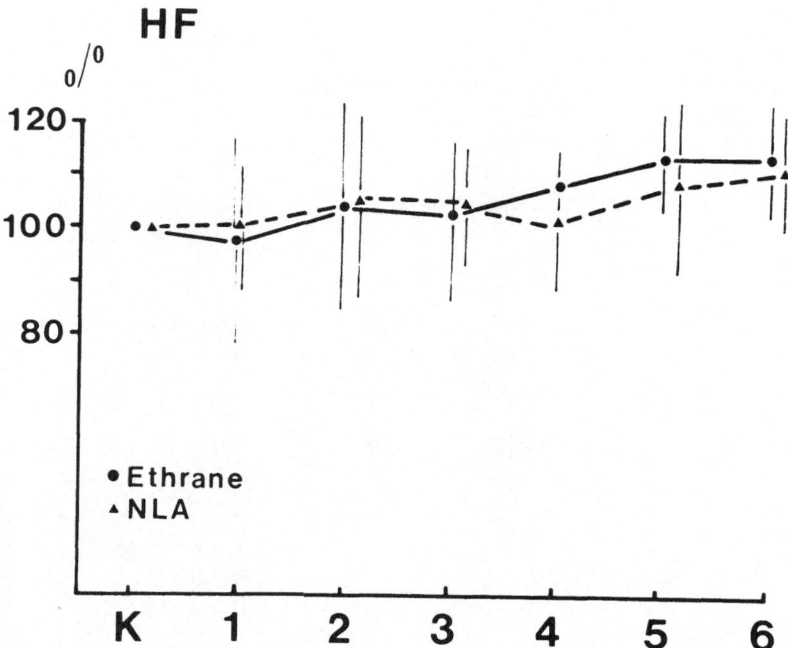

Abb. 4: Gang der Herzfrequenz während der Ēthrane-Inhalationsnarkose und
der Neuroleptanalgesie

Die Herzfrequenz (Abb. 4) steigt während des operativen Eingriffes in beiden Kollektiven gering an. Während der Ēthrane-Anästhesie max. um 9 %, bei
der NLA max. um 5 %. Die stärkste Zunahme ist jedoch in beiden Kollektiven
eine Stunde postoperativ feststellbar. Frühere Untersuchungen an Kindern
hatten gezeigt, daß es während der Anästhesie mit Ēthrane zu einer deutlichen Tachykardie kommt (Klose u. Mitarbeiter, 1975). Diese bleibt bei den
Erwachsenen aus. Tierexperimentelle Untersuchungen von Peter u. Mitarbeiter
(1974) aus unserem Institut sowie auch von Tarnow (1974) haben gezeigt, daß
es unter niedrigen Ēthrane-Konzentrationen zu keiner Herzfrequenzänderung
kommt, sondern erst bei höheren. Bei unseren Patienten ließ sich aber eine
Abhängigkeit der Herzfrequenz von der Ēthrane-Konzentration - zumindest von
der am Verdampfer eingestellten Konzentration - nicht nachweisen.

Intraoperativ erstmals auftretende Unregelmäßigkeiten der Herzschlagfolge
konnten in beiden Gruppen nicht beobachtet werden.

Das Schlagvolumen (Abb. 5) zeigt eine deutliche Abnahme in beiden Kollektiven.
Bei der nur angedeuteten Zunahme der Herzschlagfolge resultiert demnach eine
entsprechende Abnahme des Herz-Zeitvolumens (Abb. 6).

Während der Narkose mit Ēthrane beträgt die Reduktion des Herz-Zeitvolumens
max. 26 %. Zu Ergebnissen gleicher Größenordnung kamen Haldemann u. Mitarbeiter (1974) sowie Dobkin u. Mitarbeiter (1968) und Virtue u. Mitarbeiter
(1966). Auch unter der Neuroleptanalgesie läßt sich eine mittlere Abnahme
des Herzminutenvolumens auf 70 % feststellen.

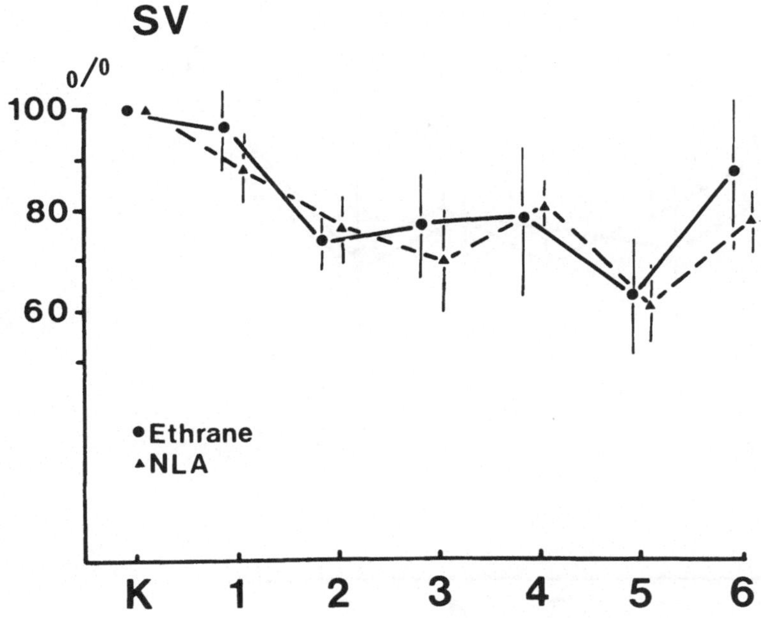

Abb. 5: Verhalten des Herzschlagvolumens während der Inhalationsnarkose mit
Ēthrane und der Neuroleptanalgesie.

Die Veränderungen sind unmittelbar nach Narkoseende am ausgeprägtesten. Wie
bereits erwähnt betrug zu diesem Zeitpunkt die Ēthrane-Konzentration am
bereits bedingt ansprechbaren Patienten im Mittel nur noch 1,7 mg/100 ml, so
daß die Herzzeitvolumenabnahme nicht allein narkotikabedingt ist.

Bereits eine Stunde nach Narkoseende hat jedoch eine Angleichung an die Ausgangslage stattgefunden.

Trotz der Herzzeitvolumen-Minderung findet sich keine wesentliche Änderung
des arteriellen Mitteldruckes (Abb. 7). In beiden Kollektiven fällt er im
Mittel nur um max. 11 % ab und zeichnet sich sonst durch eine relative Stabilität aus. Andere Untersucher fanden gleichfalls einen arteriellen Druckabfall von 12 - 17 % (Dobkin u. Mitarbeiter, 1968, Huse u. Mitarbeiter, 1974,
Haldemann u. Mitarbeiter, 1974).

Der für die Ēthrane-Narkose immer wieder beschriebene initiale Blutdruckabfall läßt sich bei entsprechender Narkosetechnik durchaus in Grenzen
halten oder aber sogar vermeiden. Bei einer bereits vor Narkoseeinleitung
begonnenen Volumensubstitution und bei stufenweiser Erhöhung der Ēthrane-
Konzentration konnten wir in keinem Fall einen kritischen Blutdruckabfall
beobachten.

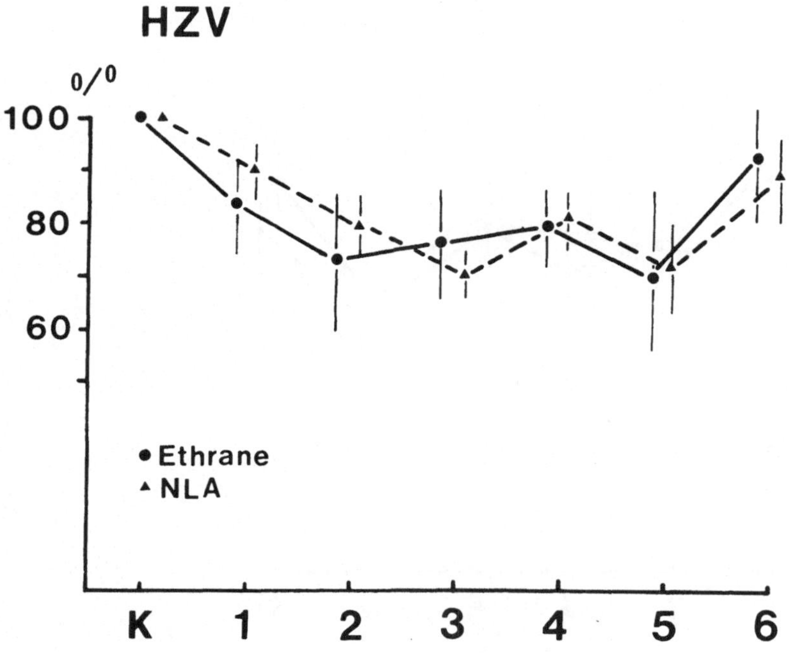

Abb. 6: Veränderungen des Herzzeitvolumens.

Die dem Ethrane immer wieder nachgesagte Blutdruckstabilität ist auf eine
Zunahme des totalen peripheren Widerstandes (Abb. 8) zurückzuführen. Dieser
steigt immerhin intraoperativ um 41 % an. Diese Ergebnisse stimmen mit den
Befunden anderer Untersucher (Dobkin u. Mitarbeiter, 1968, Haldemann u.
Mitarbeiter, 1974) überein, stehen aber doch im Gegensatz zu einer Reihe
von tierexperimentellen Arbeiten (Peter u. Mitarbeiter, 1974, Tarnow, 1974),
die eine Abnahme des totalen Widerstandes fanden.
Beim Menschen sahen Huse u. Köhler (1974) eine mäßige, nicht signifikante
Abnahme des Widerstandes von 2 %. Die von diesen Autoren benutzte durch-
schnittliche Erhaltungskonzentration von Ethrane betrug immerhin 2 ± 0,5
Vol.-%, eine Relaxierung erfolgte nicht. Die Patienten wurden mit einem
Lachgas-Sauerstoff-Gemisch im Verhältnis 1:1 beatmet.

Bereits beim Ethrane-Symposium 1973 in Hamburg hat man über die möglichen
Ursachen dieser Diskrepanz zwischen den Befunden am Menschen und am Tier
diskutiert (Lawin u. Beer, 1974). Am wahrscheinlichsten ist eine Beeinflussung der primär narkotikabedingten Kreislaufveränderungen durch äußere Einflüsse über den Weg einer Katecholaminausschüttung. So wurden alle Untersuchungen am Tier - nicht ganz der klinischen Situation entsprechend - ohne
Operationsstress und auch insgesamt mit höheren Ethrane-Konzentrationen
durchgeführt. Dennoch scheint uns diese Erklärung nicht ganz befriedigend,
da wir noch vor Beginn der Operation - also zum Meßpunkt 1 - bereits einen
Anstieg des totalen peripheren Widerstandes von etwa 10 - 15 % im Mittel
für beide Kollektive feststellen konnten.

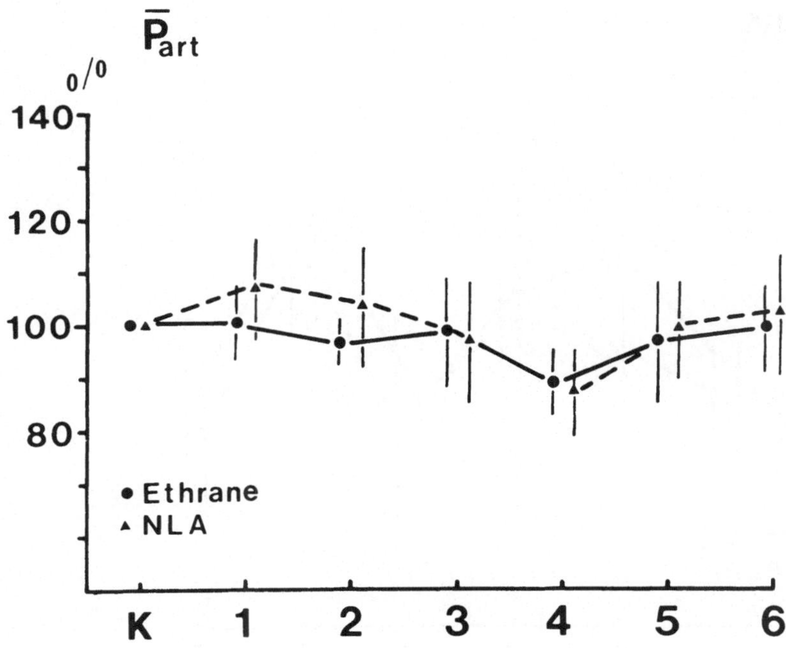

Abb. 7: Verhalten des arteriellen Mitteldruckes (blutig in der arteria
radialis gemessen) während der Inhalationsnarkose mit Ēthrane und der
Neuroleptanalgesie

Auch die von Haldemann u. Mitarbeiter (1974) aufgezeigten erheblichen Unterschiede zwischen präoperativer und intraoperativer Narkosephase konnten wir
nicht nachweisen.

Die ausgeprägteste Zunahme des totalen peripheren Widerstandes von nahezu
50 % findet sich unmittelbar nach Narkoseausleitung (Meßpunkt 5) und zwar
in beiden Gruppen. Für diese Zunahme sind sicherlich äußere Einflüsse verantwortlich zu machen: z.B. Schmerzen und Kälte. Das rasche Abfluten des
Inhalationsnarkotikums sowie seine ausgesprochen geringe analgetische Wirkung würden diese Kreislaufumstellung unmittelbar postoperativ durchaus erklären.

Ergänzend sei noch der Pulmonalarterien-Mitteldruck (Abb. 9) dargestellt.
Insgesamt zeigt sich eine Zunahme sowohl im Ēthrane- als auch im NLA-
Kollektiv. Die erhebliche Streuung in beiden Kollektiven läßt eine Deutung
zum augenblicklichen Zeitpunkt jedoch nicht zu.

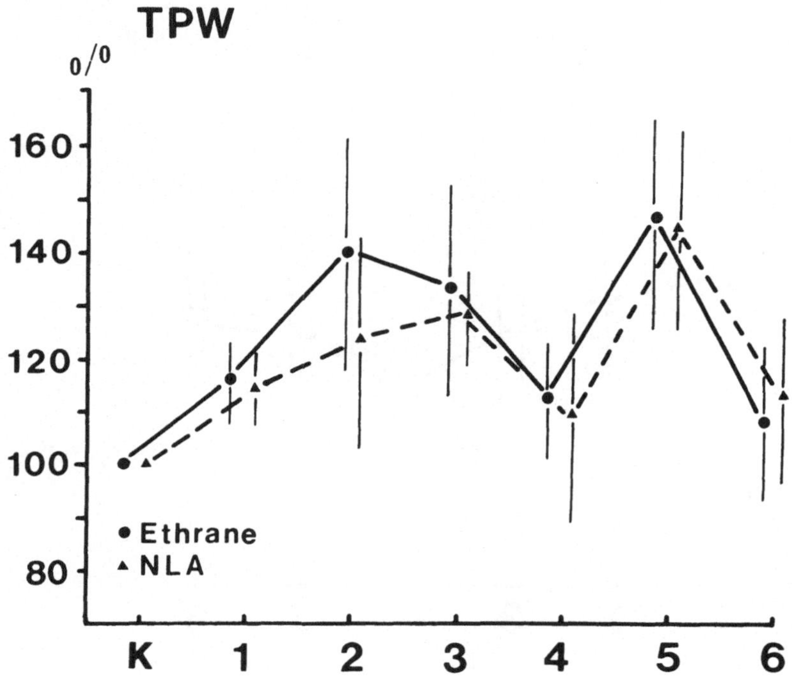

Abb. 8: Verhalten des totalen peripheren Widerstandes

Unsere Befunde bei der Anästhesie mit Ethrane bei neurochirurgischen Eingriffen zeigen weder qualitativ noch quantitativ entscheidende Unterschiede
zu bisher vorliegenden Ergebnissen anderer Autoren (Virtue u. Mitarbeiter,
1966, Dobkin u. Mitarbeiter, 1968, Haldemann u. Mitarbeiter, 1974, Huse u.
Köhler, 1974), sie stehen jedoch im Widerspruch - besonders hinsichtlich
des totalen peripheren Widerstandes - zu tierexperimentellen Ergebnissen
(Beer u. Beer, 1974, Tarnow, 1974, Peter u. Mitarbeiter, 1974).

Ursächlich sind dafür wohl am wahrscheinlichsten narkotikaunabhängige operative Störfaktoren anzunehmen, obgleich einiges auch gegen diese Annahme
spricht. Bei dem Vergleich mit der als kreislaufschonend bekannten Neuroleptanalgesie zeigt sich, daß in den von uns gemessenen Parametern unter
operativen Bedingungen und bei der von uns praktizierten Anästhesietechnik
kein wesentlicher Unterschied feststellbar ist. Ein ähnliches Kreislaufverhalten - Abnahme des Schlag- und Herzzeitvolumens, Zunahme des peripheren
Gesamtwiderstandes und unveränderter arterieller Druck - während Neuroleptanalgesie und Operation - wurde von Schorer (1966, 1974) sowie Müller (1966)
beobachtet.

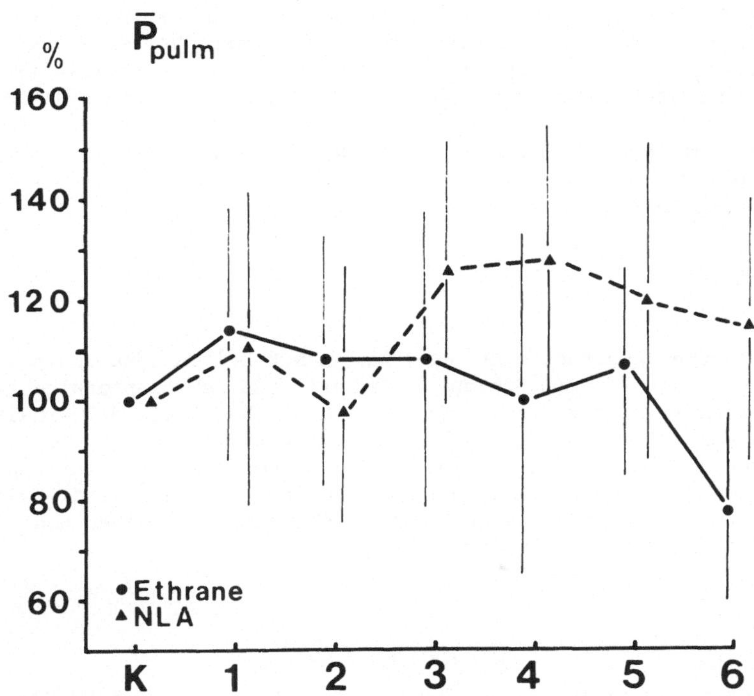

Abb. 9: Verhalten des Mitteldruckes in der arteria pulmonalis.

Ēthrane besitzt bei dem von uns gewählten Vorgehen bis zu Konzentrationen
von 3,5 Vol.-% bei der Einleitung die in der Neurochirurgie gewünschte Stabilität des Blutdruckes. Eine plötzliche unerwartete Hypotension ließ sich
vermeiden. Obgleich die Narkoseeinleitung per inhalationem mit Ēthrane relativ rasch, einfach und komplikationslos verläuft, so wird man doch üblicherweise gerade in der Neurochirurgie zu einer schonenden Einleitung mit einem
intravenös applizierbaren Pharmakon (Barbiturat, Etomidate) greifen. Wir
wählten jedoch diese Form der Narkose, um unsere Untersuchungen nicht durch
eine Basisnarkose zu verfälschen. Normalerweise benutzen wir zur Induktion
ein Thiobarbiturat, um dann schrittweise auf Ēthrane überzugehen.

Weiterhin besitzt Ēthrane als rasch an- und abflutendes Inhalationsnarkotikum (Torri, 1974) den Vorteil der guten Steuerbarkeit. Die Ausleitung der
Narkose, ein zweifelsohne entscheidender Augenblick bei neurochirurgischen
Eingriffen, bietet verglichen mit der Neuroleptanalgesie keine Nachteile.
Pressen, Husten, Würgen oder gar Erbrechen konnten wir bisher nicht beob-
achten. Die Ventilation war - wie zum Zeitpunkt 5 die Blutgasanalysen be-
legen - ausreichend,und ein Unterschied zur Neuroleptgruppe ließ sich nicht
aufzeigen. Insgesamt gewannen wir den Eindruck, daß Patienten nach einer
Ēthrane-Narkose schneller ihre Aktivität zurückgewinnen. Sicherlich sind
Patienten nach einer Neuroleptanalgesie wach, d.h. auf Anruf ansprechbar,
doch benötigen sie weitaus mehr Anstoß von außen, als Patienten nach einer
Ēthrane-Narkose.

Abschließend ist festzustellen, daß hinsichtlich der Hämodynamik sich weder
für die eine noch für die andere Narkoseform entscheidende Vorteile aus
unseren Untersuchungen ableiten lassen. Das nahezu identische Kreislauf-
profil dieser beiden doch recht unterschiedlichen Anästhesieverfahren be-
legt einmal mehr, daß bei vorsichtiger und der klinischen Situation ange-
paßter Technik mit differenten Substanzen gleiche Effekte erzielt werden
können. Für die Neuroanästhesie nun speziell bedeutet dies, daß Ethrane ein
durchaus brauchbares Anästhetikum ist.

Zusammenfassung

Es wird über klinische Untersuchungen der Hämodynamik bei langdauernden
neurochirurgischen Eingriffen in Ethrane-Anästhesie und Neuroleptanalgesie
berichtet. In beiden Kollektiven zeigt sich ein ähnliches Kreislaufverhalten: Abnahme des Herzzeitvolumens, unveränderter arterieller Druck und Anstieg des peripheren Widerstandes. Es werden die Ergebnisse diskutiert und
tierexperimentellen Befunden gegenübergestellt. Weder für die Ethrane-Anästhesie noch für die Neuroleptanalgesie lassen sich unter klinischen Bedingungen entscheidende Vorteile ableiten.

Summary

Clinical investigations concerning the hemodynamics during neurosurgical
procedures of long duration under Ethrane anesthesia and neuroleptanalgesia
are reported. Both patient groups show similar circulatory patterns:
decreased heart minute volume, unchanged arterial blood pressure, increased
peripheral resistance. The findings are discussed and are confronted with
results from animal experimentation. Under clinical conditions, neither for
Ethrane anesthesia nor for neuroleptanalgesia can any evidence of decisive
advantages be found.

Literatur

1. BEER D, BEER R: Die Beeinflussung der Myocardkontraktilität und Hämody-
   namik durch Ethrane beim Hund.
   In: P.Lawin u. R. Beer: Ethrane. Anästhesiologie und Wiederbelebung 84,
   Springer-Verlag, Berlin

2. CUNITZ G: Das Verhalten des Hirndruckes unter Ethrane.
   Ethrane-Symposion, Würzburg, 13.6.1975

3. DOBKIN AB, HEINRICH RG, ISRAEL JS, LEVY AA, NAVILLE JF, OUNKASEM K:
   Clinical and Laboratory Evaluation of a New Inhalation Agent: Compound
   347 (CHF_2-O-CF_2-CHClF)
   Anesthesioloby 29: 275, 1968

4. ENGSTRÖM CG, HERZOG P: Ventilation nomogram for practical use with the
   Engström Respirator.
   Acta chir scand 37: 245, 1959

5. HALDEMANN G, HOSSLI G, KYM J, SCHAER H: Die Wirkung von Ēthrane auf die
   Hämodynamik beim Menschen.
   In: P.Lawin u. R.Beer: Ēthrane. Anästhesiologie und Wiederbelebung 84,
   Springer-Verlag, Berlin

6. HUSE K, KÖHLER H: Kreislaufveränderungen in Ēthrane-Narkose bei neuro-
   chirurgischen Patienten.
   In: P.Lawin u. R.Beer: Ēthrane. Anästhesiologie und Wiederbelebung 84,
   Springer-Verlag, Berlin

7. HUTSCHENREUTER K, RACENBERG E: Anästhesieprobleme bei Eingriffen am Gehirn.
   Prakt Anästh 6: 397, 1971

8. KLOSE R, HERRMANN G, BRANDS W: Ēthrane in der Kinderanästhesie.
   Prakt Anästh 10: 265, 1975

9. LAWIN P, BEER R: Ēthrane Proceeding of the First European Symposium on
   Modern Anesthetic Agents. Hamburg, November 9th and 10th, 1973, Springer-
   Verlag, Berlin, 1974

10. MARQUART H: Anästhesie bei erhöhtem intracraniellen Druck.
    Anästh Inform 16: 67, 1975

11. MICHENFELDER JB, GRONERT A, REHDER K: Neuroanästhesia.
    Anästhesiology 30: 65, 1969

12. MÜLLER: Diskussionsbemerkung in: Neuroleptanalgesie - Klinik und Fort-
    schritt, Hrsg. W.F. Henschel, Schattauer-Verlag, Stuttgart, 1966, S.229

13. PETER K, DIETMANN K, SPONER G: Untersuchungen zur Analyse des großen
    Kreislaufs und des Koronarkreislaufs am Hund unter Ēthrane-Narkose.
    In: P.Lawin und R.Beer: Ēthrane. Anästhesiologie und Wiederbelebung 84,
    Springer-Verlag, Berlin, 1974

14. SCHORER R: Diskussionsbemerkung in: Neuroleptanalgesie - Klinik und
    Fortschritte, Hrsg. W.F. Henschel, Schattauer-Verlag, Stuttgart, 1966,
    S. 225

15. SCHORER R: Kreislaufbeeinflussung durch Narkosemittel.
    In: M.Gemperle, G.Hossli und B.Tschirren: Atmung - Kreislauf, Anästhe-
    siologie und Wiederbelebung 80, Springer-Verlag, Berlin, 1974

16. TARNOW J: Diskussionsbemerkung.
    In: P.Lawin u. R.Beer: Ēthrane. Anästhesiologie und Wiederbelebung 84,
    Springer-Verlag, Berlin

17. TORRI G: Uptake and Elimination of Ēthrane at Constant Inspired and
    Alveolar Concentration.
    In: P.Lawin u. R.Beer: Ēthrane. Anästhesiologie und Wiederbelebung 84,
    Springer-Verlag, Berlin

18. VIRTUE RW, LUND LO, PHELPS MK, VOGEL JH, BECKWITT H, HERON M: Difluoro-
    methyl 1,1,2-tri- fluro- 2- chlorethyl ether as an anaesthetic agent:
    results with dogs and a preliminary note on observations with man.
    Canad Anaesth Soc J 13: 223, 1966

Der Einfluß von Ēthrane und anderen Narkotika auf den intracraniellen
Druck in der Neurochirurgie

G. Cunitz

Der Druck im Schädelinneren hängt von den intracraniellen Bestandteilen
Hirnsubstanz, Liquor cerebrospinalis und Gefäßsystem mit Blutvolumen ab.
Der intracranielle Druck kann vom Anaesthesisten in einer für den Patienten
günstigen oder ungünstigen Weise beeinfluß werden. Angriffspunkt ist das
cerebrale Gefäßsystem, dessen Volumen etwa 3 - 5 % des gesamten intracraniellen Volumens ausmacht.

Eine intracranielle Drucksenkung verbessert den Perfusionsdruck im Gehirn
und erleichtert den operativen Zugang, während eine Druckerhöhung zu einer
Volumenzunahme des Gehirns, zur lokalen Einklemmung und - im ungünstigen
Falle - bei Verlust der Autoregulation zu einer cerebralen Mangeldurch-
blutung führen kann.

In einer Narkose kann das intracranielle Druckniveau über zwei Wege verändert werden.

1. Durch die angewandte Technik.
Hierzu zählen z.B. eine intermittierende Positiv-Beatmung oder eine Beatmung
mit Sog, eine Normo- oder Hyperventilation und die Aufrechterhaltung einer
Narkosetiefe, welche Husten, Abwehrbewegungen mit damit verbunden intracraniellen Druckerhöhungen vermeidet.

2. erfolgt eine Einflußnahme über die angewandten Pharmaka, wobei hier nur
Narkotika interessieren sollen.

Von unserer Arbeitsgruppe wurden verschiedene der heute benutzten Narkosemittel in ihrer Wirkung auf den intracraniellen Druck geprüft.

Die Messungen erfolgten an neurochirurgischen Patienten, bei denen 2 - 3
Stunden später ein operativer Eingriff ausgeführt wurde. Die Patienten hatten
meist einen Hydrocephalus unterschiedlicher Genese oder eine Tumorerkrankung.
Der intracranielle Druck wurde fortlaufend über einen im Ventrikelsystem
liegenden Katheter registriert. Der Katheter war einige Tage zuvor über ein
Bohrloch in einen Seitenventrikel gelegt worden. Er endigte entweder frei

oder war mit einer Rickham-Kapsel verschlossen, welche punktiert werden
kann. Dazu wurden im allgemeinen noch folgende Daten simultan registriert:
Blutdruck, Pulsfrequenz, zentralvenöser Druck und exspiratorische CO_2-Kon-
zentration.

Die Wirkung von Narkosemitteln auf den intracraniellen Druck kann von einer
Drucksenkung über einen neutralen Effekt bis zur Drucksteigerung reichen.
Barbiturate, Propanidid und die in der Neuroleptanalgesie angewandten Substanzen besitzen in dieser Hinsicht günstige Eigenschaften. Sie führen entweder zu einem intracraniellen Druckabfall oder lassen das Druckniveau unverändert.

Im einzelnen: Eine Thiopental-Injektion (Trapanal[®] - 2 - 3 mg/kg) zur Narkoseeinleitung hatte bei bisher 8 untersuchten Patienten immer einen deutlichen intracraniellen Druckabfall zur Folge. Methohexital (Brevimytal[®] -
0,5 - 1 mg/kg) führte bei 8 weiteren Patienten in der gleichen Situation
insgesamt zwar ebenfalls zu einer Drucksenkung, bei einigen Patienten blieb
jedoch der Druck im Liquorraum konstant.

Tabelle 1 gibt die Mittelwerte vor und 1 - 2 Minuten nach einer Thiopental-
bzw. Methohexital-Injektion wieder.

Tabelle 1: Verhalten des intracraniellen Druckes (als Ventrikeldruck) unter
Thiopental und Methohexital. Wiedergegeben sind Mittelwerte ($\bar{x}$) mit ihren
Standardabweichungen ($s\bar{x}$). Die statistische Berechnung erfolgte durch einen
paarweisen Vergleich der Einzelwerte.

| | intracranieller Druck | | t | p | Freiheits- |
	von	bis			grade
Thiopental	12,3 ± 3,3	8,0 ± 2,8	3,660	<0,01	7
Methohexital	14,1 ± 2,9	11,1 ± 2,1	2,806	<0,05	7

Aus Abb. 1 ist zu erkennen, daß es bei dem Patienten (30 J., hydrocephalus
occultus unklarer Genese) mit einer Einschlafdosis von 200 mg Thiopental zu
einem markanten intracraniellen Druckabfall kam. Der arterielle Blutdruck
fiel im Zusammenhang mit der Injektion leicht ab, während der zentralvenöse
Druck unverändert blieb.

Abb. 2 (24jähriger Patient, Tumor hintere Schädelgrube) zeigt ein unverän-
dertes intracranielles Druckniveau nach einer Methohexital-Injektion zur
Narkoseeinleitung. Der zentralvenöse Druck blieb ebenfalls konstant. Bei dem
Patienten sind deutlich atemsynchrone Schwankungen des intracraniellen und
zentralvenösen Druckes zu erkennen.

Eine Neuroleptanalgesie verändert den intracraniellen Druck nicht, sie führt
sogar gelegentlich zu einer Drucksenkung gegenüber den Ausgangswerten. DHBP
wurde in den hier durchgeführten Untersuchungen mit 10,0 - 17,5 mg, Fentanyl
mit 0,3 - 0,5 mg, eine Fentanyl-Nachinjektion mit 0,1 mg beim Erwachsenen
dosiert. Kinder erhielten entsprechend dem Körpergewicht weniger.

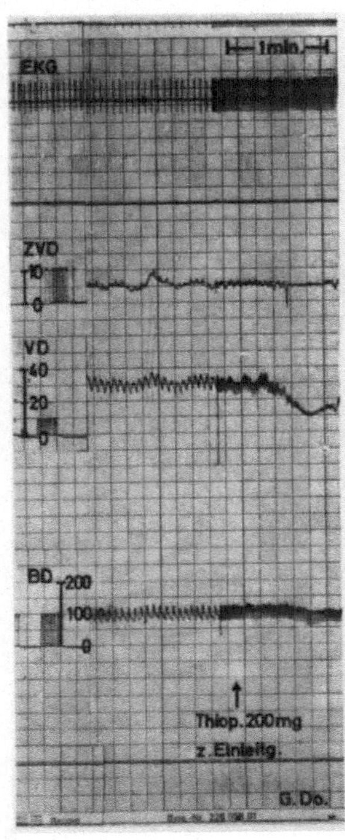

Abb. 1: Verhalten von Ventrikeldruck (VD), Blutdruck (BD) und
zentralvenösem Druck (ZVD), alle
in mm Hg, nach Thiopental-
injektion.

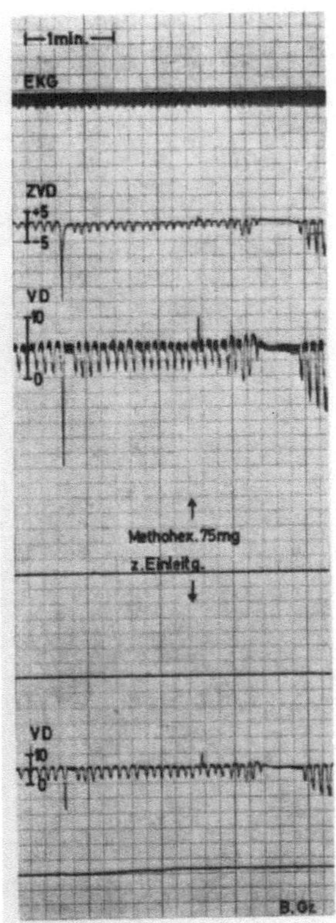

Abb. 2: Verhalten von Ventrikeldruck
(VD, in 2 Verstärkungen) und zentralvenösem Druck in mm Hg nach Methohexital.

In einigen Fällen wurde zur Einleitung zusätzlich Methohexital oder Thiopental gegeben. Von 7 untersuchten Patienten behielten 6 ein praktisch
gleiches intracranielles Druckniveau, wobei 1 Patient während der Messungen
allerdings spontan eine kurzdauernde Drucksteigerung von 4 mm Hg hatte. Bei
einem Patienten kam es zu einem Druckabfall von 10 - 12 mm Hg gegenüber den
Ausgangswerten vor Narkosebeginn.

Die fortlaufende Registrierung der verschiedenen Drucke erbrachte einen
weiteren, stets anzutreffenden Befund. Mit Beginn der Maskenbeatmung, im
besonderen Ausmaß jedoch bei der Intubation, traten vorübergehende starke
Druckerhöhungen im Ventrikelsystem auf. Sie wurden von Druckspitzen in der
Vena cava begleitet.

Abb. 3 (42jährige Patientin, Neurinom an der Wurzel C 1) gibt Ventrikeldruck,
zentralvenösen Druck, Blutdruck und Pulsfrequenz im Laufe einer Neuroleptanalgesie wieder. Die verabreichten Substanzen DHBP, Fentanyl oder Pancuronium sind auf der Abszisse zeitlich aufgetragen. Man sieht deutlich, daß der
Ventrikeldruck, nachdem eine vorübergehende starke Druckerhöhung bei der
Narkoseeinleitung und Intubation abgeklungen war, sein Ausgangsniveau kon-
stand beibehielt. Der zentralvenöse Druck verlief in der Einleitungsphase

etwa in gleicher Richtung wie der intracranielle Druck und veränderte sich
später nicht mehr. Der Blutdruck fiel anfangs ab und blieb später stabil.

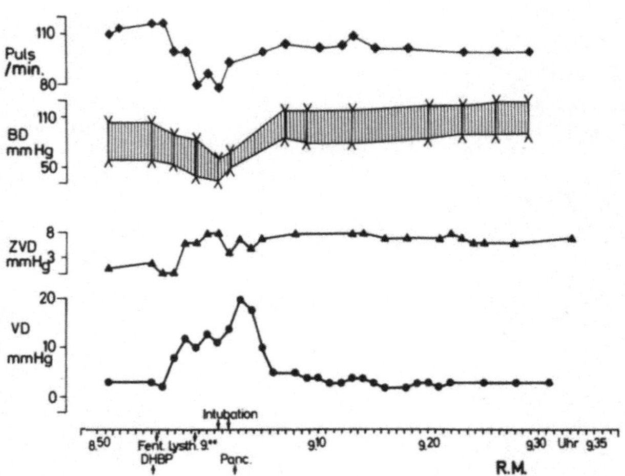

Abb. 3: Ventrikeldruck (VD), zentralvenöser Druck (ZVD), Blutdruck (BD) und
Pulsfrequenz im Laufe einer Neuroleptanalgesie. DHBP = Dehydrobenzperidol[®],
Fent. = Fentanyl[®], Lysth. = Lysthenon[®], Panc. = Pancuronium[®].

Vorübergehende intracranielle Drucksteigerungen bei der Narkoseeinleitung
und Intubation waren nicht nur in einer Neuroleptanalgesie, sondern auch in
Barbiturat-Lachgas-Halothan-Narkosen zu beobachten. Ein Anstieg trat bei den
relaxierten Patienten auch unter ausreichender Ventilation auf, er war aber
besonders ausgeprägt, wenn Beatmungs- oder Intubationsschwierigkeiten hin-
zukamen. Die Genese dieser Drucksteigerung ist noch nicht völlig abgeklärt:
Sie hängt aber offenbar mit intrathorakalen Druckschwankungen, die über das
venöse System ins Gehirn fortgeleitet werden, zusammen. Die Abb. 4 (39jähriger
Patient, Clivus Meningiom) liefert hierfür einen Hinweis. Es handelt sich um
eine Direktschreibung von exspiratorischem CO_2, Ventrikeldruck, Blutdruck und
zentralvenösem Druck. Der Patient wurde in einer Neuroleptanalgesie extubiert,
über die Maske beatmet und wieder intubiert. Der Ventrikeldruck stieg bei der
Maskenbeatmung, stärker noch bei der folgenden Intubation, an. Diese Druckspitzen fielen zeitlich mit solchen in der Vena cava cranialis zusammen.

Das Verhalten des intracraniellen Druckes ist besonders bei cerebraler Vor-
schädigung, also bei einem neurologisch-neurochirurgischen Patientengut von
Bedeutung. Wird bei diesen Patienten der Hirndruck noch zusätzlich, z.B. bei
Vorliegen eines subduralen Hämatoms, gesteigert, so kann dies die Prognose
der vorliegenden Erkrankung erheblich verschlechtern.

Die Neuroleptanalgesie, die Narkoseeinleitung mit einem Barbiturat, evtl.
auch eine Barbiturat-Lachgas-Relaxans-Narkose, gehören zu den gängigen
Anaesthesieverfahren in der Neurochirurgie und neurologischen Diagnostik.
Halothan-Narkosen werden ebenfalls verabreicht, da öfter ein wirksames

flüchtiges Narkotikum, z.B. in der pädiatrischen Neurochirurgie, benötigt
wird.

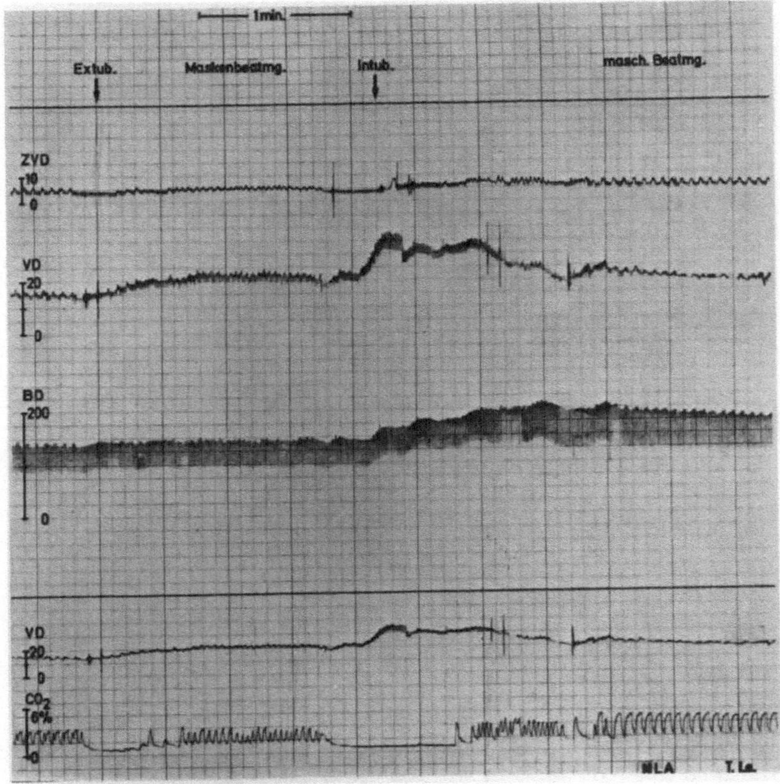

Abb. 4: Extubation, Maskenbeatmung und Reintubation in einer Neuroleptanalgesie. Ordinate: Ventrikeldruck (VD), Blutdruck (BD), zentralvenöser
Druck (ZVD), alle in mm Hg, und exspir. CO_2-Konzentration. Abszisse: Zeit.

Es lag nahe, hier auch Ēthrane zu verwenden. Voruntersuchungen an 5 Patienten ergaben zunächst, daß die Ēthrane-Gabe über die Maske an einen wachen
und dann einschlafenden Patienten keine korrekten Ergebnisse lieferte.
Kleinste Abwehrbewegungen und Unregelmäßigkeiten der Atmung führten zu un-
spezifischen intracraniellen Druckschwankungen.

Die Abb. 5 demonstriert, daß bei dem hier untersuchten Patienten allein das
Aufsetzen der Maske und die assistierte Beatmung zu starken Druckerhöhungen
im Liquorsystem führten, die mit dem verabreichten Ēthrane in keine Beziehung gebracht werden konnten. Der Druck fiel später ab. Er stieg andererseits nach Absetzen von Ēthrane wieder an.

Um eine gleichmäßige Narkosetiefe zu gewährleisten und Abwehrbewegungen des
Patienten zu vermeiden, wurde deshalb bei der weiteren Prüfung von Ēthrane
als Basisnarkose eine Neuroleptanalgesie benutzt. Insgesamt wurden 12
Patienten untersucht. Sie erhielten für Zeiträume von 10-15 Minuten Ēthrane.

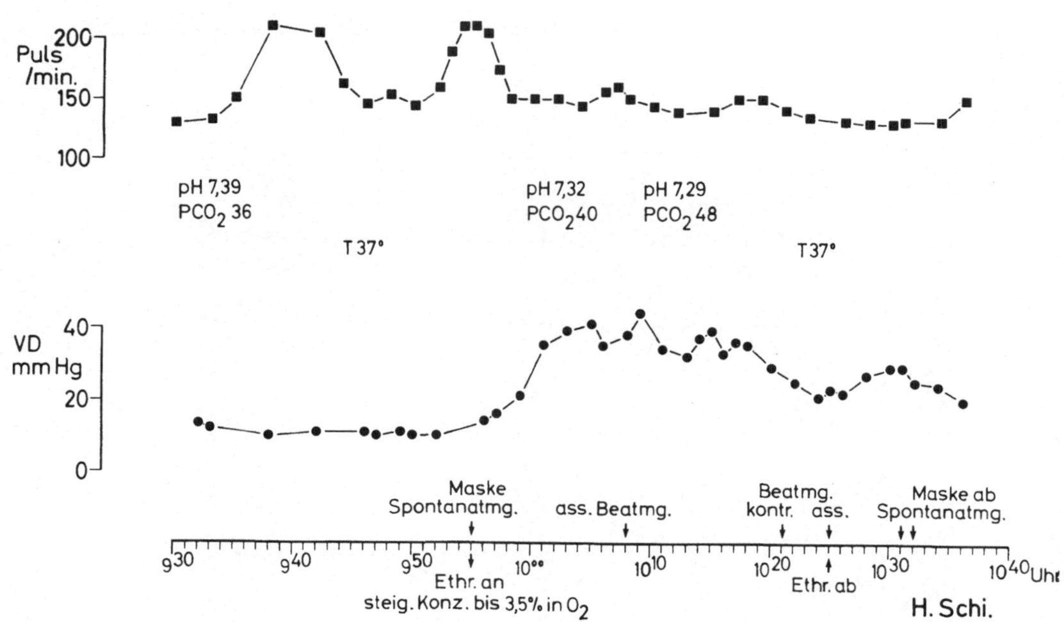

Abb. 5: Unspezifische Schwankungen des Ventrikeldruckes (VD) bei Verabreichung von Ēthrane über die Maske zur Narkoseeinleitung.

Die Dosierung betrug 1,5 - 2,5 Vol.-% in N_2O/O_2 (3:1,5 l/min). Mit der
Applikation wurde begonnen, nachdem die Ventrikeldruckschwankungen bei der
Narkoseeinleitung aufgehört hatten. Teilweise wurde nach einem Intervall
zum zweiten Male Ēthrane gegeben. Die Ausgangsliquordrucke betrugen 0-20
mm Hg und überschritten damit im oberen Bereich gerade die Norm.

Die Ēthrane-Untersuchungen ergaben insgesamt (Tab. 2):
Bei 4 Patienten blieb der intracranielle Druck unverändert, 1 Patient zeigte
einen leichten Druckabfall von 3 mm Hg, 1 Patient hatte unter der ersten
Ēthrane-Gabe einen Druckabfall, unter der folgenden dagegen einen leichten
Anstieg. Bei 6 Patienten stieg der intracranielle Druck an. Das Maximum betrug 11 mm Hg. Ein Druckanstieg trat offenbar umso häufiger auf, je höher
der Ausgangsdruck war. Die Druckerhöhung im gesamten Kollektiv betrug 3,4
mm Hg.

Abb. 6 gibt die Befunde einer 25jährigen Patientin mit einer Syringomyelie
wieder. Es lagen vor Beginn der Messungen niedrige intracranielle Ausgangs-
drucke von 0 - 2 mm Hg vor. Zunächst wurde das Ventrikelsystem mit Kochsalz-
lösung aufgefüllt, wodurch es zu einem vorübergehenden Druckanstieg kam.
Nach den Druckschwankungen bei der Intubation blieb der Ventrikeldruck unter
2,5 % Ēthrane, verabreicht von 10.19ʰ - 10.34ʰ, unverändert. Aus den arteriellen CO_2-Drucken geht hervor, daß der Patient während der Untersuchung
leicht hyperventiliert war. Der zentralvenöse Druck blieb unter Ēthrane auf
gleichem Niveau, während der Blutdruck geringfügig abfiel.

Tabelle 2: Einfluß von Ēthrane und Halothan auf den Druck im Ventrikelsystem (VD) in mm Hg. $\bar{x}$ Mittelwerte, $s\bar{x}$ Standardabweichungen der Mittelwerte. Zur Ermittlung von p erfolgte ein paarweiser Vergleich der Einzelwerte.

| Pat. | Ēthrane | pCO_2 | VD-Änderung | | | Halothan | pCO_2 | VD-Änderung | | |
			von	bis	absolut			von	bis	absolut
1. M. Bi	2,5 % (15 min)	37	20	18	− 2	1,7 % (20 min)	38	11	28	+ 17
	2,5 % (10 min)	37	17	23	+ 6					
2. S. J.	2,5 % (13 min)	36	5	11	+ 6	1,7 % (11 min)	36	6	26	+ 20
	2,5 % (14 min)		6	11	+ 5					
3. H. Schi	2,5 % (17 min)	29	15	12	− 3	1,7 % (23 min)	24	12	16	+ 4
	2,5 % (12 min)		14	12	− 2					
4. H. Hau	2,5 % (14 min)	39	14	14	0	1,7 % (14 min)	39	14	20	+ 6
5. M. Zei	2,5 % (15 min)	42	12	21	+ 9	1,7 % (15 min)	41	16	39	+ 23
6. S. Ku	2,5 % (15 min)	35	8	17	+ 9	1,7 % (15 min)	36	2	16	+ 14
7. G. S.	2,5 % (15 min)	35	2	2	0	1,0 % (17 min)	39	0	8	+ 8
8. M. Me	2,5 % (15 min)	31	4	7	+ 3	1,0 % (13 min)	32	7	16	+ 9
9. E. Noe	2,5 % (12 min)	30	19	30	+ 11	1,7 % (12 min)	28	15	33	+ 18
10. H. Gre	1,5 % (12 min)	41	17	21	+ 4	1,0 % (12 min)	39	19	31	+ 12
11. M. Rue	2,5 % (15 min)	36	0	0	0					
12. K. Hee	1,5 % (10 min)	3,3%	4	4	0					
	2,5 % (10 min)	CO_2	4	4	0					
Pat. 1 – 10	$\bar{x}$	36	11,5	15,6	+ 4,1[+]		35	10,2	23,3	+ 13,1[+]
	$s\bar{x}$		± 2,0	± 2,6	± 1,4			± 2,0	± 3,0	± 2,0
Pat. 1 – 12	$\bar{x}$	36	9,9	13,3	+ 3,4[+]					+ p <0,01
	$s\bar{x}$		± 2,0	± 2,6	± 1,3					

+ p <0,02

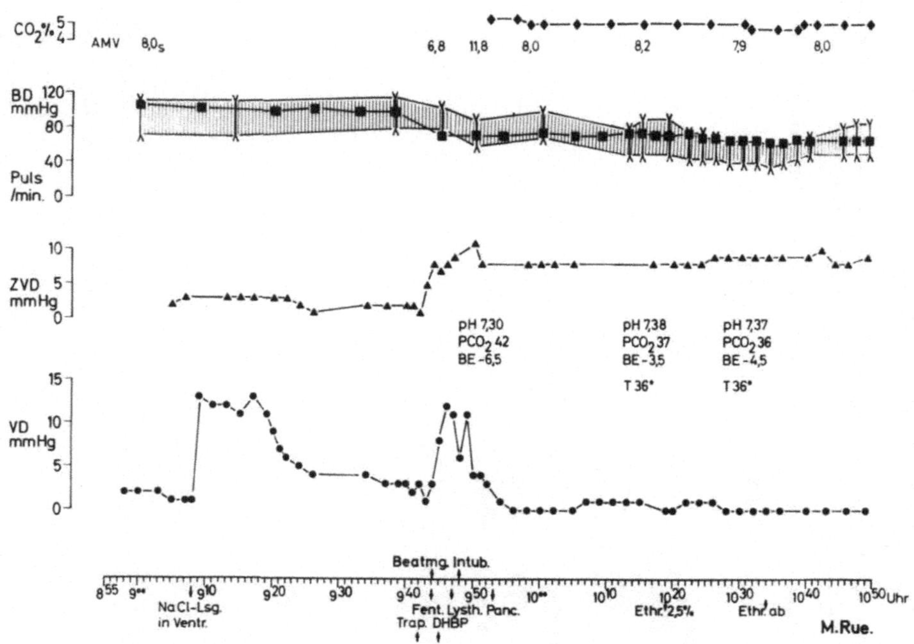

Abb. 6: Ventrikeldruck (VD), zentralvenöser Druck (ZVD), Blutdruck (BD), Pulsfrequenz, exspir. CO_2-Konzentration und die vom Patienten erzielten Atemminutenvolumina (AMV) mit Sollwert (s) im Verlaufe einer Neuroleptanalgesie, in der für 15 Minuten Ēthrane verabreicht wurde.

Bei Anwendung von Inhalationsnarkotika muß in unterschiedlichem Ausmaß mit einer intracraniellen Drucksteigerung gerechnet werden. Dabei soll hier nicht auf die Diskussion eingegangen werden, die seit den Arbeiten von Henriksen und Jörgensen (1973) über eine evtl. intracranielle Druckerhöhung durch Lachgas entstanden ist.

Von Halothan ist seit langem bekannt, daß der intracranielle Druck erhöht wird (Mc Dowall u. Mitarb., 1966; Jennett u. Mitarb., 1969). Wir verglichen deshalb bei 10 der genannten 12 Patienten Ēthrane mit Halothan. Die Narkotika wurden abwechselnd verabreicht. Dauer der Halothan-Gabe 11 - 20 Minuten. Die Halothan-Dosierung betrug 1 - 1,7 % und wurde so gewählt, daß die MAC-Werte von Ēthrane und Halothan in etwa übereinstimmten. Es muß jedoch einschränkend gesagt werden, daß MAC-Werte durch Sedativa oder Analgetika, also auch durch die hier verabreichte Basis-Neuroleptanalgesie modifiziert werden.

Der Vergleich ergab (Tab. 2):
Durch Halothan konnte im Gegensatz zu den Ergebnissen unter Ēthrane bei allen Patienten eine intracranielle Drucksteigerung erzeugt werden. Sie betrug im Durchschnitt 13,1 mm Hg und fiel damit wesentlich höher aus als unter Ēthrane. Trat bei einem Patienten unter Ēthrane eine intracranielle Drucksteigerung auf,

so war der Anstieg durch Halothan doch immer wesentlich größer. Das Maximum
in der Halothangruppe lag bei 23 mm Hg. Der kleinste Anstieg machte 4 mm Hg
aus, wobei während der Messungen pCO_2 24 mm Hg betrug. Eine Hyperventilation
schwächt jedoch eine intracranielle Druckerhöhung ab (Mc Dowall u. Mitarb.,
1966; Adams u. Mitarb., 1972), wovon in der Neurochirurgie während der Narkose und auf der Intensivtherapiestation ständig Gebrauch gemacht wird. Die
folgenden Abbildungen verdeutlichen diese Ergebnisse:

Abb. 7: Der 50jährige Patient mit einem Abbauhydrocephalus behielt unter
2,5 % Ēthrane einen konstanten intracraniellen Druck, während bei Verabreichung von 1,7 % Halothan ein deutlicher Anstieg festzustellen war. Aus
den pCO_2-Werten geht hervor, daß die Ventilationsbedingungen in beiden
Phasen gleich waren, ein Aspekt, der für die hier durchgeführten Untersuchungen besonders wichtig war. Der Blutdruck wurde bei dem Patienten durch
beide Narkotika gesenkt.

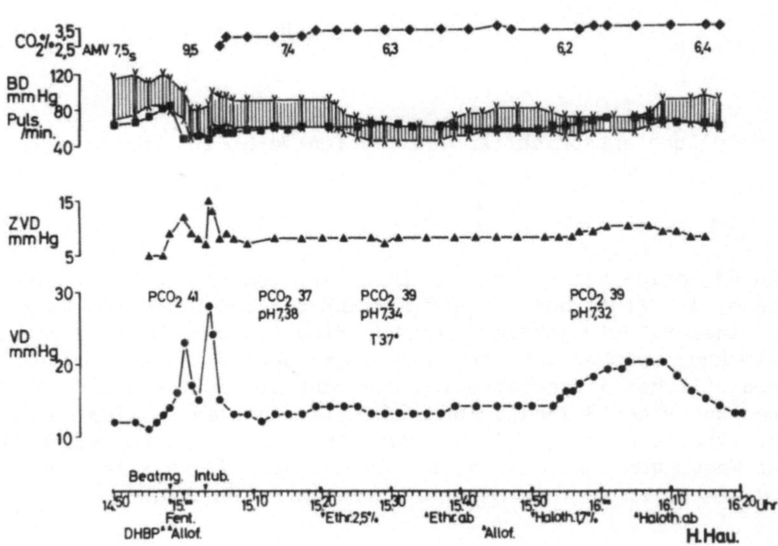

Abb. 7: Darstellung entspricht Abb. 6.: Patient erhielt abwechselnd Ēthrane
und Halothan.

Aus Abb. 8 (11jähriger Patient, Kleinhirntumor) ist zu ersehen, daß unter
Ēthrane ein Druckanstieg von 6, unter der nach einem Intervall folgenden
Halothan-Gabe dagegen ein solcher von 20 mm Hg auftrat. Der Patient erhielt
später erneut Ēthrane, wobei der jetzige Druckanstieg dem zuvor aufgetretenen entsprach.

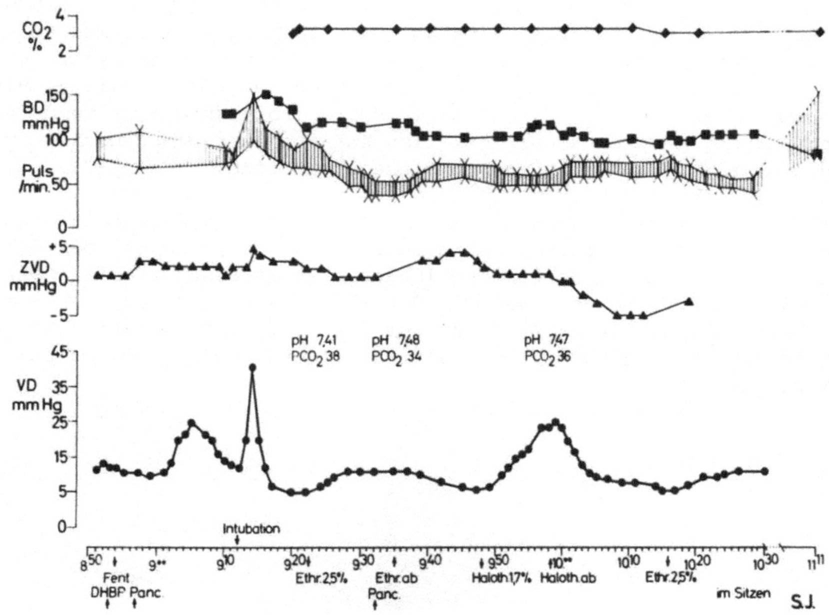

Abb. 8: Darstellung entspricht Abb. 6: Patient erhielt Ēthrane - Halothan -
Ēthrane.

Abb. 9: Die 63jährige Patientin mit einer Syringomyelie erhielt abwechselnd
1,5 % Ēthrane, 1 % Penthrane (Methoxyfluran) und 1 % Halothan. Es kam unter
Ēthrane zu einem relativ geringen Druckanstieg von 4 mm Hg im Vergleich zu
dem von Halothan, welcher den dreifachen Wert ausmachte. Auch unter Penthrane
trat ein beachtlicher intracranieller Druckanstieg auf. Die arteriellen CO_2-
Drucke waren unter den 3 Inhalationsnarkotika praktisch gleich, so daß ein
unterschiedlicher Einfluß von dieser Seite auf den intracraniellen Druck
während der Messungen entfiel. Der Blutdruck wurde durch alle 3 verabreichten
Narkotika gesenkt, er war besonders niedrig unter Penthrane.

Es wurde anfangs bereits erwähnt: Druckschwankungen, die unter Verabreichung
verschiedener Narkosemittel beobachtet werden, betreffen von den intracraniellen Bestandteilen den vasculären. Sie werden durch rasche Änderungen
in der Hirndurchblutung hervorgerufen.

Der Einfluß auf die Cerebraldurchblutung gehört für ein Narkotikum zu den
wichtigsten Charakteristika. Zur Narkose benutzte Barbitursäure-Derivate
reduzieren die Hirndurchblutung, während z.B. Halothan hier bekanntlich zu
einer Vasodilatation und Mehrdurchblutung führt (Smitz u. Wollman, 1972,
Pichlmayr, 1973). Von der Arbeitsgruppe Smith, Wollman (1972) konnte durch
Ēthrane keine Beeinflussung der cerebralen Durchblutung beobachtet werden.

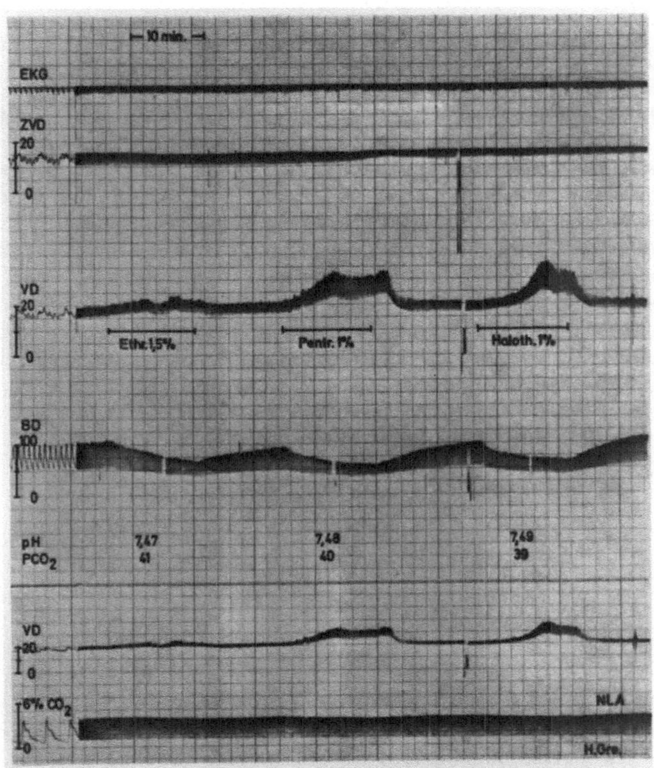

Abb. 9: Direkte Registrierung von Ventrikeldruck (VD, in 2 Verstärkungen),
Blutdruck (BD), zentralvenösem Druck (ZVD) in mm Hg und exspir. CO_2-Kon-
zentration unter abwechselnder Gabe von Ēthrane, Penthrane und Halothan.
pCO_2: art. CO_2-Drucke.

Nimmt von den intracraniellen Komponenten eine an Volumen zu, so wird die
daraus folgende Druckerhöhung, soweit möglich, durch Größenabnahme einer
anderen ausgeglichen. Einer Volumenverkleinerung des Gehirns selbst sind
enge Grenzen gesetzt. Die Durchblutung wird lange Zeit durch Autoregulation
auf einer ausreichenden Höhe gehalten. So kommt vor allem eine langsame Li-
quorverschiebung aus dem Schädelinneren in Betracht. Sie kann auch bei einer
durch ein Narkotikum hervorgerufenen intracraniellen Volumenzunahme wirksam
werden und die Druckerhöhung aufheben. Ein solcher spontaner Druckabfall
wurde in unseren Untersuchungen mehrmals beobachtet.

Ist eine freie Liquorpassage nicht möglich, z.B. durch einen Tumor im Aquä-
dukt, so haben diese Patienten nicht nur hohe intracranielle Drucke, sondern
sie reagieren auch besonders empfindlich auf ein drucksteigerndes Agens, wo-
zu verschiedene Narkotika gehören.

Der Einfluß auf den intracraniellen Druck ist nur ein, wenn auch wichtiger,
Gesichtspunkt für die Verwendung eines Narkosemittels in der Neurochirurgie
und neurologischen Diagnostik. Es ist jedoch ein besonderes Anliegen von
Operateur und Anaesthesie, den intracraniellen Druck niedrig zu halten.

Ēthrane wird inzwischen routinemäßig vom Würzburger Institut in der Neuro-
radiologie und bei Shunt-Operationen wegen Hydrozephalus-Erkrankungen benutzt.

Zusammenfassung

Bei drohender oder manifester intracranieller Druckerhöhung ist die Wahl
des Narkotikums von besonderer Wichtigkeit. Es wird über intracranielle
Druckmessungen an Patienten berichtet, die bereits einen Zugang zum Ventrikelsystem besaßen. Die Patienten erhielten verschiedene, heute übliche
Narkotika. Intravenöse Narkosemittel wie Barbiturate und die in der Neuroleptanalgesie benutzten Substanzen senkten den intracraniellen Druck oder
ließen ihn unverändert. Bei Verwendung von Inhalationsnarkotika muß in
unterschiedlichem Ausmaß mit einer intracraniellen Druckerhöhung gerechnet
werden. Die Ergebnisse zeigen, daß Ethrane in dieser Hinsicht günstigere
Eigenschaften besitzt als Halothan: Während unter Ethrane nur bei der
Hälfte der Patienten eine intracranielle Druckerhöhung festzustellen war,
stieg unter einer vergleichbaren Halothan-Dosierung der Druck bei allen
Patienten an. Die Druckerhöhung betrug im Ethrane-Kollektiv durchschnittlich 3,4 mm Hg, in der Halothan-Gruppe machte sie 13,1 mm Hg aus.

Summary

Choice of anesthetic agent is important when intracranial pressure is going
to rise or when still elevated. There are shown results of measuring intracranial pressure in patients who had a ventricular catheter. They received
various anesthetics of today. Intravenous anesthetics as barbiturates and
those agents employed in neuroleptanalgesia lowered intracranial pressure
or let it unchanged. When employing inhalation anesthetics one must always
consider that to a varying degree intracranial pressure may increase. The
results show that with regard to this point ethrane has better properties
than halothane: Under ethrane only half of the patients showed an intracranial pressure increase. Whereas under halothane, given in a comparable
dose, intracranial pressure of all patients rose. The pressure increase in
the ethrane group was 3,4 mm Hg, in the halothane group it amounted 13,1
mm Hg.

Literatur

ADAMS RW, GRONERT GA, SUNDT TM, MICHENFELDER JD: Halothane, hypocapnia and
cerebrospinal fluid pressure in neurosurgery. In: Intracranial pressure,
ed. M. Brock, H. Dietz, Springer-Verlag, 1972

HENRIKSEN HT, JÖRGENSEN PB: The effect of nitrous oxide on intracranial
pressure in patients with intracranial disorders.
Brit J Anaesth 45: 486, 1973

JENNETT WB, BARKER J, FITCH W, Mc DOWALL DG: Effect of anaesthesia on
intracranial pressure in patients with spaceoccupying lesions.
Lancet 1: 61, 1969

Mc DOWALL DG, BARKER J, JENNET WB: Cerebro-spinal fluid pressure measurements during anaesthesia.
Anaesthesia 21: 189, 1966

PICHLMAYR I: Grundlagen und neue Gesichtspunkte zur Wirkung von Narkotika
auf cerebrale Funktionsabläufe.
Anaesthesist 22: 133, 1973

SMITH AL, WOLLMAN H: Cerebral blood flow and metabolism: Effects of
anesthetic drugs and techniques.
Anesthesiology 36: 378, 1972

Zwischendiskussion

Kaczmarczyk   Gestatten Sie eine Frage an Herrn Cunitz. Sie haben ja
                     sowohl bei den Originalregistrierungen als auch bei den
                     anderen Dias im Zusammenhang mit der Intubation erheb-
                     liche Anstiege des Ventrikeldruckes beobachten können.
                     Gleichzeitig stieg auch der zentralvenöse Druck an. Der
                     Ventrikeldruck ging regelmäßig auf den Ausgangswert zu-
                     rück, während der zentralvenöse Druck fast regelmäßig
                     deutlich über den Ausgangswerten erhöht blieb. Wie ist
                     das zu erklären?

Cunitz   Da der Patient zu dieser Zeit auch eine Infusion erhielt,
                     können durchaus Änderungen im Venendruck eingetreten
                     sein.

Lawin   Herr Doenicke ist noch hier. Ich habe aber gehört, daß
                     er vor unserer Podiumsdiskussion schon wegfahren muß.
                     Er könnte doch jetzt noch einige Worte sagen zu der
                     Fragen, wie die von Herrn Cunitz erneut angesprochenen
                     EEG-Befunde unter Ethrane von ihm beurteilt werden.

Doenicke   Herr Cunitz, Sie haben in Ihrem schönen Vortrag gerade
                     im letzten Satz das Wort Anfallsleiden wieder gebraucht
                     und bringen so Unsicherheit wieder in die ganze Dis-
                     kussion über die Bewertung der EEG-Veränderungen unter
                     Ethrane, die nach den Vorträgen von Bostem und Kubicki
                     eigentlich nicht mehr kontrovers war. Wir bemühen uns
                     hier doch gerade, die aufgekommenen irrtümlichen Bewer-
                     tungen dieses Phänomens klarzustellen und zu beseitigen.
                     Ich darf Ihnen noch einmal die schönen Befunde von Herrn
                     Bostem in Erinnerung zurückrufen und auch an das erinnern,
                     was Herr Kubucki als Koreferent dazu gesagt hat. Auch
                     andere Anästhetika können im EEG exzitatorische Phänomene
                     induzieren. In letzter Zeit ist dies vom Droperidol, aber
                     auch vom Etomidate und dem Ketamine wiederholt behauptet
                     worden. Wir sollten uns doch auch einmal erinnern, daß
                     die ersten Untersuchungen über exzitatorische EEG-Phäno-
                     mene unter Ethrane mit sehr hohen Konzentrationen gemacht
                     wurden. Herr Kugler hat wiederholt darauf hingewiesen,
                     daß diese Untersuchungen im Stadium der Intoxikation ge-
                     macht wurden, und das ist immer eine schlechte Narkose.
                     Aber die damaligen Befunde spuken immer noch in den Ge-
                     hirnen der Anästhesisten herum!

Lawin   Hinzu kommt, daß die ersten Untersuchungen über EEG-Ver-
                     änderungen unter Ethrane ohne Messung des arteriellen
                     Kohlensäurespiegels durchgeführt wurden. Wir wissen, daß
                     bei Hyperventilation, oder genauer gesagt bei PCO_2-Spie-
                     geln von etwa 25 mmHg, es bei jeder Narkose zu den be-
                     schriebenen EEG-Veränderungen kommen kann.

Doenicke   Natürlich, das stimmt.

Lawin   Ich weiß, daß Herr Klose EEG-Untersuchungen bei Kindern
                  unter Ēthrane gemacht hat. Herr Klose, seien Sie doch
                  einmal so freundlich, und sagen Sie ganz kurz etwas zur
                  Wertigkeit Ihrer Befunde.

Klose   Leider muß ich Ihnen widersprechen, Herr Doenicke. Man
                  hat uns anfangs den Vorwurf gemacht, als wir auf dem
                  Ēthrane-Symposion in Hamburg die Befunde präsentierten,
                  daß wir falsch, d.h. zu hoch dosiert hätten. Wir haben
                  den damals zur Verfügung stehenden Ē-tec genommen, wie
                  auch andere Untersucher. Allerdings haben wir nicht, wie
                  uns nachgesagt worden ist, beatmet, sondern die Kinder
                  haben spontan geatmet. Trotzdem hat man uns unterschoben,
                  daß wir zu viel dosiert haben. Wir haben unsere Unter-
                  suchungen bei Kindern daraufhin wiederholt, mit einem
                  moedernen Verdampfer und sind zu ähnlichen Ergebnissen
                  gekommen, obgleich nicht in dem Ausmaß. Bei den Wieder-
                  holungsuntersuchungen haben wir uns dann an die Dosie-
                  rungsvorschriften gehalten, d.h. nur bis 4 Vol.-%
                  dosiert. Da ich kein Spezialist für EEG-Befunde bin,
                  habe ich die Arbeit zusammen mit Prof. Neuendorfer, einem
                  ausgesprochenen EEG-Spezialisten, durchgeführt. Wir haben
                  uns eigentlich sehr vorsichtig ausgedrückt und uns nicht
                  festgelegt auf epileptiforme Bilder. Allerdings was man
                  dort formal im EEG-Bild beobachtet, sieht man auch bei
                  Anfallsleiden. Zunächst stand bei der Diskussion nur die
                  Dosierungsfrage im Vordergrund, und plötzlich beginnt man
                  auch über die Formationen des EEG-Bildes zu diskutieren.
                  Sind das überhaupt epilepsieähnliche Bilder? Nachdem die
                  Dosierungsfrage geklärt ist, wobei wir zugeben müssen,
                  wir haben vielleicht bei manchen Patienten überdosiert,
                  beginnt man jetzt zu fragen: Vielleicht stimmen diese
                  Formen nicht,oder es versteckt sich in diesen großen
                  Deltawellen auch manche Spitze. Und ich muß Ihnen sagen,
                  daß ich auch verunsichert bin, nachdem, was ich heute
                  morgen in den Vorträgen von Bostem und Kubicki gehört
                  habe.

Lawin   Herr Klose, es ist doch die Frage: Sind das Ēthrane-
                  spezifische EEG-Änderungen.

Klose   Ich glaube ja.

Lawin   Ist es denn denkbar, daß ähnliche Veränderungen auch nach
                  Halothan, Methoxyflurane oder Äther nachzuweisen sind?

Klose   Bei Halothan haben wir das nicht gesehen.

Brückner   Wie ist der Zusammenhang mit einer Hyperventilation zu
                sehen?

Klose   Unsere EEG-Befunde lassen sich mit Hyperventilation pro-
                vozieren bzw. verstärken; sie sind aber auch aufgetreten
                unter Normoventilation.

Doenicke   So viele Epileptiker, wie man unter Ēthrane zu sehen
                glaubt, gibt es doch gar nicht. Sie haben recht, es sind
                Ēthrane-spezifische Spikes. Diese Spikes sind aber nicht
                mit einer typischen epileptischen Entladung gleichzu-
                setzen. Das haben Sie ja auch eben zugegeben. Man kann
                durchaus von Spikes und burst-suppression sprechen, aber
                dann muß man jetzt differenzieren: Diese Formen sieht
                man auch unter anderen Anästhetika, allerdings nicht unter
                Halothan, da haben Sie völlig recht. Wir haben auch diese
                Veränderungen gesehen, und Herr Kugler wehrt sich dagegen,
                hier gleich einen epileptischen Anfall daraus zu machen.

Klose   Bei Erwachsenen haben wir diese Veränderungen nicht ge-
                sehen, sonst hätten wir unsere Untersuchungen bei neuro-
                chirurgischen Eingriffen sicher nicht durchführen können.

Doenicke   Jetzt erhebt sich eine Frage: Wenn wir einen Erwachsenen
                haben, der bekannterweise Epileptiker ist, was sollen wir
                wählen: Halothan oder Ēthrane?

                Kugler hat sich da ganz eindeutig für Ēthrane entschieden.
                Ich möchte nur noch einmal an unsere Untersuchungen mit
                Propanidid erinnern. Wir hatten einen Patienten, einen
                bekannten Epileptiker, der zur Untersuchung kam. Er bekam
                fünf Minuten vor der Injektion des Propanidid einen leich-
                ten, nur im EEG erkennbaren, epileptischen Anfall. Die
                nachfolgende Injektion von Propanidid normalisierte das
                EEG-Bild völlig. Wäre die EEG-Veränderung rein zufällig
                unter dem Propanidid aufgetreten, so würde man glatt
                sagen: Propanidid-bedingt. Und so müssen wir, glaube ich,
                sehr, sehr vorsichtig sein bei den Deutungen anästhetika-
                bedingter EEG-Veränderungen.

Lawin   Kann man denn dann die von einigen Autoren formulierte
                relative Kontraindikation "Ēthrane, Anwendung bei Epilep-
                tikern" bestehen lassen?

Doenicke   Diese EEG-Veränderungen sind nicht gleichzusetzen - klini-
                sche Ēthrane-Konzentrationen vorausgesetzt - mit einem
                epileptischen Anfall, diesen Fehler machen wir immer.

Brückner   Herr Doenicke, die Frage ist ja auch, ob die unter Ēthrane

zu beobachtenden EEG-Veränderungen ein Hinweis sind, daß
eine bei einem Patienten vorhandene Neigung zur Epilepsie
sich verstärken kann. Meine Frage an die hier anwesenden
Kollegen von der Neurochirurgie: Glauben Sie, daß diese
EEG-Befunde von klinischer Relevanz sind, oder kann man
Sie vernachlässigen?

Fuchs

Daraus kann man nichts ableiten, das ist nicht zulässig.

Lawin

Vielen Dank meine Herren von der Neurochirurgie, das
beruhigt uns.

unbekannter Redner

Wir haben zwar keine EEG's geschrieben, aber ich habe bis-
her zwei epileptiforme Anfälle gesehen, einmal unter 1,5
Vol.-% Ethrane und ein anderes Mal allerdings bei einer
Konzentration von 3,5 Vol.-%.

Lawin

Bei leerer Anamnese?

unbek. Redner

Ja.

Lawin

Herr Klose, haben Sie bei Ihren Kinderuntersuchungen
klinische Erscheinungen gesehen, die auf einen epileptischen Anfall deuten würden?

Klose

Nein, wir haben das nicht gesehen.

Eberlein

Ich kann mit Herrn Doenicke nicht ganz übereinstimmen:
Wenn gesagt wird, man solle mit der Interpretation von
EEG-Phänomenen vorsichtig sein, so ist dem zuzustimmen.
Sollte man aber nicht noch viel mehr mit der klinischen
Anwendung eines Anästhetikums vorsichtig sein, wenn fest-
steht, daß unter seinem Einfluß krampfähnliche Potentiale
im EEG registriert werden? Insbesondere dann, wenn die
elektrophysiologischen Bilder im EEG mit motorischen Entladungen einhergehen? Der Hinweis, daß solche Erscheinungen unter Hyperventilation vermehrt auftreten und
unter Hyperkarbie ausbleiben, sollte ein weiterer Anlaß
zur Vorsicht sein. Die EEG-Fachleute sagen uns, daß die
in tiefer Ethrane-Narkose auftretenden spikeähnlichen
Bilder von denen, die nach Cardiazol-Injektion gefunden
werden, nicht zu unterschieden sind.

Ich würde vorschlagen, daß wir zunächst den Patienten mit
einem Anfallsleiden in der Anamnese keine Ethrane-Narkose
geben; daß wir eine endexspiratorische Konzentration von
2 % Ethrane nicht überschreiten sollten und Hyperventilation, d.h. Hypokarbie vermeiden müssen.

Lawin   Herr Eberlein, ich stimme Ihnen da voll zu, wir haben ja
                 auch Anästhetika, bei denen die geäußerten Vorbehalte
                 nicht zutreffen.

Fuchs   Herr Doenicke, man stellt sich doch immer wieder vor, daß
                 eine im EEG nachweisbare Erregung einen Hinweis für einen
                 vermehrten Sauerstoffverbrauch des Gehirns darstellt. Ist
                 es nicht möglich, daß man durch diese EEG-Veränderungen
                 bezüglich des cerebralen Sauerstoffverbrauchs in eine
                 kritische Situation kommt? Das sollten wir doch einmel
                 diskutieren, ohne Berücksichtigung der Frage, ob die zu
                 beobachtenden EEG-Veränderungen krampfspezifisch sind.

Eberlein   Es wird behauptet, daß der Sauerstoffverbrauch des Gehirns
                 unter heftigen krampfähnlichen Entladungen um 48 % an-
                 steigt. Unter der Annahme, daß dieser Wert stimmt, halte
                 ich es für durchaus möglich, daß ein Gehirn, dessen Gefäß-
                 system durch Sklerose verändert ist, in besonders betrof-
                 fenen Arealen eine Sauerstoffmangelversorgung erleidet.

Brückner   Herr Eberlein, das kann man doch nicht unwidersprochen
                 lassen. Es ist meiner Ansicht nach noch nie bewiesen
                 worden, daß das Gehirn unter solchen EEG-Veränderungen in
                 eine kritische Situation bezüglich des Sauerstoffver-
                 brauches hineinkommt. Bei der bekannten großen Reserve im
                 Verhältnis zwischen Sauerstoffangebot und -verbrauch des
                 Gehirns haben wir doch im Vergleich zu den Verhältnissen
                 am Myokard ganz andere Ausgangsbedingungen.

Eberlein   Ich bin dagegen, ein Risiko zu laufen, dessen Größe im
                 Einzelfall nicht abgeschätzt werden kann. Ich wiederhole,
                 daß ich jedes erkennbare Risiko für den Patienten aus-
                 schließen möchte, sollte es auch noch so klein oder
                 "theoretisch" sein. Wir sollten die Hinweise, die es in
                 der angedeuteten Richtung gibt, nicht leicht nehmen und
                 uns jeden Vorwurf ersparen. Sicherlich ist klinisch
                 vieles möglich, und kleine Schäden gehen unerkannt hin.
                 Es kommt aber darauf an, in dieser Anfangsphase der
                 Ēthrane-Anwendung die Indikation eng zu stellen - ein
                 Grundsatz, der in der gesamten Pharmakotherapie angewandt
                 wird.

                 Vielleicht wissen wir eines Tages genau, was es mit den
                 elektrophysiologischen und motorischen Phänomenen auf
                 sich hat, und daß wir Ēthrane auch bei Patienten mit
                 einem Anfallsleiden in der Anamnese anwenden dürfen.
                 Heute sind wir meiner Meinung nach noch nicht an diesem
                 Punkt angelangt.

Lawin   Also beschränken wir uns auf den Standpunkt und grenzen
                 unsere Indikation etwas ein.

Klose   Ja, zumal mit Kindern mit einer Epilepsie-Anamnese.

Ēthrane in der Gynäkologie

H.H. Hennes, H. Lapsit

Die Anästhesie in der Gynäkologie pflegt man im allgemeinen als problemlos
anzusehen; allzuleicht unterschätzt man aber bei einer solchen Einstellung
die Besonderheiten der operativen Gynäkologie, bei der neben der oftmals
extremen Lagerung mit all ihren nachteiligen Folgen chronische Affektionen
wie Diabetes, Nierenerkrankungen, Hochdruck, Herzinsuffizienz sowie die
hormonelle Umstellung im Klimakterium mit psychischer Alteration, vegeta-
tiver Dystonie und Neigung zur Adipositas als erschwerende Faktoren hinzu-
kommen. Nicht zu vergessen sind dringliche gynäkologische Notfälle, die -
häufig nicht geplant - aus der Situation heraus operativ versorgt werden
müssen.

Bezüglich der Wahl der Methode und der verwendeten Anästhetika gelten auch
hier die Forderungen nach geringstmöglicher Toxizität, optimaler Ventilation,
fehlender kardiovaskulärer Depression, stabilen Kreislaufverhältnissen und
entsprechender Reversibilität ohne Beeinträchtigung von Leber- und Nierenfunktion (Brost). Die gebräuchlichsten Anästhesieverfahren, die den gestellten Anforderungen am nächsten kommen, sind:
einerseits

die klassische Neuroleptanalgesie (oder eine ihrer zahlreichen Modifikati-
onen)

und andererseits

die Kombinationsnarkose mit Barbiturateinleitung, Relaxierung und Lachgas-
Sauerstoff-Beatmung unter Zusatz eines Inhalationsanästhetikums.

Dem letzten Verfahren geben wir den Vorrang, wobei wir - in Übereinstimmung
mit Bergmann - auch bei sogenannten "gynäkologischen Kurzeingriffen" die
Kombinationsnarkose der Monoanästhesie vorziehen.

Wir haben in der Gynäkologie Ēthrane vorwiegend mit der Fragestellung eingesetzt, ob sich in der Praxis mit diesem Inhalationsanästhetikum genauso
eine den Operateur gleichermaßen wie den Anästhesisten zufriedenstellende
Narkose - ohne Nachteile für die Patientinnen - erzielen läßt wie mit
anderen bisher verwendeten Substanzen.

Patientengut

Vom 1. Januar bis 12. September dieses Jahres konnten wir an unserer Abteilung bei 1.825 geburtshilflich-gynäkologischen Operationen die Narkose
durchführen. Über die dabei angewendeten Narkoseverfahren bzw. Anästhetika
gibt Ihnen die erste Abbildung (Abb. 1) Aufschluß; die mit Ēthrane durchge-

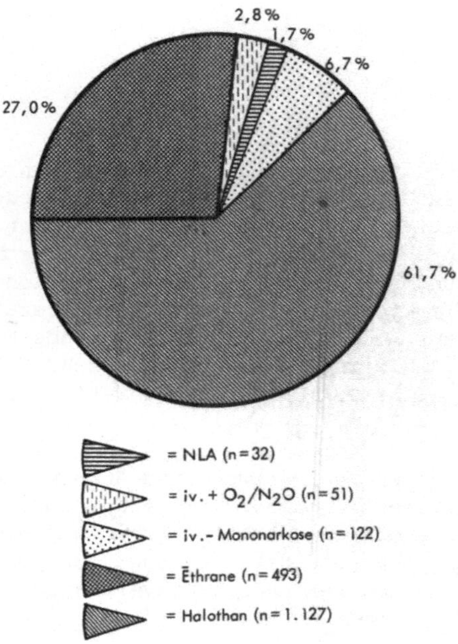

Abb. 1: Bei 1.825 geburtshilflich-gynäkologischen Eingriffen verwendete
Anästhetika (1.1.-12.9.1975)

führten Eingriffe belaufen sich mit 493 auf einen Anteil von 27,0 %, wovon
wiederum 104 auf die Geburtshilfe und 389 auf die operative Gynäkologie
entfallen. Die Verteilung auf die verschiedenen Altersgruppen geht aus Abbildung 2 hervor, wobei dem Fachgebiet entsprechend die Mehrzahl der Narkosen das Alter zwischen 20 und 50 Jahren betreffen. Eine Auswahl unter dem
Krankengut haben wir nicht getroffen: 17 Patientinnen (= 4,4 %) mußten den
ASA-Risikogruppen III und IV zugerechnet werden. Bei welchen Eingriffen
Ēthrane im einzelnen zur Anwendung kam, ist aus der folgenden Aufstellung
ersichtlich (Abb. 3).

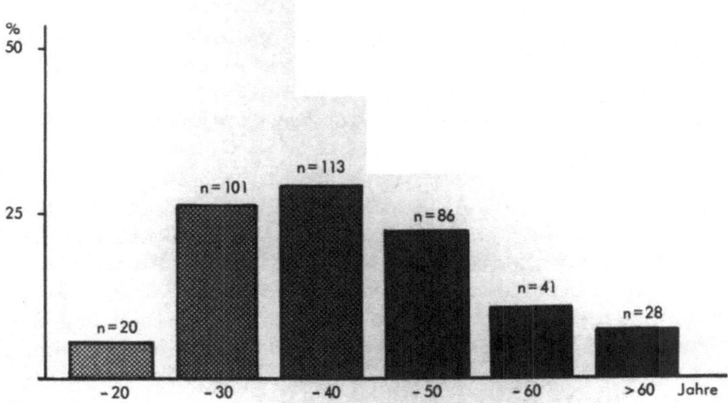

Abb. 2: Altersverteilung der mit Ēthrane anästhesierten Patientinnen bei
389 gynäkologischen Eingriffen (1.1.-12.9.1975)

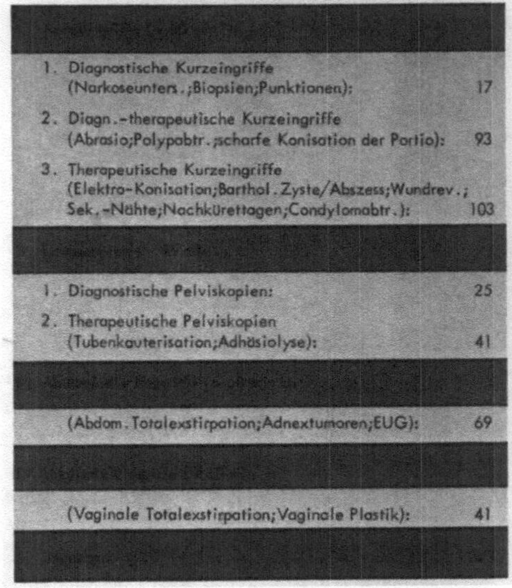

Abb. 3: In Ēthrane-Anästhesie durchgeführte gynäkologische Eingriffe
(1.1.-12.9.1975)

Methodik

Die Anwendung von Ēthrane unterscheidet sich praktisch nicht wesentlich von
der bisherigen Methode mit Halothan. Nach einer Prämedikation mit Pethidin
- Promethazin - Atropin, - bei ambulanten oder dringlichen Notfällen mit
Atropin allein - wurde die Narkose mit einem Barbiturat (Thiopental 4,5 -
5 mg/kg oder Methohexital 1,5 - 2 mg/kg) eingeleitet und mit einem Lachgas-
Sauerstoff-Gemisch im Verhältnis 2:1 aufrechterhalten, dem Ēthrane in der
zur Erreichung einer ausreichenden Narkosetiefe notwendigen Konzentration
zugesetzt wurde. War eine Intubation (184 = 47,3 %) erforderlich, so wurde
mit Succinylcholin (1 mg/kg)intubiert und unter prolangierter Muskeler-

schlaffung mit Alloferin kontrolliert beatmet. Die Narkosedauer lag für
abdominelle Eingriffe in Intubation im Mittel bei 77 min (min. 30 min,
max. 170 min), bei vaginalen Operationen im Mittel bei 69 min (min. 40 min,
max. 100 min). Bei Kurzeingriffen wurden in der Regel 30 min nicht überschritten.

Neben der Beurteilung der üblichen narkotischen Qualitäten umfaßt die Überwachung der Narkose bei Routineeingriffen die auf dem Anästhesieprotokoll
üblicherweise registrierten Konstanten, also Herzfrequenz, Blutdruck (unblutig), Atemfrequenz und Atemvolumen (Dräger-Narkose-Volumeter). 143 der
184 Intubationsnarkosen wurden permanent elektrokardiographisch überwacht.
Bei einem Teil der Patientinnen haben wir den an unserem Hause üblichen
orientierenden Gerinnungsstatus vor und ca. 20 Std. nach der Ethrane-Anästhesie erstellt und sowohl das rote als auch das weiße Blutbild kontrolliert. Außerdem wurden die zur Erzielung einer ausreichenden Narkosetiefe
am Verdampfer eingestellten Ethrane-Konzentrationen bei Eingriffen mit kontrollierter Beatmung und bei Spontanatmung bestimmt. Zur Verwendung kam in
fast allen Fällen der Ethrane-Vapor, bei dem nach Oehmig im gebräuchlichen
Flow-Bereich eine gute Übereinstimmung zwischen eingestellter und abgege-
bener Konzentration herrscht.

Klinische Ergebnisse

Allgemeine Beobachtungen

Die Narkose unter Ethrane wird vom Anästhesisten, Operateur und Patienten
gleichermaßen positiv beurteilt. Der Übergang von der i.v.-Induktion zur
Inhalation gelingt - auch bei Spontanatmung - in der Regel ohne Schwierigkeiten, die Narkosetiefe ist leicht zu variieren, die Kontrolle des Anä-
sthesieverlaufs gut möglich. Besonderheiten konnten wir - abgesehen von 2
Fällen mit Singultus - während der Anästhesie nicht feststellen. Bei drei
Patienten mit bekannter Epilepsie zeigte sich ein normaler Narkoseverlauf;
weder im Induktionsstadium noch in der Aufwachphase wurde ein Krampfanfall
beobachtet. Die Aufwachphase ist im allgemeinen kurz, die Patientinnen sind
in wenigen Minuten (7 - 10 min bei Intubationsnarkosen) ansprechbar und im
Besitz ihrer Schutzreflexe. Postoperatives Erbrechen ist nicht häufiger als
bei Verwendung anderer Substanzen.

Respiratorisches System

Die Schleimhäute von Rachen, Kehlkopf, Trachea und Bronchien werden durch
Ethrane nicht wesentlich gereizt (Hanquet, Göthert), der Endotrachealtubus
auch bei oberflächlicher Narkoseführung gut toleriert. Dagegen ruft es -
wie andere halogenierte Inhalationsanästhetika - eine Depression der Atmung
hervor, die wiederum eine verminderte alveoläre Ventilation zur Folge hat
und schon nach 30 min eine respiratorische Azidose deutlich werden läßt.
Sie wurde unter anderen von Lawin beschrieben und von uns bei unseren Kin-
deranästhesien in Spontanatmung nachgewiesen; sie ist jedoch rasch reversibel. Daher haben wir im Bedarfsfall bei gynäkologischen Kurzeingriffen
die Atmung über die Maske assistiert, während bei der Intubation dem Gas-
austausch durch eine mäßige Bedarfshyperventilation von durchschnittlich
7,5 - 8,5 l/min Rechnung getragen wurde.

Kardiovaskuläres System

Die Wirkung von Ēthrane auf das kardiovaskuläre System ist von zahlreichen
Untersuchern beschrieben worden (v. Ackern; Beer et al.; Bimar; Haldemann;
Hanquet; Kottmann et al.; Peter et al.; Rouge).

Die Beurteilung der Herzfrequenz ist teilweise unterschiedlich: Während
van Ackern, Peter und Mitarbeiter sowie Tarnow im Tierexperiment in niedriger Dosierung (bis 2 Vol.-%) eine fast unveränderte Herzfrequenz feststellen, zeigt sich bei höherer Dosierung eine leicht ansteigende Tendenz.
Beer et al. beobachteten dagegen einen dosisabhängigen Abfall. Bei Kindern
fanden Kottmann und Mitarbeiter sowie Klose einen signifikanten Pulsan-
stieg selbst bei erhöhter Ausgangslage. Nach Rouge zeigt die Kurve der Herzfrequenz nur eine ganz geringfügige Beschleunigung, während Bimar einen
konstanten Rhythmus ohne Beschleunigung konstatierte. Haldemann sah beim
Erwachsenen einen Anstieg der Schlagfolge, ebenso wie Virtue und Mitarbeiter,
Dobkin et al. dagegen einen leichten Abfall.

Wir registrierten bei unseren Untersuchungen einen kurzfristigen Anstieg der
Herzfrequenz in der Einleitungsphase der Narkose; sie näherte sich aber bereits nach wenigen Minuten wieder dem Ausgangswert, um sich dann - bei einer
erhöhten Ausgangslage vor Narkosebeginn (f = 105 min) - mit zunehmender Narkosedauer und Narkosetiefe auf einem erniedrigten Wert zu stabilisieren
(Abb. 4).

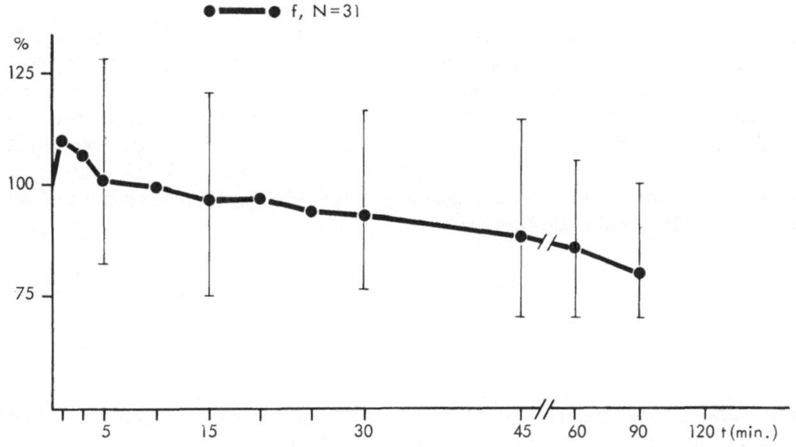

Abb. 4: Prozentuale Veränderung der Herzfrequenz (f) unter Ēthrane-
Anästhesie

Ēthrane zeichnet sich nach übereinstimmender Auffassung aller Autoren durch
Abwesenheit exzessiver Blutdrucksenkungen aus. Zwar kann in der Einleitung
und auch seltener im weiteren Verlauf der Narkose der arterielle Druck absinken; dies soll besonders ausgeprägt sein bei Patientinnen mit hypotoner
Ausgangslage. Meist aber kehrt der Blutdruck bei Operationsbeginn (Schmerzreiz) wieder auf den Ausgangswert zurück und verhält sich relativ stabil.

Unsere Untersuchungen (Abb. 5) bestätigen die in vielen Veröffentlichungen
hervorgehobene Blutdruckstabilität, wobei der dosisabhängige Abfall durch
eine Verringerung der Konzentration bei längerer Narkosedauer ausgeglichen
werden kann.

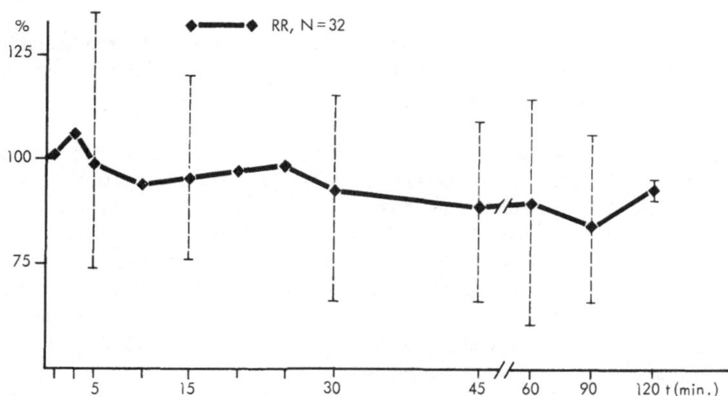

Abb. 5: Prozentuale Veränderung des Blutdrucks (RR) unter Ēthrane-
Anästhesie

Das Problem der Herzrhythmusstörungen unter der Narkose wird immer wieder
diskutiert; übereinstimmend wird hierbei auf die besondere Stabilität der
Herzaktion unter der Ēthrane-Anästhesie hingewiesen. Bei 21 (= 14,7 %) von
143 permanent elektrokardiographisch überwachten Patientinnen traten während
der Induktion der Narkose – trotz adäquater Oxygenierung über die Maske –
Rhythmusstörungen auf. Sie sind keinesfalls dem Inhalationsanästhetikum an-
zulasten, da sie ausschließlich vor der Verabreichung von Ēthrane auftraten
und unter zunehmender Narkosedauer ohne spezielle Therapie verschwanden.

Nur in weiteren 4 Fällen blieben die praeexistenten Rhythmusstörungen auch
unter der Ēthrane-Anästhesie bestehen.

Blutgerinnung

Im allgemeinen haben Anästhetika keinen nennenswerten Effekt auf den Gerin-
nungsmechanismus (Bunker). Von Hahn, Foitzik und Lawin konnten auch unter
Ēthrane keine wesentliche Beeinflussung der Hämostase feststellen. Obwohl
gerade bei Eingriffen im Urogenitalbereich mit einer erhöhten fibronolyti-
schen Aktivität und so mit einer gesteigerten Blutungsneigung zu rechnen
ist, zeigen (Abb. 6) die Bestimmung von Thromboplastinzeit (TPZ = Pro-
thrombinzeit nach Quick) partieller Thromboplastinzeit (PTT), Plasmothrom-
binzeit (PTZ) und Fibrinogen (nach Claus) vor und ca. 20 Std. nach Operationen in Ēthrane-Anästhesie nur eine geringfügige Verschiebung der Werte
innerhalb des angegebenen Normbereiches. Im peripheren Blutbild sanken
Erythrozyten, Hämoglobin und Hämatokrit entsprechend dem vorausgegangenen
Eingriff geringfügig ab. Auffällig war jedoch ein Anstieg der Leucocyten
von durchschnittlich 6.200 auf 8.400, eine Linksverschiebung mit Anstieg
der Segmentkernigen und Verminderung der Lymphozyten, eine Beobachtung,
die auch von Beer, Dobkin, Lawin und Mitarbeiter und Scholler gemacht
wurde und als Streßreaktion gedeutet wird, wie sie bei allen potenten
Anästhetika zu finden ist.

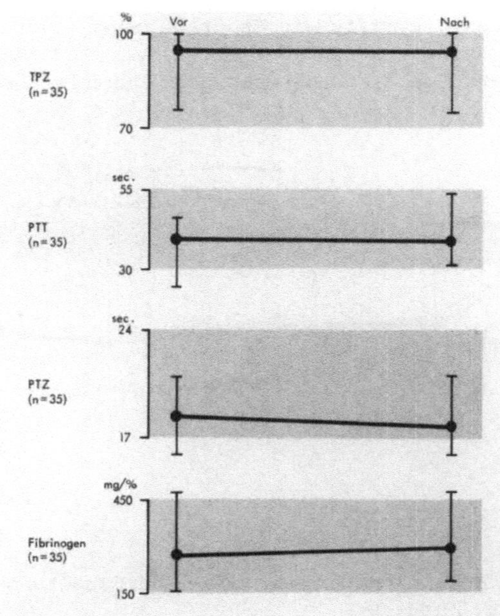

Abb. 6: Thromboplastinzeit (TPZ), partielle Thromboplastinzeit (PTT),
Plasmathrombinzeit (PTZ) und Fibrinogen (Claus) vor und nach der Ēthrane-
Anästhesie.

Die Bestimmung der Alveolarkonzentration, die allein einen exakten Ver-
gleich zuläßt, gehört leider noch nicht zu den klinischen Routinemethoden.
Daher scheint uns die Angabe der Konzentrationen, die vom Verdampfer zur
Erzielung einer ausreichend tiefen Anästhesie abgegeben werden, für die
Anwendung des Ēthrane in der klinischen Alltagspraxis nicht ohne Bedeutung.
Wir haben zu Beginn unserer Untersuchungen relativ hohe Konzentrationen ge-
wählt, konnten diese aber mit fortlaufender Erfahrung ständig reduzieren.
Die ermittelten Werte für die Eingriffe unter kontrollierter Beatmung (Abb.
7) liegen im Vergleich zum Halothan recht günstig und stimmen mit denen von
Gion und Saidmann sowie den heute von Brückner und Tarnow angegebenen weit-
gehend überein.

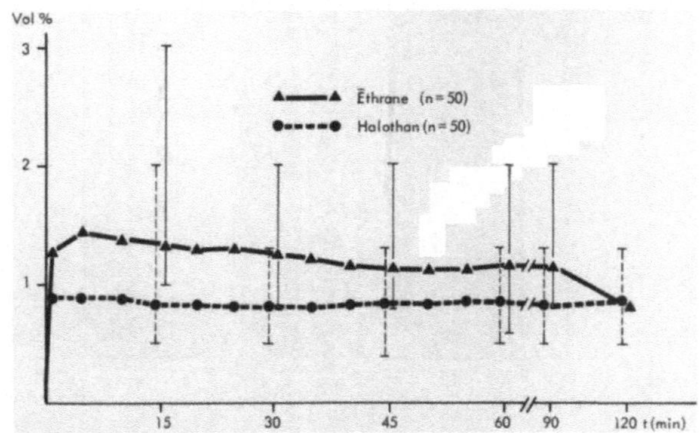

Abb. 7: Vaporeinstellung während der Einleitungs-und Erhaltungsphase der
Narkose - kontrollierte Beatmung   30 min -

Es ist verständlich, daß bei Eingriffen in Spontanatmung - vor allem in der
Einleitungsphase - höhere Konzentrationen erforderlich sind (Abb. 8), obwohl
auch hier Ethrane gegenüber dem Halothan noch recht günstig abschneidet.

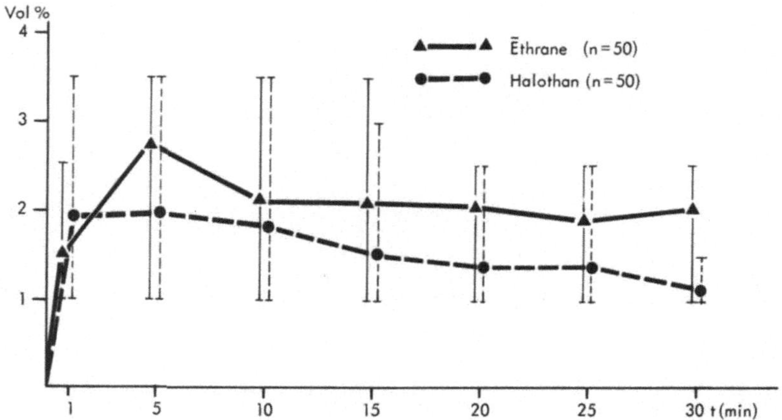

Abb. 8: Vaporeinstellung während der Einleitungs- und Erhaltungsphase der
Narkose - Spontanatmung bis 30 min -

Die Muskelentspannung ist - zumindest in der von uns verwendeten niedrigen
Dosierung - nicht sehr ausgeprägt, was bei unseren Patientinnen einen gegen-
über Halothan gesteigerten Verbrauch an Muskelrelaxantien zur Folge hatte
(Abb. 9). Entsprechende Beobachtungen machen auch Cohen, Hanquet und Lebo-
witz und Mitarbeiter. Am ungünstigsten schneidet bei unserem Vergleich die
Neuroleptanalgesie ab.

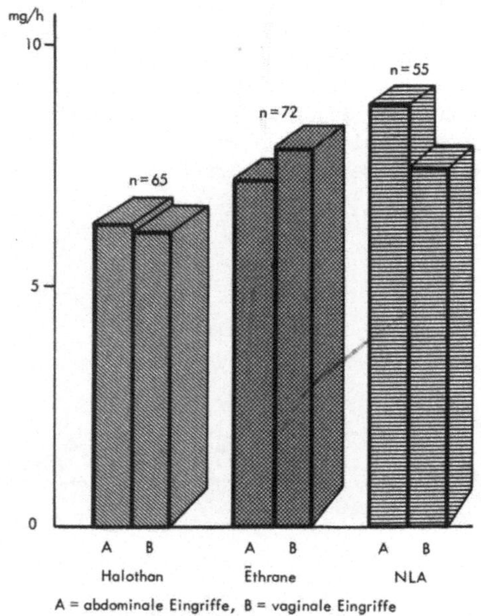

Abb. 9: Verbrauch an Relaxantien (Alloferin) in mg/h bei gynäkologischen
Eingriffen

Zusammenfassung

Bei 389 gynäkologischen Operationen wurde Ēthrane anstelle der bisher verwendeten Inhalationsanästhetika eingesetzt.

Unter einer bewußt niedrig gehaltenen Dosierung, insbesonders bei kontrollierter maschineller Beatmung, konnte bei ausreichender Narkosetiefe nur
eine mäßige Blutdrucksenkung und eine Normalisierung bzw. ein leichter Abfall der Herzfrequenz - bei praenarkotisch erhöhter Ausgangslage - festgestellt werden. Die bei den permanent elektrokardiographisch überwachten
Patientinnen aufgetretenen Herzrhythmusstörungen haben ihre Ursache nicht
im Ēthrane. Ein Einfluß auf die Gerinnung ist - auch bei Operationen im
Urogenitalbereich - nicht anzunehmen. Unter der von uns gewählten klinischen
Dosierung fanden wir trotz der dem Ēthrane zugeschriebenen guten muskelrelaxierenden Wirkung einen leicht erhöhten Verbrauch an Muskelrelaxantien
(gegenüber Halothan).

Insgesamt sehen wir im Ēthrane aufgrund der fehlenden exzessiven Wirkungen
auf das respiratorische und kardiovaskuläre System bei guter Steuerbarkeit
der Narkose und aufgrund der angegebenen geringen Biotransformation eine
echte Bereicherung in der Palette der uns zur Verfügung stehenden Inhalationsanästhetika.

Summary

In 389 gynecological operations, Ēthrane was administered instead of the
currently used inhalations anesthetics.

Dosage was kept intentionally low, especially in combination with mechanical
ventilation. Depth of anesthesia was adequate; there was a moderate drop in
blood pressure, and normalization or slight decrease in heart rate - in
patients whose base line readings before anesthesia had been relatively
high. The disturbances of cardiac rhythm observed in the patients subjected
to permanent electrocardiographic monitoring are not caused by Ēthrane. An
effect on coagulation is unlikely - even during genitourinary surgery. With
the clinical dosage schedules used by us, we have found a slightly increased
need of muscle relaxants (as compared with halothane), despite the reportedly
satisfactory muscle-relaxing effect of Ēthrane.

In view of the lack of evidence of excessive effects on the respiratory and
cardiovasular systems, the satisfactory control of anesthesia, and the
reportedly low rate of biotransformation, we consider Ēthrane a true enrich-
ment of the spectrum of presently available agents for inhalation anesthesia.

Literatur

VAN ACKERN K, PETER K: Wirkung von Ēthrane auf das cardiovasculäre System.
In: Ēthrane. Neue Ergebnisse in Forschung und Klinik. Herausgeber:
H. Kreuscher, Schattauer-Verlag, Stuttgart, 1975

BERGMANN H: Auswahl der Anästhesiemittel und -methoden bei diagnostischen
und therapeutischen Kurzeingriffen.
In: Anästhesie in der Geburtshilfe und Gynäkologie. Herausgeber: Ahnefeld -
Burri - Dick - Halmagyi, J.F. Lehmann, München, 1974

BROST F: Auswahl der Anästhesiemittel und -methoden bei großen gynäkolo-
gischen Eingriffen.
In: Anästhesie in der Geburtshilfe und Gynäkologie. Herausgeber: Ahnefeld -
Burri - Dick - Halmagyi, J.F. Lehmann, München, 1974

BRUNNER J: Die Anaesthesie in der Gynäkologie.
In: Lehrbuch der Anaesthesiologie und Wiederbelebung. Herausgeber: R. Frey,
W. Hügin u. O. Mayrhofer, II. Auflage, Springer-Verlag, Berlin-Heidelberg-
New York, 1971

DOENICKE A, KUGLER J: Wirkungen des Ēthrane auf das zentrale Nervensystem
In: Ēthrane. Neue Ergebnisse in Forschung und Klinik. Herausgeber:
H. Kreuscher, Schattauer-Verlag, Stuttgart, 1975

FISCHER KJ: Die Differentialtherapie tachykarder Rhythmusstörungen in der
Narkose.
Z Prakt Anästh 9: 411, 1974

FOITZIK H, LAWIN P: Die erhöhte Blutungsneigung.
In: Lehrbuch der Anaesthesiologie und Wiederbelebung. Herausgeber: R. Frey,
W. Hügin u. O. Mayrhofer, II. Auflage, Springer-Verlag, Berlin-Heidelberg-
New York, 1971

GION H, SAIDMANN LJ: The Minimum Alveolar Concentration of Enflurane in Man.
Anesthesiology 35: 361, 1971

GÖTHERT M: Pharmakologie des Enflurane (Ēthrane).
In: Ēthrane. Neue Ergebnisse in Forschung und Klinik. Herausgeber:
H. Kreuscher, Schattauer-Verlag, Stuttgart, 1975

GÖTZ E: Heutige Stellung der Inhalationsnarkotika.
Anästh Inform 16: 111, 1975

VON HAHN V, FOITZIK H. LAWIN P: Wirkung von Ēthrane auf die Blutgerinnung.
Z Prakt Anästh 9: 107, 1974

HALDEMANN G, HOSSLI G, KYM J, SCHAER H: Die Wirkung von Ēthrane auf die
Hämodynamik beim Menschen.
Anaesthesiologie und Wiederbelebung 84: 217, 1974

KOTTMANN B, RACHMERT L, SCHLIMGEN R, KALFF G: Anaesthesien bei Tonsillek-
tomien im Kindesalter.
In: Ēthrane. Neue Ergebnisse in Forschung und Klinik. Herausgeber:
H. Kreuscher, Schattauer-Verlag, Stuttgart, 1975

MEYER-BERTENRATH JG: Blutgerinnung und Fibrinolyse.
4. Auflage, Deutscher Ärzte-Verlag, Köln 1975

TORRI G: Uptake and elimination of Ēthrane at constant inspired and alveolar concentration.
Anaesthesiologie und Wiederbelebung 84: 18, 1974

Klinisch-experimentelle Untersuchungen zur Anwendung von Ēthrane
bei geburtshilflichen Eingriffen

W. Dick, E. Knoche, E. Traub

Verfolgt man den Weg eines Inhalationsnarkotikums wie Ēthrane vom Beginn
seiner Applikation an die Mutter bis zur Unterbrechung der Zufuhr zum neonatalen Organismus mit der Abnabelung, so wird jedes Inhalationsnarkotikum
zunächst - mit einer gewissen zeitlichen Latenz zum Applikationsbeginn -
vom mütterlichen auf den fetalen Organismus übertragen. Der Konzentrations-
anstieg beginnt in der Nabelvene als zuführendem Gefäß; Latenzzeit und
quantitativer Übergang sind von den verschiedensten Gesetzmäßigkeiten bzw.
Störfaktoren abhängig.

Bringt man die in der Nabelvene zum Zeitpunkt der Geburt gemessenen Ēthrane-
Konzentrationen in Beziehung zum Zeitintervall zwischen dem Beginn der
Ēthrane-Applikation an die Mutter und der Unterbrechung der Ēthrane-Zufuhr
zum Feten (Abb. 1), so zeigt sich ein - wenn auch lockerer - statistischer
Zusammenhang. Je länger dieses Zeitintervall andauert, desto höher sind die
Ēthrane-Konzentrationen in der Nabelvene und umgekehrt. Naturgemäß läßt sich
aus diesem Zusammenhang nicht ablesen, innerhalb welches Zeitraumes nach Beginn der Narkoseeinleitung erstmals Ēthrane auf den Feten übergegangen ist;
nur soviel kann aufgrund der vorliegenden Messungen gesagt werden: Bereits
7 min nach der Narkoseeinleitung wurde Ēthrane bei einem Neugeborenen in
einer Konzentration von 2,4 mg% gefunden. Der Zeitpunkt des Beginns des
materno-fetalen Übergangs muß also vor dieser Zeitangabe gelegen haben.

Daraus ergibt sich als weitere Frage, in welchem Ausmaß Ēthrane - in Abhängigkeit von der applizierten Konzentration - von der Mutter auf den Feten
übergeht.

Zur Beantwortung dieser Frage kann gegebenenfalls eine Beziehung zwischen
der Höhe des mütterlichen Blutspiegels zum Zeitpunkt der Geburt und dem umbilikal-venösen Blutspiegel des Neugeborenen dienen (Abb. 2). Wie aus der
Regressionsgeraden zu ersehen ist, stellt sich ein relativ guter statistischer Zusammenhang heraus. Danach geht der neonatale - und damit vermutlich
auch der fetale - Ēthrane-Spiegel mit den mütterlichen Konzentrationen

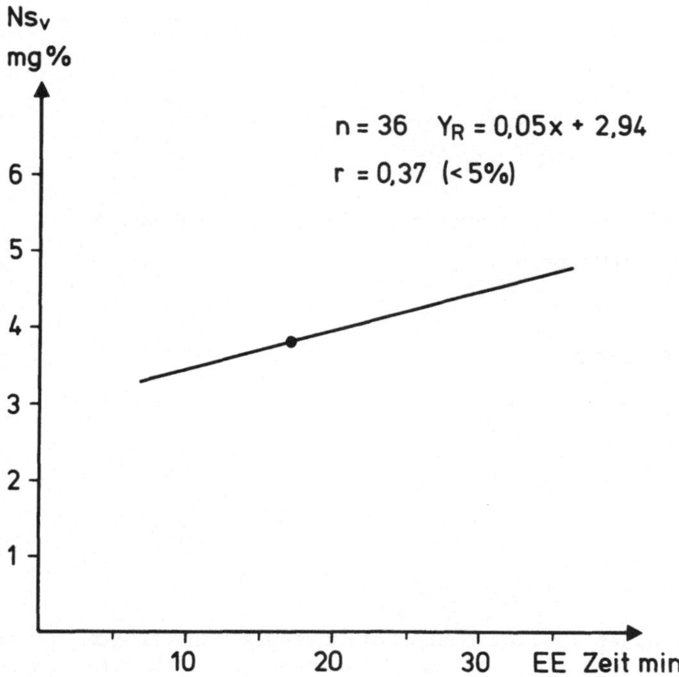

Abb. 1: Korrelation zwischen umbilikal-venöser Ēthrane-Konzentration (NSv) und EE-Zeit.

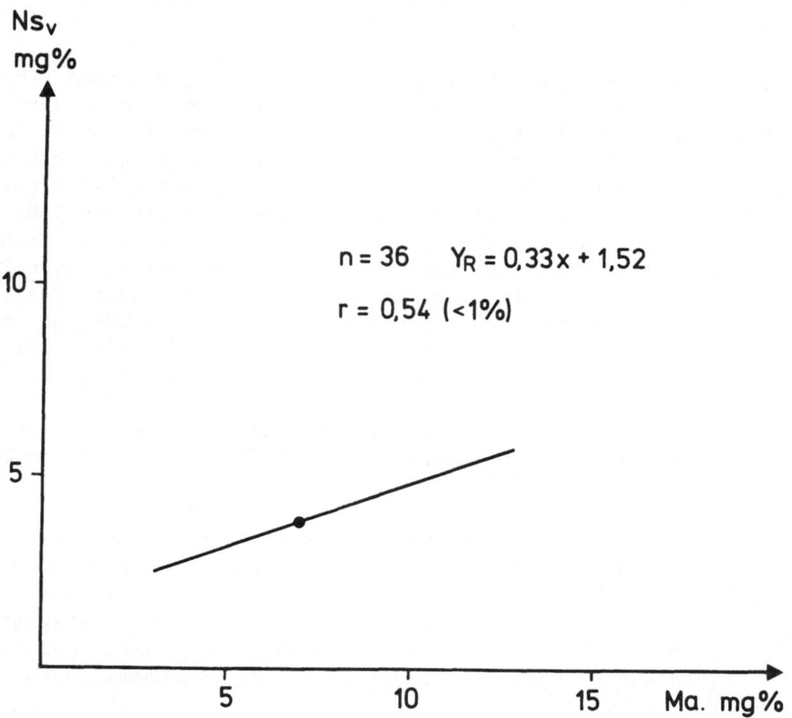

Abb. 2: Korrelation zwischen umbilikal-venöser Ēthrane-Konzentration zum Zeitpunkt der Geburt (NSv) und arterieller Ēthrane-Konzentration der Mutter zum Zeitpunkt der Geburt (Ma).

parallel. Je höher die Ethrane-Konzentration der Mutter zum Zeitpunkt der
Geburt ist, desto höher ist auch die Konzentration im Bereich des zum Fe-
ten/Neugeborenen führenden Gefäßes und umgekehrt. Das bedeutet für praktische Belange, daß die Applikation hoher Ethrane-Konzentrationen vor der
Entwicklung des Neugeborenen über den entsprechend höheren maternalen
Ethrane-Blutspiegel auch zu hohen umbilikal-venösen Konzentrationen führt
und umgekehrt.

Verfolgt man die Passage des Inhalationsnarkotikums weiter, so ist die
umbilikal-arterielle Konzentration als aproximativer Ausdruck des neonatalen Ethrane-Gehaltes von Interesse.

Trägt man nabelarterielle und nabelvenöse Konzentrationen gegeneinander
auf (Abb. 3), so ergibt sich eine sehr enge Beziehung zwischen beiden
Größen. Wenn auch - absolut gesehen - die umbilikal-venösen Ethrane-Konzentrationen höher als die nabelarteriellen liegen, so sind die Unterschiede
im Mittel - bei einer mittleren EE-Zeit von 15 min - mit 1 mg% recht gering.
Offenbar hat in diesem Zeitbereich ein rascher veno-arterieller Konzentrationsausgleich stattgefunden; d. h.,ähnlich wie bei anderen dampfförmigen
Narkotika wird das Neugeborene mit kurzer zeitlicher Latenz bei reduzierter
Konzentration mit dem Narkotikum überflutet.

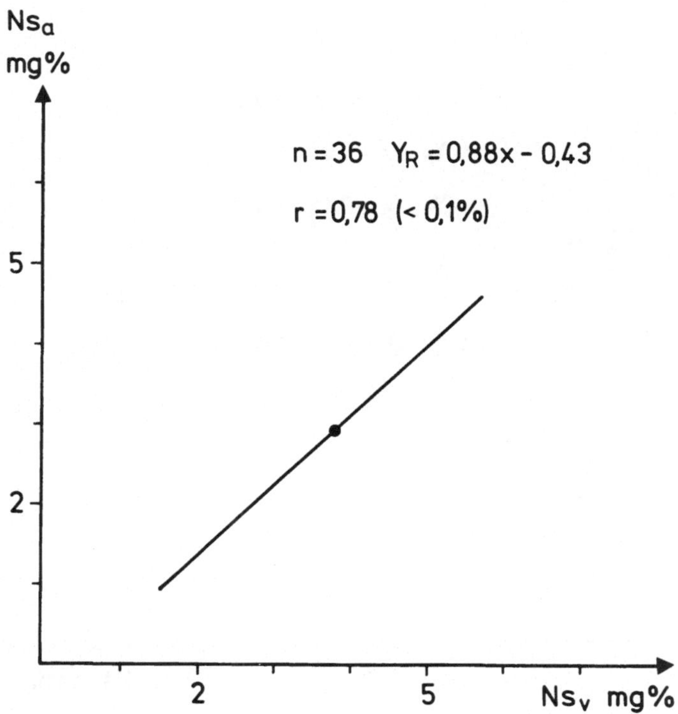

Abb. 3: Korrelation zwischen nabel-arterieller Ethrane-Konzentration zum
Zeitpunkt der Geburt (NSv) und arterieller Ethrane-Konzentration der Mutter
zum Zeitpunkt der Geburt (Ma).

Welche klinische Bedeutung kommt nun diesen Befunden für die postpartale
Adaption des Neugeborenen in dem von uns gewählten Ethrane-Dosisbereich zu?
Zur Beantwortung dieser Frage soll einerseits untersucht werden, ob zwischen
den Ethrane-Konzentrationen und den neonatalen pH-Werten eine Beziehung besteht, zum anderen, ob sich die pH- und Blutgaswerte der Neugeborenen von
einem Neugeborenenkollektiv unterscheiden, das ohne den Einfluß einer Anästhesie spontan entbunden wurde.

Trägt man arterielle und venöse Ethrane-Konzentrationen in der Nabelschnur
zum Zeitpunkt der Geburt gegen den arteriellen pH-Wert des Neugeborenen zum
gleichen Zeitpunkt auf, so ergibt sich kein verwertbarer Zusammenhang zwischen beiden Größen.

Trägt man jedoch die pH-Werte 5, 10 und 15 min nach der Geburt gegen die
entsprechenden Ethrane-Konzentrationen auf, so ergibt sich folgendes Bild
(Abb. 4):

5 min nach der Geburt besteht eine lockere inverse Beziehung zwischen
Ethrane-Konzentration und pH-Wert; je höher die Rest-Ethrane-Konzentration
beim Neugeborenen zu diesem Zeitpunkt ist, desto niedriger der pH-Wert und
umgekehrt. 10 min nach der Geburt verläuft diese Beziehung in gleicher
Richtung. Wiederum 15 min nach der Geburt bestätigt sich das Bild auf einem
statistisch signifikanten Niveau.

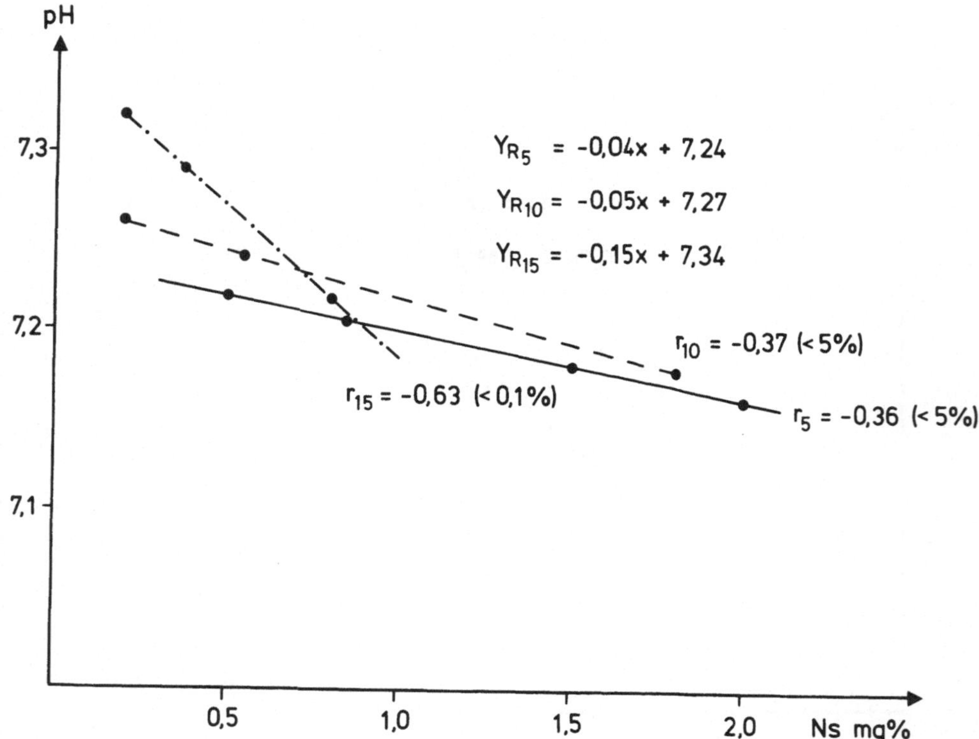

Abb. 4: Korrelation der neonatalen pH-Werte und der neonatalen umbilikal-
venösen Ethrane-Konzentration (Ns) 5, 10 und 15 min nach der Geburt.
R_5 = Korrelationskoeffizient 5 min nach der Geburt
R_{10}= Korrelationskoeffizient 10 min nach der Geburt
R_{15}= Korrelationskoeffizient 15 min nach der Geburt

Das bedeutet für praktisch klinische Belange, daß die postpartale Adapta-
tion des Neugeborenen - zumindesten innerhalb der ersten 15 min nach der
Geburt - durch den jeweils existenten Rest-Ēthrane-Spiegel beeinflußt wird.
Geht man dabei der Frage nach, ob diese Relationen aufgrund einer respiratorischen Depression des Neugeborenen zustande kommen oder nicht (Abb. 5),
so scheint nur der neonatale PCO_2 15 min nach der Geburt von der Ēthrane-
Konzentration zum gleichen Zeitpunkt abhängig zu sein. Beziehungen zu den
PO_2-Werten lassen sich weder 5 noch 10 noch 15 min nach der Geburt verifi-
zieren.

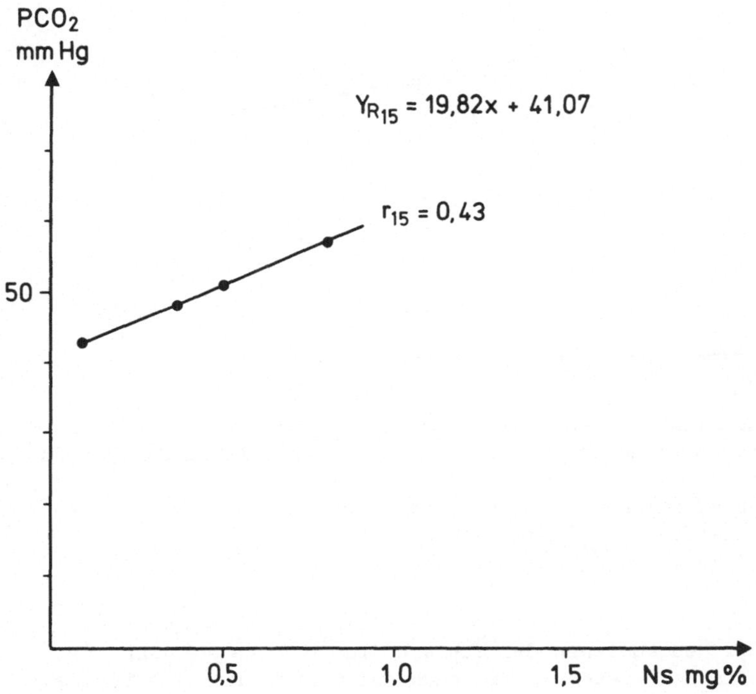

Abb. 5: Korrelation zwischen neonatalem PCO_2 15 min nach der Geburt und
neonataler Ēthrane-Konzentration zum gleichen Zeitpunkt (Ns).

5 und 10 min nach der Geburt (Abb. 6) ergibt sich ein statistisch auffälli-
ger - inverser - Zusammenhang zwischen Rest-Ēthrane-Konzentrationen und
Standardbikarbonat.

Daraus ableitbare klinisch relevante Schlußfolgerungen hätten jedoch zur
Voraussetzung, daß sich pH-, PCO_2-, Standardbikarbonat- und gegebenenfalls
PO_2-Werte der Neugeborenen der Ēthrane-Gruppe von einem Neugeborenenkollektiv
unterscheiden, das ohne den Einfluß einer Anästhesie spontan entbunden wurde.

Eine vergleichende Darstellung des pH-Verlaufes zweier derartiger Kollektive
(Abb. 7) läßt deutlich erkennen, daß - gemessen am pH-Wert - die postpartale
Adaptation der Neugeborenen der Ēthrane-Gruppe nicht von einem Kontroll-
kollektiv unterscheidbar ist.

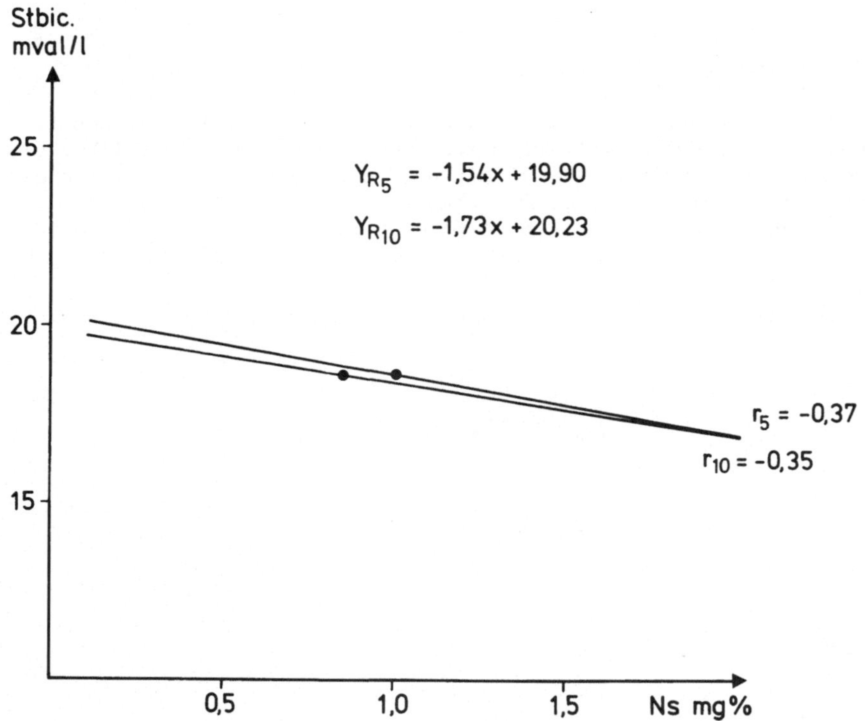

Abb. 6: Korrelation zwischen neonatalen Standardbikarbonatwerten 5 und 10 min nach der Geburt sowie den neonatalen Ēthrane-Konzentrationen (Ns) zum gleichen Zeitpunkt.
R_5 = Korrelationskoeffizient 5 min nach der Geburt
R_{10} = Korrelationskoeffizient 10 min nach der Geburt

Der PCO_2-Verlauf der Neugeborenen der Ēthrane-Gruppe hingegen (Abb. 8) unterscheidet sich in den ersten 15 min nach der Geburt deutlich von den PCO_2-Werten der Neugeborenen des Kontrollkollektivs; alle PCO_2-Werte liegen im Mittel etwas höher als diejenigen des Kontrollkollektivs.

Bei gleichem pH-Verlauf müßten sich dann aber die Standardbikarbonatwerte in umgekehrter Richtung von den Standardbikarbonatwerten des Kontrollkollektivs unterscheiden. Wie Abb. 9 zeigt, liegen die Standardbikarbonatwerte der Ēthrane-Gruppe in den ersten 15 min nach der Geburt deutlich über denen des Kontrollkollektivs.

Wie die PO_2-Werte erkennen lassen (Abb. 10), erfolgt die Oxygenierung aller Neugeborenen - unabhängig davon, ob sie Ēthrane erhalten haben oder nicht - identisch.

Aus den bisher aufgezeigten Zusammenhängen kann unseres Erachtens folgendes Resümee gezogen werden:

Die nabelvenösen Konzentrationen der Neugeborenen zum Zeitpunkt der Geburt werden sowohl durch die EE-Zeit als auch - in stärkerem Maße - durch die Ēthrane-Konzentrationen im mütterlichen Blut zum gleichen Zeitpunkt beeinflußt.

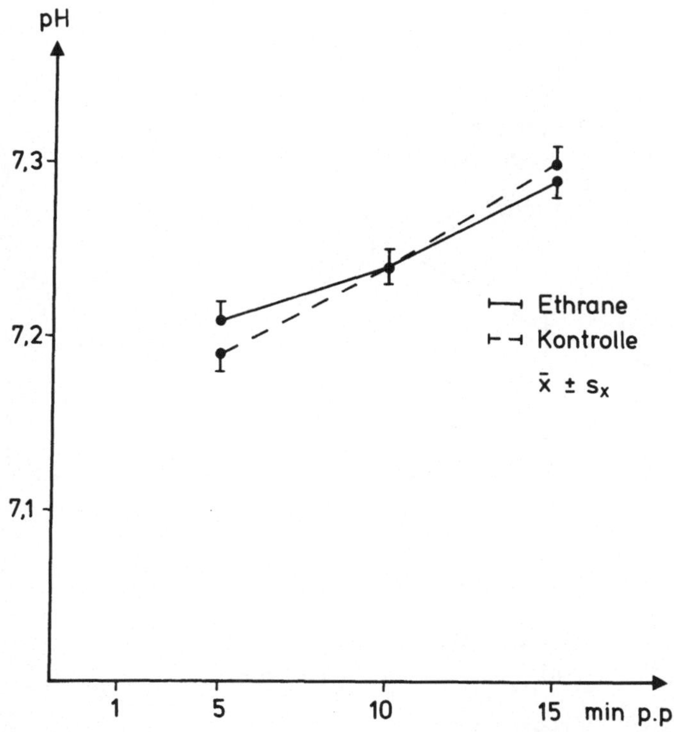

Abb. 7: pH-Verläufe zweier Kollektive von Neugeborenen. Ausgezogene Linie =
Ēthrane-Kollektiv, gestrichelte Linie = Kontrollkollektiv nach Spontan-
entbindung.

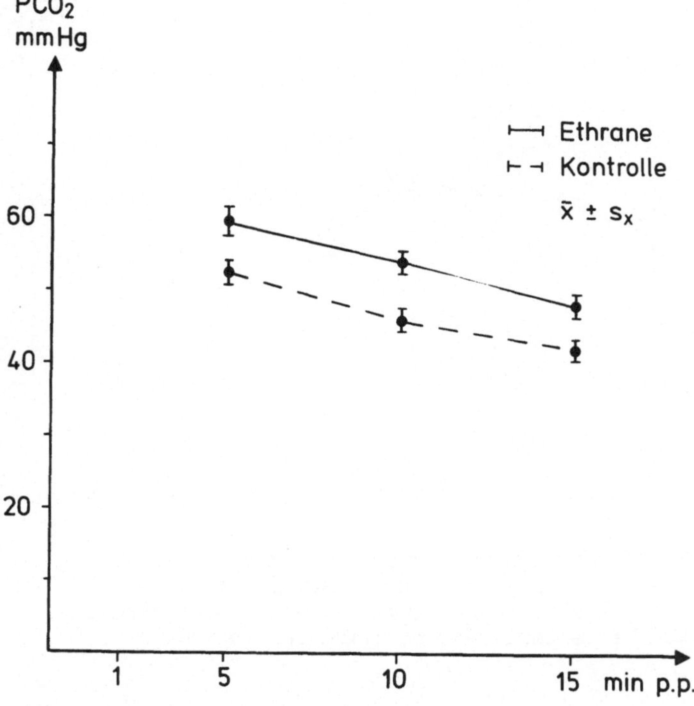

Abb. 8: Neonatale PCO$_2$-Werte zweier Kollektive von Neugeborenen. Ausgezog.
Linie = Ēthrane-Kollektiv, gestr. Linie = Kontrollkollektiv

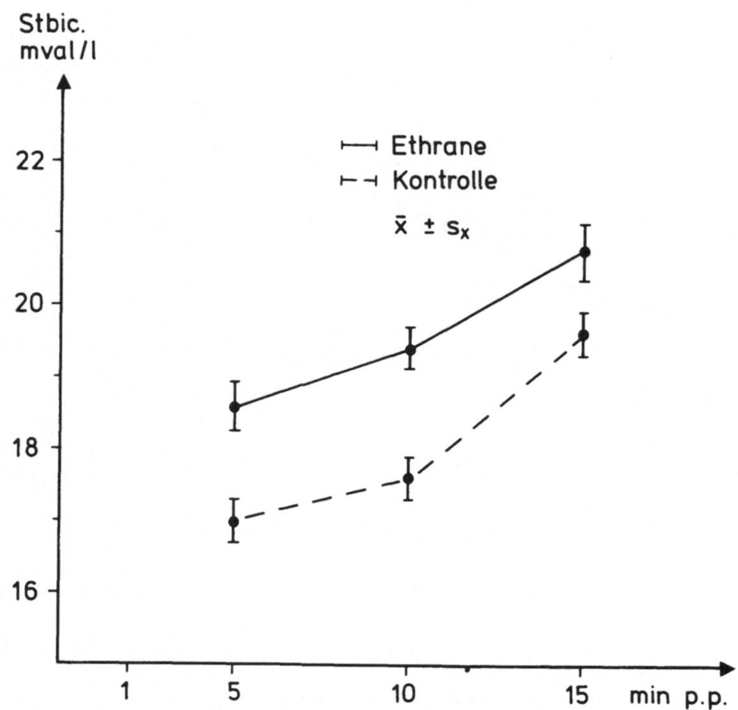

Abb. 9: Neonatale Standardbikarbonatwerte zweier Kollektive von Neugeborenen. Ausgezogene Linie = Ēthrane-Kollektiv, gestr. Linie = Kontrollkollektiv

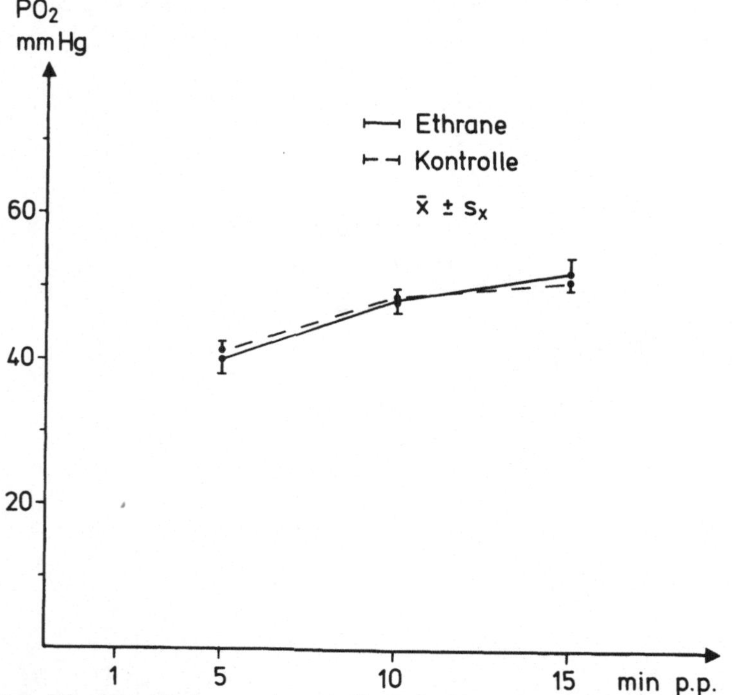

Abb. 10: PO_2-Werte zweier Kollektive von Neugeborenen. Ausgezogene Linie = Ēthrane-Kollektiv, gestrichelte Linie = Kontrollkollektiv

Die Höhe der umbilikal-arteriellen Ethrane-Konzentrationen verläuft direkt
proportional den umbilikal-venösen Werten.

Der Konzentrationsverlauf in der postpartalen Phase ist durch eine rasche
Elimination des Narkotikums aus dem neonatalen Organismus gekennzeichnet
(Abb. 11); bereits 5 min nach der Geburt ist die Konzentration auf 23 %,
15 min nach der Geburt auf 10 % des Ausgangswertes gefallen. Sicherlich
wird der postpartale pH-Wertverlauf durch die Rest-Ethrane-Konzentrationen
bis zu 15 min nach der Geburt beeinflußt; der Korrelation nach 15 min liegt
offenbar überwiegend eine Beziehung zu den PCO_2-Werten zugrunde, den Korre-
lationen nach 5 und 10 min mehr eine Beziehung zu den Standardbikarbonatwerten.

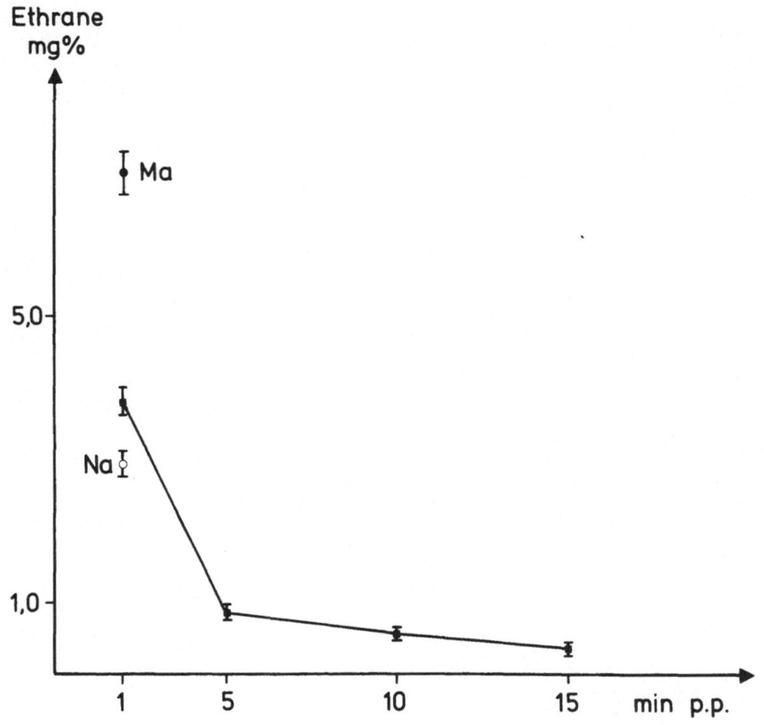

Abb. 11: Ethrane-Konzentrationen im mütterlichen arteriellen Blut (Ma),
neonatalen umbilikal-arteriellen Blut (Na) zum Zeitpunkt der Geburt sowie
im umbilikal-venösen Blut zum Zeitpunkt der Geburt sowie 5, 10 und 15 min
nach der Geburt.

Für die klinische Praxis ist jedoch von größerer Bedeutung, daß sich die
postpartale Adaptation der Neugeborenen der Ethrane-Gruppe - gemessen am
pH-Wertverlauf - in nichts von der Neugeborener unterscheidet, die ohne den
Einfluß einer Anästhesie spontan entbunden wurden.

Damit erscheint abschließend die Schlußfolgerung zulässig, daß die Allgemeinanästhesie mit Ethrane zur Sectio caesarea keinen - klinisch relevanten -
negativen Einfluß auf die postpartale Adaptation der Neugeborenen in den
ersten 15 min nach der Geburt ausübt.

Literatur

COLEMAN AJ, DOWNING JW: Enflurane anesthesia for cesarean section.
Anesthesiology 43: 354, 1975

DEVOGHEL JC: Enflurane (Ēthrane) in obstetrics.
Acta Anaesth Belgica 2: 283, 1974

DICK W, KNOCHE E, TRAUB E, ECKSTEIN KL: Ēthrane in der Geburtshilfe.
In: H. Kreuscher: Ēthrane. Neue Ergebnisse in Forschung und Klinik,
Schattauer-Verlag, Stuttgart, 1975, S. 73

KESSLER G, v.KRYBIG TH: Die Wirkung von Ēthrane auf die vorgeburtliche
Entwicklung der Ratte.
anästh prax 10: 7, 1975

TORRI G, DAMIA G, FABIANI ML, FROVA G: Uptake and elimination of enflurane
in man (A comparative study between enflurane and halothane).
Brit J Anesth 44: 789, 1972

Diskussion

Brückner   Meine Damen und Herren! Eine Arbeitstagung ohne Diskussion,
das würde wie eine schlecht gewürzte Suppe schmecken. Wir
haben heute ein sehr reichhaltiges Programm gehabt. Nach
einigen Vorträgen wurde schon spontan diskutiert, oft
mußten wir bremsen, um den Zeitplan einzuhalten. Jetzt,am
Ende des arbeitsreichen Tages, haben wir 90 Minuten Zeit,
um die unklaren Definitionen, die kontroversen Ansichten
und die vielen wichtigen Details der klinischen Anwendung
von Ethrane zusammen mit den Referenten der Arbeitstagung
zu diskutieren. Wir haben uns dabei vorgenommen, mehr über
die Aspekte der klinischen Anwendung, das was den praktisch
tätigen Anästhesisten bei der täglichen Arbeit interessiert,
zu sprechen. Denn: Was den experimentell interessierten Arzt
entzückt, bewirkt beim Praktikter häufig gegenteilige Empfin-
dungen. Er steht oft etwas hilflos vor einer in so kurzer
Zeit massiert ausgebreiteter Fülle experimenteller Befunde.
Viele dieser Befunde sind die nötige Voraussetzung für die
klinische Testung einer neuen Substanz, der Praktiker ahnt
jedoch - aber auch mit Recht - manches davon ist redundant.
Aus der Fülle solcher Daten Schlüsse für die klinische
Arbeit zu ziehen, soll Sinn und Zweck dieser Diskussion am
Ende der Arbeitstagung sein. Jene wichtigen und einfachen
sowie allgemeinen Details, die häufig bei speziellen Vorträgen nicht mehr Berücksichtigung finden, sollen angesprochen werden. Letztlich aber wollen wir immer wieder versuchen zu erreichen, daß jene bereits ausgearbeiteten Einzelheiten der praktikablen klinischen Anwendung von Ethrane
weitergegeben werden. Spezielle Indikationen, Kontraindikationen und erforderliche Vorsichtsmaßnahmen bei der Anwendung der neuen Substanz sind Unterthemen der geplanten Diskussion. Ich hoffe, daß es uns gelingt, nicht nur ein Ge-
spräch unter Experten zu führen, sondern möglichst einen
Dialog zwischen Referenten und Zuhörern zu erreichen.

Ich schlage vor, daß die Herren Eberlein und Lawin zur Einführung in die Diskussion jeweils eine kurze Zusammenfassung
der Vorträge der von ihnen geleiteten Vor- und Nachmittagssitzung geben. Dann ist die Arena frei für Diskussionsbemerkungen, für Dialoge, Fragen und Streitgespräche.

Eberlein   Es ist nicht möglich, in der zur Verfügung stehenden Zeit
die Masse an neuen Befunden, die seit den Symposien in
Hamburg und Osnabrück vorgelegt worden sind, zu diskutieren.
Ich muß mich daher auf einige Punkte beschränken.

Zunächst hat Herr Göthert über Aufnahme und Ausscheidung von Ēthrane gesprochen und auch die Befunde von Torri erwähnt. Mir ist aufgefallen, daß sich die K-Werte von Halothan und Ēthrane zwar unterscheiden, die absoluten Werte beider Substanzen aber nahe beieinander liegen. Ich möchte deshalb Herrn Göthert fragen, ob er mir darin zustimmt, daß die unterschiedliche Ausscheidungsgeschwindigkeit klinisch nur geringe Bedeutung haben kann?

Göthert Da muß ich zustimmend gleich betonen, daß die von Torri gefundenen Unterschiede zwischen Ēthrane und Halothan zwar signifikant, jedoch nicht sehr bedeutsam sind. Ohne Zweifel sind Aufnahme- und Eliminationsgeschwindigkeiten von Enfluran im Vergleich zu Halothan größer. Eine experimentell gefundene etwa 20 % größere Anflutgeschwindigkeit des Ēthrane kann jedoch im Einzelfall in der Klinik aufgrund individueller Gegebenheiten und Dosierungsgewohnheiten maskiert werden, daß der Effekt nicht mehr erkennbar wird. Zudem wird nur sehr selten ein direkter Vergleich zu Halothan möglich sein. Vergleicht man dagegen die unterschiedlichen Anflutgeschwindigkeiten zwischen Ēthrane und Äthyläther bzw. Ēthrane und Methoxyflurane, so nivellieren sich die bestehenden Unterschiede zwischen Ēthrane und Halothan noch mehr. Als Pharmakologe weiß ich aber, daß Sie als Kliniker sich Inhalationsanästhetika wünschen, die sehr schnell an- und auch wieder abfluten, weil so die Steuerbarkeit der Narkose besser wird. Dies bedeutet nicht nur organisatorische Erleichterungen, sondern vermindert auch für den Patienten das Risiko einer relativen Überdosierung. Insofern ist es das Enflurane, das besser als das Halothan zu beurteilen ist.

Eberlein Es ist hier gesagt worden, daß der beim Ēthrane-Abbau anfallende Metabolit Trifluoressigsäure atoxisch sei. Ich bin nicht sicher, daß dieser Metabolit, der doch der Trichloressigsäure nahesteht, wirklich für die Zelle bedeutungslos ist. Daher meine Frage an die biochemisch versierten Anwesenden, ob hier Befunde vorliegen, die die fehlende Toxizität von Trifluoressigsäure beweisen?

Grothe Es gibt Untersuchungen, wo man sowohl Trifluoressigsäure als auch Trifluoräthanol und Trifluorazetaldehyd Versuchstieren gegeben hat. Gefunden wurde eine vom Trifluoräthanol über das Trifluorazetaldehyd bis zur Trifluoressigsäure abnehmende Toxizität. Die toxischen Nebenwirkungen der Trifluoressigsäure waren kaum noch nachweisbar. Nun muß man berücksichtigen, daß diese Versuche alle mit exogen zugeführten Trifluorkohlenwasserstoffen gemacht wurden. Dies sind jedoch hochpolare Substanzen, die kaum Zellmembranen durchdringen können. Da bei der Metabolisierung halogenierter Kohlenwasserstoffe die Trifluoressigsäure intrazellulär entsteht, kann man diese Befunde nicht ohne weiteres für die Beantwortung der Toxizitätsfragen heranziehen. Auch wenn die bisher vorliegenden Befunde keinen sicheren

Hinweis dafür geben, daß Trifluoressigsäure toxisch ist,
muß man die Frage offen lassen. Hinzu kommen methodische
Schwierigkeiten beim chemischen Nachweis der Trifluoressigsäure. Es ist in letzter Zeit eine Arbeit erschienen,
wo Trifluoressigsäure nach Isofluran-Anwendung angeblich
dünnschicht-chromatographisch nachgewiesen wurde. Allerdings waren sich die Autoren letztlich auch nicht sicher,
ob sie wirklich Trifluoressigsäure gefunden hatten. Wie
ich so gehört habe, gilt dies auch für die früheren Befunde von Rehder[*] und Mitarb. sowie Cascorbi[**], die Trifluoressigsäure nach Applikation halogenierter Kohlenwasserstoffe gefunden hatten. Alle diese Autoren sind sich heute
auch nicht mehr so sicher, ob sie das Zeug wirklich gefunden und nachgewiesen haben. Es ist eben sehr schwierig,
Spuren von Trifluoressigsäure chemisch nachzuweisen.

Wiethoff

Nach Van Dyke[***] ist es sehr unwahrscheinlich, daß Trifluoressigsäure als Metabolit des Ethrane auftritt, da die An-
wesenheit von vier Fluoratomen an beiden Seiten der Ätherbrücke dieser Substanz eine sehr große chemische Stabilität
verleiht. Jedenfalls ist es bisher keinem Untersucher gelungen, Trifluoressigsäure nach Enflurane-Anwendung nachzuweisen.

Brückner

Bei der Diskussion über die mögliche Toxizität einzelner
Metaboliten der in der Anästhesie verwendeten halogenierten
Kohlenwasserstoffe muß auch die Gesamtmetabolierungsrate
einer Substanz mit berücksichtigt werden. Dies kann entscheidend das Auftreten von toxischen Zwischenprodukten und
freien Halogenen beeinflussen.

Unsere Anästhetika werden vorwiegend über Enzyme im endoplasmatischen Retikulum der Leberzellen (oder auch Lebermikrosomen genannt) abgebaut. Für diesen Abbau gelten folgende Gesetzmäßigkeiten: Die Metabolisierung erfolgt oft
nur partiell, die Lebermikrosomen sind dafür in der Lage,
unspezifisch Stoffe sehr unterschiedlicher chemischer
Struktur zu metabolisieren. Die Metabolisierungsrate bei
Pharmaka ist niedrig, kann aber durch Enzyminduktion erheblich gesteigert werden. Enzyminduzierende Stoffe können

[*]   REHDER K, FORBES J, ALTER H, HESSLER O, STIER A:
      Halothane Biotransformation in Man: A quantitative
      Study. Anesthesiology 28: 711, 1967

[**] CASCORBI HF, BLAKE DA, HELRICH M: Differences in the
      Biotransformation of halothane in man.
      Anesthesiology 28: 711, 1967

[***] VAN DYKE RA: Biotransformation of Volatile Anaesthetics
      with Special Emphesis on the Role of Metabolism in the
      Toxicity of Anaesthetics.
      Canad Anaesth Soc J 20: 21, 1973

können sowohl den eigenen Metabolismus als auch den Abbau
anderer Pharmaka steigern. Meist werden Pharmaka auf dem
Wege der Detoxifikation abgebaut, d.h., es resultiert eine
Minderung der pharmakologischen Aktivität. Einige Pharmaka
können bei ihrem Abbau jedoch in Substanzen umgewandelt
werden, die eine wesentlich höhere Toxizität aufweisen. So
weiß man jetzt, daß beim Abbau des Methoxyflurane entstehende freie Fluor nephrotoxische Wirkungen haben kann.
Wird durch Enzyminduktion die Defluoridierung gesteigert,
nimmt die Häufigkeit nephrotoxischer Nebenwirkungen zu,
umgekehrt kann durch Hemmung der Enzymaktivität das Auftreten nephrotoxischer Nebenwirkungen herabgesetzt werden.

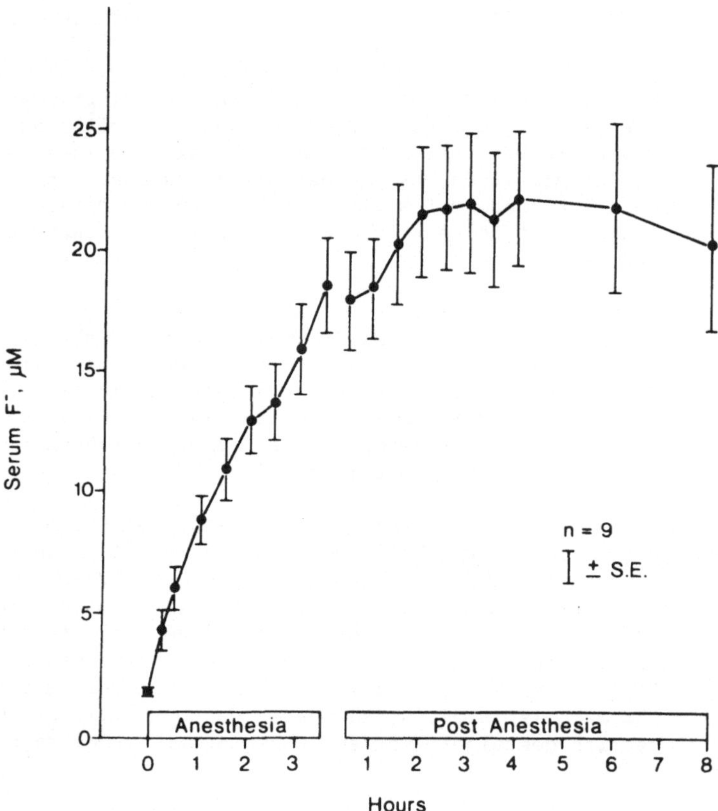

Abb. 1: Das Verhalten des anorganischen Serum Fluorids (F⁻)
während und nach einer Enflurane-Anästhesie bei 9 Patienten.
(M.J. Cousins und Mitarbeiter, Anesthesiology 44: 44, 1976

Nach Cousins werden nach einer Ethrane-Anästhesie 82,7 %,
nach Halothane 77 bis 88 % und nach Methoxyflurane 35 % des
applizierten Anästhetikums wieder abgeatmet. 2,42 % (nach
Ethrane), 12 bis 25 % (nach Halothan) bzw. bis zu 40 %
(nach Methoxyfluran) der zugeführten Anästhetika werden

nach Metabolisierung über die Niere ausgeschieden. Von
einem Serumfluorspiegel von 50 µM/1 ab ist mit dem Auftreten nephrotoxischer Symptome zu rechnen. Für das Erreichen nephrotoxischer Fluoridspiegel sind dabei folgende
Einzelfaktoren maßgebend: Physikalische Eigenschaften des
Anästhetikums (Fettlöslichkeit) und die applizierte Dosis
(Dauer der Inhalation sowie verwendete Konzentration). So
kann nach einer Methoxyflurandosis von mehr als 2,5 MAC/h
ein toxischer Serumfluoridspiegel mit Sicherheit erwartet
werden. Cousins konnte zeigen, daß auch nach längerer
Ethrane-Anwendung erhöhte Serumfluoridspiegel nachgewiesen
werden können. Die Abbildung 1 zeigt das Verhalten des
Serumfluoridspiegels während und nach einer längeren
Enflurane-Anästhesie (Befunde von Cousins, 1976).

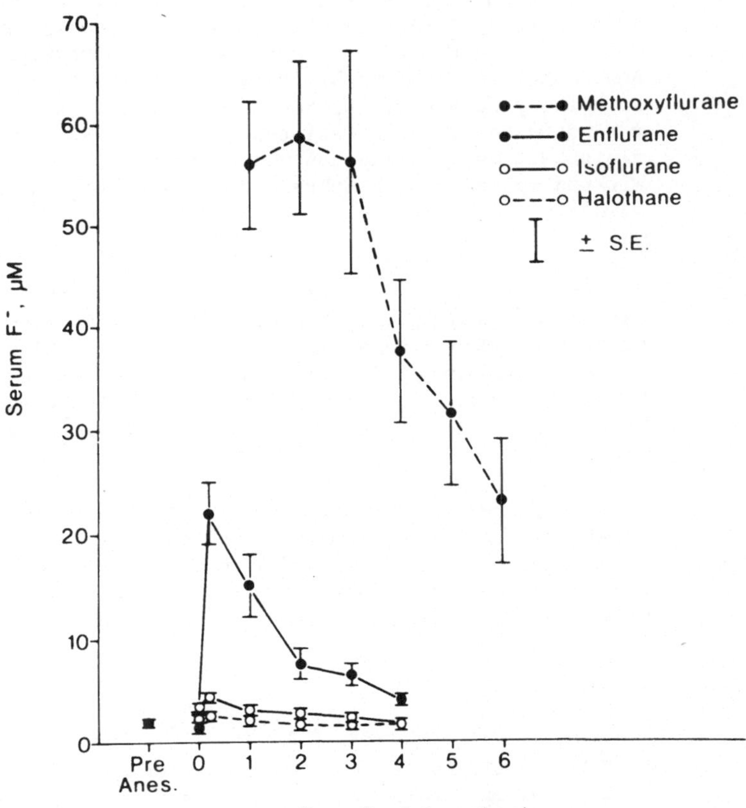

Abb. 2: Das Verhalten der anorganischen Serum-Fluorid-Kon-
zentration vor und nach Anästhesien mit Methoxyflurane,
Enflurane, Isoflurane und Halothane.
(M.J. Cousins und Mitarbeiter, Anesthesiology 44: 44, 1976)

Durch den Abbau der im Fettgewebe gespeicherten haloge-
nierten Kohlenwasserstoffe können auch noch Tage nach der
Inhalationsanästhesie gesteigerte Serumfluoridspiegel
nachweisbar sein. Dies ist besonders nach Methoxyflurane-
Anwendung zu erwarten.
Die Abbildung 2 zeigt, daß nach Methoxyflurane bis zu 5
Tage nach der Anästhesie erheblich gesteigerte Serum-
fluoridspiegel nachweisbar sind (Cousins, 1976).

Interessant war auch, daß nach Isoflurane und Halothan
keine signifikante Erhöhung des Serumfluoridspiegels in
der postoperativen Phase zu beobachten gewesen war. Diese
Vorgänge können durch eine Enzyminduktion erheblich beeinflußt werden. Überraschend ist, daß eine Induktion des
Enflurane-Abbaus bisher lediglich in vitro nachgewiesen
werden kann. In vivo scheint das Substrat eher eine Hemmung des Abbaus zu bewirken, und die Substanz wird deshalb
schnell ausgeschieden, ohne daß eine Metabolisierung statt-
findet. Sicherlich spielt bei der Elimination auch die geringe Fettlöslichkeit des Enflurane eine Rolle. So schließt
Cousins*, daß Ēthrane bei normaler Nierenfunktion und bei
Abwesenheit anderer nephrotoxischer Pharmaka im Gegensatz
zu Methoxyflurane die Nierenfunktion nicht pathologisch
verändern kann. Bei präexistenten Nierenkrankheiten und bei
gleichzeitiger Applikation von Pharmaka mit nephrotoxischer
Wirkung sollte jedoch Ēthrane mit Zurückhaltung angewendet
werden.

Wiethoff

Zu den Bemerkungen von Herrn Brückner darf ich hinzufügen,
daß Mazze** und Mitarbeiter davor warnen, Ēthrane bei
Nierentransplantationen anzuwenden, da die geringen, bei
der Metabolisierung des Enfluran entstehenden Serumfluorid-
konzentrationen unter Umständen eine bereits vorgeschädigte
Transplantatniere zusätzlich funktionell beeinflussen können.

Grothe

Es gibt bisher nur wenige Arbeiten, die Serumfluorid nach
Anästhesien mit halogenierten Kohlenwasserstoffen am Menschen gemessen haben. Die meisten Untersucher haben mit
Ratten gearbeitet und dazu mit relativ hohen Konzentrationen
über 5 und 6 Stunden. So ist dann auch die

* COUSINS MJ: Enzyme induction as a mechanism of toxicity
  to to drug interaction. Vortrag auf dem 12. Kongreß d.
  Skandinav. Ges. f. Anästh., Oulu, 1975, im Druck: Scand
  J Anaesthesiol

* COUSINS MJ, GREENSTEIN LR, HITT BA, MAZZE RA: Metabolism
  and Rernel Effects of Enflurane in Man.
  Anesthesiology 44: 44, 1976

*** LOEHNING RW, MAZZE RI: Possible Nephrotoxicity from
  Enflurane in a Patient with Severe Renal Disease.
  Anesthesiology 40: 203, 1974

ominöse nephrotoxische Grenzschwelle von 45 bis 50 Mikro-
mol/l zustande gekommen. Man sollte sich immer daran erinnern, daß die Untersuchungen an Ratten durchgeführt wurden, und wie gern werden da Rattenstämme hergenommen, die
schön metabolisieren, damit man nachher auch etwas nachweisen kann. Ob diese Ergebnisse dann relevante klinische
Schlußfolgerungen zulassen, sei sehr dahingestellt. Außerdem ist die Zahl der Einzelbeobachtungen bisher noch sehr
klein. Aber man darf wohl erwarten, daß die Beeinflussung
des Serumfluoridspiegels nach Ēthrane im allgemeinen nur
gering sein wird. Auch unter den Bedingungen einer erheblichen Enzyminduktion erscheint es mir sehr unwahrscheinlich, daß nach Ēthrane Serumfluoridspiegel von 50 Mikro-
mol/l erreicht werden oder überschritten werden können.

Brückner   Die Interpretation der Befunde wird zusätzlich noch dadurch kompliziert, daß Peak-Fluoridspiegel von 50 Mikro-
mol/l auch nach Zufuhr von fluoriertem Trinkwasser beobachtet werden können. Gefährlich für die Niere wird offenbar nur eine lange Expositionszeit mit konstant hohen
Serumfluoridspiegeln, wie sie nach Methoxyfluran auftreten
können.

Eberlein   Ich möchte ein Bild zeigen, auf dem die Ausscheidung der
einzelnen Metaboliten von Methoxyfluran in Abhängigkeit
von der Zeit dargestellt ist. Natürlich bestehen große
Unterschiede im quantitativen Ausmaß der Metabolisierung
von Methoxyflurane und Ēthrane. Bitte beachten Sie die
unterste Kurve: C_{14}-markiertes Kohlendioxid wird in be-
trächtlichem Ausmaß über 240 Stunden ausgeschieden.
Herr Brückner hatte darauf hingewiesen, daß der nicht auf-
gefundene Rest des Ēthrane "offenbar verschwunden sei".

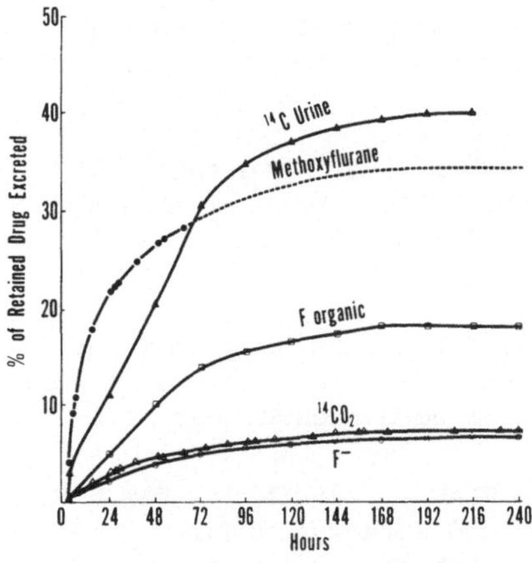

Abb. 3: Ausscheidung von Methoxyflurane und seiner Metaboliten nach einer 120minütigen Anästhesie mit 10 ml
Methoxyflurane. Die gestrichelte Linie stellt den Verlauf
des 50 % Ausscheidungsprofils dar. t_O = Beginn der
Anästhesie.
(nach Holaday, Rudolfsky, Treuhaft, Anesthesiology 33:
589, 1970)

Es erscheint deshalb vielleicht voreilig zu sagen, daß nur
2,4 % des aufgenommenen Ethrane metabolisiert werden. Ich
kenne keine Untersuchung, die Befunde über die pulmonale
Ausscheidung von Ethrane-Metaboliten vorlegt. Vielleicht
eröffnet sich hier ein Weg, die bisher unaufgefundene Menge
des zugeführten Ethrane zu lokalisieren.

Lawin Wenn nicht in jedem Falle die gesamte aufgenommene Ethrane-
Menge in der Bilanz auch auf der Ausscheidungsseite wieder
nachgewiesen werden kann, so sind meist Unzulänglichkeiten
des Meßsystems und der verwendeten Meßmethodik dafür verantwortlich. Meist gelingt es nicht, das abgeatmete Ethrane
in der Exspirationsluft qualitativ 100 % zu erfassen. Ein
Mitarbeiter von mir, Herr Klan[*], hat vergleichende gaschromatographische Untersuchungen der Exspirationsluft von
Patienten nach Narkosen mit Enflurane, Halothan und
Methoxyflurane durchgeführt. Die Ergebnisse wurden auf dem
Kongreß in Erlangen, 1974, vorgetragen. Bei einem Patienten
ließ sich nach einer Enflurane-Narkose der halogenierte
Kohlenwasserstoff über 13 Tage in der Exspirationsluft
nachweisen. Es konnte für die drei untersuchten Inhalati-
onsanästhetika eine direkte Abhängigkeit zwischen der
Eliminationsgeschwindigkeit, der Körperoberfläche und der
inhalierten Anästhetikamenge festgestellt werden. Beim Vergleich der Ausscheidungsprofile aller drei untersuchten
Gase wurde deutlich, daß Methoxyfluran erst nach 24 Stunden
einen stärkeren Konzentrationsabfall in der Ausatemluft
zeigt, im Vergleich zu Halothan und besonders Enflurane.
Als Erklärung bietet sich u.a. die Tatsache an, daß die
Metabolisierungsrate von Methoxyfluran mit 40 %, wie auch
die des Halothan mit 12 bis 25 %, wesentlich höher ist,
als die des Enfluran, bei dem nur 2,4 % Metabolisierung
nachweisbar ist. So sprechen die hohen meßbaren Konzentrationen des Enfluran in der Exspirationsluft kaum gegen
seine Verwendung als Narkosegas, da durch die im wesentlichen unverstoffwechselte Elimination über die Lungen ein
schädigender metabolischer Einfluß geringer zu bewerten
ist als bei Halothan und Methoxyflurane.

Eberlein Methoxyflurane weicht sicherlich doch ganz besonders in
seinem Stoffwechselverhalten von den anderen halogenierten
Kohlenwasserstoffen ab.

Lawin Auch Halothan kann noch nach 15 Tagen in der Exspirationsluft nachgewiesen werden, während zu dieser Zeit Ethrane
kaum noch nachweisbar ist.

[*] KLAN P, HERDEN HN, LAWIN P: Narkose mit Enflurane, Halothane
und Methoxyfluran. Vergleichende gaschromatographische Untersuchungen d. Exspirationsluft von Patienten. Kongreßbericht
d. Jahrestag.d.Dt.Gesellschaft f.Anästhesie u. Wiederbelebung,
Oktober 1974, Erlangen, Perimed-Verlag, Erlangen, 1975,
S. 1100

Eberlein

Die drei bisher registrierten Halbwertzeiten für Ethrane
betragen 18 Minuten, 3 Stunden und 36 Stunden. Selbst nach
100 Stunden ist eine Ethrane-Ausscheidung noch nachweisbar.

Die klinische Tatsache, daß der Patient aufwacht, bedeutet
also nicht, daß alles ausgeschieden bzw. metabolisiert ist.
Ein Befund, der von allen Anästhetika bekannt ist, die
nicht sofort und vollkommen enzymatisch zu unwirksamen
Metaboliten abgebaut werden.

Göthert

Ich möchte ergänzend noch einmal zu dem Problem Stellung
nehmen, daß bei Bilanzuntersuchungen die inhalierte Ethrane-
Menge nicht 100 %ig auf der Ausscheidungsseite wiederge-
funden werden kann. Man sollte sich erinnern, wie hoch die
Lipoidlöslichkeit und damit die Affinität der halogenierten
Kohlenwasserstoffe zum Fettgewebe ist. Das bei Bilanzuntersuchungen fehlende Enflurane findet sich nämlich im Fettgewebe.

Das im Fettgewebe gespeicherte Anästhetikum kann bei Dis-
kussionen über langsame oder schnelle An- und Abflutungs-
geschwindigkeiten von Anästhetika außer acht gelassen werden.
Das noch tagelang nach einer Enfluran-Narkose im Fettgewebe
gespeicherte Ethrane ist am zentralen Nervensystem überhaupt nicht mehr wirksam. Es besteht natürlich weiterhin
ein Konzentrationsausgleich zwischen Fettgewebe und ZNS.
Die dann noch resultierende Konzentration im ZNS ist weit
entfernt von der anästhetischen Quellenkonzentration. Im
Grunde braucht man dieser fehlenden Menge von 10 % des zugeführten Ethrane keine Rolle zu geben.

Brückner

Das im Fettgewebe gespeicherte Anästhetikum kann aber bei
Renarkosen, bei der postoperativen Schmerzbehandlung und
vor allem zur Auslösung von enzyminduzierenden Vorgängen
eine erhebliche Rolle spielen.

Göthert

Ich wollte noch auf einen weiteren Gesichtspunkt hinweisen:
Es ist ja so, daß der Metabolismus von halogenierten Kohlenwasserstoffen offenbar dann erst voll zum Tragen kommt,
wenn die Substanz in sehr geringen Konzentrationen an die
metabolisierende Leber herangeführt wird. So kann man es
sich auch vielleicht erklären, daß Methoxyflurane, das ja
über Wochen nach einer Anästhesie aus dem Fettgewebe noch
in geringen Konzentrationen wieder ins Blut abgegeben wird,
bei einem genügend langen Untersuchungszeitraum zu einem
sehr hohen Prozentsatz in der Bilanz als metabolisiertes
Methoxyflurane erscheint.

Wiethoff
Darf ich noch ergänzend auf die Untersuchungen von Halsey und Mitarbeiter* hinweisen. Die Gruppe um Eger hat ja am Zwergschwein den Metabolismus von Ethrane, Forane und anderen halogenierten Kohlenwasserstoffen untersucht und prinzipiell bestätigt, daß die Metabolisierungsrate von Enflurane tatsächlich nur wenige Prozent beträgt. Mit einer anderen Methode wurde in vitro die hepatische Extraktion von halogenierten Kohlenwasserstoffen von verschiedenen Konzentrationen geprüft. Auch in dieser Untersuchungsreihe konnte die für den Menschen in vivo nachgewiesene wohl sehr geringe Metabolisierungsrate des Enflurane bestätigt werden.

Eberlein
Ich habe auch nur gesagt, daß eine gewisse Menge nicht gefunden worden ist, und daß es offen bleiben muß, was damit geschehen ist. Einer der Gründe, warum noch nicht alles gefunden werden konnte, mag sein, daß die Untersuchungszeiten zu kurz gewesen sind.
Jetzt sollten wir über den Metabolismus sprechen. Da überschneiden sich wahrscheinlich Wirkungen der Metabolite auf die Niere und direkte Nierenwirkung des Anästhetikums. Vom Methoxyfluran ist bekannt, daß es polyurisches Nierenversagen auslösen kann, ganz besonders in der Kombination mit Tetracyclinen. Es liegen nun Befunde von Untersuchungen an Ratten vor, wo Ethrane eine Polyurie erzeugt hat, die nicht pitressinempfindlich war. Das bedeutet darauf hin, daß Ethrane nicht unter allen Umständen nierendifferent sein mag. Dieser Punkt bedarf der Aufklärung am Menschen.

Brückner
Herr Eberlein, man muß diese Aussage sicherlich etwas relativieren. Ich glaube, das was letztlich an Fluor anfällt, ist auch nach einer länger dauernden Ethrane-Narkose für die gesunde Niere nicht schädlich. Bei der Niereninsuffizienz sollte man dagegen vorsichtig sein und lieber ein anderes Anästhesieverfahren verwenden. Vergleicht man jedoch Ethrane mit Methoxyflurane hinsichtlich einer möglichen Beeinflussung der Funktion der gesunden Niere, so ergeben sich markante Unterschiede: Schon nach einer länger dauernden tiefen Methoxyflurane-Narkose sind Funktionsstörungen auch der gesunden Niere praktisch immer zu erwarten.

* HALSEY MJ, SAWYER DC, EGER EI, BEHLMAN SH, IMPELMAN DMK: Hepatic metabolism of Halothane, Methoxyflurane, Cyclopropane, Ethrane and Forane in Miniatur Swine. Anesthesiology 35: 43, 1971

Eberlein

Hier muß angehängt werden, daß die Enzyminduktion nicht
außer acht gelassen werden darf. Es ist durchaus möglich,
daß der metabolisierte Anteil des Ethrane bei bestehender
Enzyminduktion ansteigt. Bei den vielen enzyminduzierenden
Stoffen, die in der Medizin angewendet werden, wissen wir
keinesfalls bei jedem Patienten, woran wir sind. Es ist
denkbar, daß ein Patient mit geschädigter Niere gleichzeitig Enzyminduktion aufweist: Dann addieren sich die
Effekte in quantitativ unvorhersehbarer Weise.

Dick

Das würde sich dann aber auf alle halogenierten Kohlenwasserstoffe, die in der Anästhesie angewendet werden, be-
ziehen.

Tarnow

Vielleicht nicht auf das Isoflurane!

Brückner

Das mit dem unterschiedlichen Verhalten des Forane ist
ziemlich aufregend. Ich habe immer große Schwierigkeiten
zu verstehen, warum eine Substanz, die chemisch praktisch
eine Identität aufweist, pharmakologisch ein so sehr ab-
weichendes Verhalten zeigt. Vielleicht ist das Molekül
des Isoflurane im Vergleich zum Ethrane wirklich chemisch
wesentlich stabiler, d.h., die Bindung der Halogene am
Kohlenstoffatom ist im Isoflurane-Molekül stärker. Vielleicht liegt es aber auch nur daran, daß noch nicht genug
Untersuchungen zur Biotransformation des Forane vorliegen,
so daß Schneewittchen in seinem Glas-Sarge uns nur schöner
erscheint.

Eberlein

Herr Brückner: Es ist bekannt, daß Isomere ganz unterschiedliche Wirkung haben können. Ich erinnere in diesem
Zusammenhang an das deutlich differente Verhalten des
peripheren Gefäß-Gesamtwiderstandes unter äquianästhetischen
Konzentrationen von Ethrane und Isofluran.

Wenn Sie weiterhin den arteriell-venösen Anästhetikum-
Quotienten an der durchströmten Leber bilden, dann ergeben
sich auch hier ganz unterschiedliche Werte; je nachdem, ob
Ethrane oder Isofluran verwendet wurde.

Lawin

Das pharmakologisch so unterschiedliche Verhalten einzelner
Isomere ist äußerst interessant. Wenn man bedenkt, wie die
Forschung allein durch Beschäftigung mit den Phenothiazin-
Isomeren aktiviert worden ist, kann man sicher vermuten,
daß hinsichtlich der Isomere unserer Inhalationsnarkotika
noch eine Reihe von Überraschungen zu erwarten sind.

Wiethoff   Es wäre noch ergänzend zu berichten, daß Mazze[*] und Mitar-
              beiter bei mit Phenobarbital induzierten Wistar-Ratten keine
              vermehrte Biotransformation gefunden haben.

Siepmann   Ich glaube, ich habe vorhin eine Diskussionsbemerkung ent-
              weder falsch verstanden oder etwas dazu gelernt. Halten Sie
              es tatsächlich für gefährlich, bei Nierentransplantationen
              Inhalationsanästhetika anzuwenden, weil in der postoperativen
              Phase sich dann möglicherweise die Funktion der transplan-
              tierten Niere verschlechtern kann? Ich möchte den Pharmako-
              logen fragen, welches Anästhesieverfahren er für die Nieren-
              transplantation bevorzugen würde. Wenn wir anstelle einer
              Inhalationsanästhesie eine Neuroleptanalgesie durchführen,
              müssen wir ja berücksichtigen, daß die Niere gezwungen wird,
              eine Reihe von metabolisierten Substanzen auszuscheiden. Bei
              Verwendung von Inhalationsanästhetika dagegen erfolgt doch
              die Ausscheidung weitgehend über die Lunge.

Göthert   Als Pharmakologe kann ich mich nicht endgültig dazu äußern,
              ob Ethrane nun bei einer Nierentransplantation wirklich ge-
              fährlich ist. Ich möchte aber in diesem Zusammenhang auf die
              Befunde von Herrn Grothe noch eingehen. Er hat ja bisher
              sich noch nicht eindeutig zu der Aussage durchringen können,
              daß unter Phenobarbital-Stimulation eine erhebliche Steige-
              rung der Metabolisierung von Enflurane eintritt. Diese Aus-
              sage wäre meines Erachtens aufgrund seiner Ergebnisse auch
              nicht zulässig. Deshalb meine ich, daß die Gefahr einer Ver-
              wendung von Enflurane bei der Nierentransplantation nicht
              groß sein kann. Verwenden Sie allerdings Fentanyl zur
              Anästhesie bei diesen Eingriffen, so ist zu bemerken, daß
              letztlich und schlimmstenfalls damit gerechnet werden muß,
              daß die Ausscheidung etwas verzögert wird. Fentanyl und
              seine Metaboliten haben keine nephrotoxischen Nebenwirkungen.
              Es würde somit allenfalls eine Situation resultieren, mit
              der ein Anästhesist heute durchaus fertig wird: Der Patient
              müßte halt etwas länger beatmet werden, dann wäre das Pro-
              blem letztlich gelöst. Mir erscheint es auf jeden Fall, daß
              dieses Narkoseverfahren weniger gefährlich ist.

[*] BARR GA, COUSINS MJ, MAZZE RJ, HITT BA, KOSEK JC: A Com-
    parison of the Renal Effects and Metabolism of Enflurane
    and Methoxyfluran in Fischer 344 Rats.
    J Pharm Exp Ther 188: 257, 1974

Grothe

In der Literatur finden sich bisher vier Berichte über toxische Nebenwirkungen von Enflurane bei Patienten. Dreimal werden lebertoxische Nebenwirkungen beschrieben, einmal eine Funktionsstörung der Niere. Bei diesem letzteren Patienten handelte es sich um eine Nierentransplantation. Der Autor[*], der diese nephrotoxische Nebenwirkung beschreibt, zieht dann auch gleich die Schlußfolgerung, daß Enflurane bei Nierentransplantationen nicht verwendet werden sollte. So wie die drei Berichte über Leberschäden[***] nach Enflurane hinsichtlich des kausalen Zusammenhanges angreifbar sind, muß auch für die beschriebene Nierenschädigung ein ähnlicher Vorbehalt angebracht werden: Es ist sehr schwierig, anhand einer einzelnen Kasuistik, noch dazu bei einem Eingriff, der auch ohne Anästhesiebeteiligung zu Störungen der Nierenfunktion führt, letztlich solche Schlußfolgerungen zu ziehen. Wir wissen zwar, daß auch nach Enflurane erhöhte Serum-Fluoridspiegel auftreten können, ohne daß wir jedoch sicher sind, ob dies im Gegensatz zum postoperativen Verlauf nach Methoxyflurane auch Funktionsstörungen der Niere zwangsläufig induziert.

Brückner

Die Höhe des zu erwartenden Serumfluoridspiegels hängt von der absoluten Menge des zugeführten Enflurane direkt ab, d.h., die eingestellte inspiratorische Konzentration und die Dauer der Anwendung des Ethrane werden letztlich darüber entscheiden, ob toxische Fluoridspiegel auftreten oder nicht. Wenn Sie also Enflurane zur Nierentransplantation als Monoanästhetikum in z.B. 2,5 %iger Konzentration über mehrere Stunden anwenden, ist die Gefahr für die transplantierte Niere sicherlich größer als wenn versucht wird, durch Kombination mit anderen Medikamenten die inspiratorische Enflurane-Konzentration geringer zu halten. Cousins hat auf dem Skandinavischen Kongreß 1975 in Oulu in der Diskussion gesagt, daß zwar noch keine klinischen Berichte darüber existieren, daß Patienten mit einer Niereninsuffizienz Schäden nach Enflurane davongetragen haben. Er meint aber, daß in Kenntnis der im Metabolismus anfallenden Halogene bei diesen Patienten Ethrane nur mit Vorsicht oder besser gar nicht angewendet werden sollte.

Eberlein

Ich möchte jetzt Herrn Tarnow bitten, eine Synopsis der cardiovasculären Wirkungen von Ethrane zu geben.

[*] MAZZE et al.: Possible nephrotoxicity from enflurane in a patient with severe renal disease.
Anaesthesiology 40: 203, 1974

[***] SADOVE et al.: Hepatitis after use of two different fluorinated anesthetic agents.
Anaesthesia Analgesia Curr. Res. 53: 336, 1974

Tarnow

Ich glaube, es besteht nach den heute hier vorgetragenen Ergebnissen weitgehend Einigkeit über folgende Kreislaufeffekte von Ēthrane bei klinischer Dosierung:

1. Der arterielle Blutdruck fällt ab.

2. Das Herzzeitvolumen, das Schlagvolumen und die Kontraktilität werden vermindert.

3. Der myokardiale Sauerstoffverbrauch wird gesenkt, die Koronardurchblutung nimmt ab.

Nun zu den Punkten, die strittig sind: Wie beeinflußt Ēthrane die Herzfrequenz? Herr Fischer fand z. B. eine Abnahme der Herzfreqfenz. Im Vortrag von Herrn van Ackern wird darüber berichtet, daß zumindest unter höheren Ēthrane-Konzentrationen die Herzfrequenz zunimmt. Zu ähnlichen Ergebnissen sind auch wir gekommen. Anlaß für eine lebhafte Diskussion gibt sicherlich auch die Frage: Welchen Einfluß hat Ēthrane auf den peripheren Gefäßwiderstand?

Herr van Ackern beispielsweise fand, daß Ēthrane den peripheren Widerstand senkt. Herr Klose aus der gleichen Arbeitsgruppe kommt - bei allerdings unterschiedlichem methodischen Vorgehen - zu einem gegenteiligen Ergebnis. Wir fanden - wie Herr van Ackern - eine leichte Abnahme des peripheren Gefäßwiderstandes.

Schließlich muß über die myokarddepressorische Wirkung von Ēthrane gesprochen werden, denn die bisherigen Ergebnisse sind in quantitativer Hinsicht zum Teil uneinheitlich. Dies gilt insbesondere für den Vergleich mit Halothan. In diesem Zusammenhang möchte ich anregen, darüber zu diskutieren, ob Ēthrane bei Narkosen für kardial vorgeschädigte Patienten, z. B. also in der Herzchirurgie oder bei Eingriffen im hohen Lebensalter, Vorteile gegenüber Halothan besitzt.

Vielleicht darf ich mir erlauben, die Diskussion gleich in Gang zu setzen über die Themen Herzfrequenz und peripherer Gefäßwiderstand. Es sei daran erinnert, daß z.B. Herr Fischer eine Abnahme der Herzfrequenz fand, während andere Autoren berichten, daß die Herzfrequenz unter Ēthrane gleich bleibt oder ansteigt. Ich bin sicher, daß methodische Gründe für diese Diskrepanzen ausschlaggebend sind.

Lawin

Können wir dabei die tierexperimentellen Befunde und Untersuchungen, die am Patienten durchgeführt wurden, getrennt diskutieren. Es gibt Arbeitsgruppen, die ausschließlich über tierexperimentelle Ergebnisse berichten, während andere am Menschen mit ähnlicher Methodik versucht haben, die gleichen Fragen zu beantworten und zu einem unterschiedlichen Ergebnis kamen. Ich glaube, dies sollte für den Zuhörer in der Diskussion getrennt abgehandelt werden.

Brückner

Ich würde dann vorschlagen, daß Herr van Ackern zuerst Stellung nimmt zu der Diskussionsbemerkung von Herrn Tarnow.

van Ackern

Das Verhalten der Herzfrequenz unter Ēthrane läßt sich gut erklären. Am intakten Warmblüter müßte bei ungestörter Kreislaufregulation ein Abfall des Blutdrucks über eine Pressorrezeptoren-Stimulation zu einem Anstieg der Herzfrequenz führen. Allerdings wurde in den tierexperimentellen Untersuchungen von Beer[*] ein Abfall der Herzfrequenz unter Ēthrane gefunden. Dazu ist jedoch zu bemerken, daß diese Versuchstiere schon zu Beginn des Experimentes eine Herzfrequenz von 140/min hatten, so daß man die in den nachfolgenden Ēthrane-Untersuchungen erhaltenen Ergebnisse nicht ohne weiteres vergleichend heranziehen kann. Ähnliche Vorbehalte gelten auch für Ergebnisse, die am Herz-Lungen-Präparat gewonnen wurden.

Liegen die Ausgangswerte der Herzfrequenz dagegen im Normbereich - so etwa um 80/min - so kann man, sowohl im Tierexperiment als auch in der Klinik unter Ēthrane eine Zunahme der Herzfrequenz erwarten. Ich glaube, bezüglich der Herzfrequenz liegen diskrepante Unterschiede zwischen tierexperimentellen Befunden und klinischen Beobachtungen nicht vor.

Wenn es stimmt, wie Herr Göthert gesagt hat, daß die Ausscheidung von Noradrenalin unter Ēthrane gehemmt wird, müßte man einen Abfall des peripheren Gefäßwiderstandes erwarten. Wie Herr Lawin jedoch richtig sagte, gibt es eine Reihe von Unterschieden zwischen tierexperimentell gewonnenen Ergebnissen und klinischen Beobachtungen. Haldemann findet bei gesunden Probanden in Ēthrane-Anästhesie zunächst einen Abfall des peripheren Gefäßwiderstandes. Mit Beginn des operativen Eingriffs konnte dann jedoch ein Widerstandsanstieg beobachtet werden (Haldemann, 1974[**]). Es ist jetzt natürlich zu fragen, ob hier vielleicht keine ausreichende Narkosetiefe vorlag, so daß mit Beginn der Operation durch den Schmerzreiz das vegetative Nervensystem in den Ablauf der Untersuchung mit hineingefunkt hat.

Desweiteren ist zu fragen, inwieweit Untersuchungen über die Beeinflussung des peripheren Gefäßwiderstandes unter Ēthrane-Anästhesie durch eine gleichzeitig bestehende Hypovolämie beeinflußt werden können. Vielleicht kann Herr Klose dazu später noch einmal Stellung nehmen. In einer zweiten Arbeit berichtet Haldemann nämlich über Kreislaufuntersuchungen in Ēthrane-Narkose an alten Patienten mit Schenkelhalsfrakturen (Haldemann, 1975[***]). Bei diesen Patienten konnte schon vor

[*]   BEER D, BEER R: Die Beeinflussung der Myokardkontraktilität und Hämodynamik durch Ēthrane beim Hund.
Anaesthesiologie und Wiederbelebung 84: 94, 1974

[**]   HALDEMANN G, HOSSLI G, KYM J, SCHAER H: Die Wirkung von Ēthrane auf die Hämodynamik beim Menschen.
Anaesthesiologie und Wiederbelebung 84: 217, 1974

[***]   HALDEMANN G, SCHMID E, FREY G, HOSSLI G, SCHAER H: Wirkung von Ēthrane auf die Kreislaufgrößen geriatrischer Patienten.
Anaesthesist 24: 343, 1975

Operationsbeginn ein Anstieg des totalen peripheren Widerstandes beobachtet werden. Nun kann man bei solchen Patienten erwarten, daß unterschiedliche Grade einer latenten Hypovolämie das Ergebnis einer Kreislaufuntersuchung implizieren. Ich kann hier nur spekulieren und möchte mangels eigener Ergebnisse nicht weiter Stellung zu diesem Problem nehmen.

Morr-Strathmann Trotz unterschiedlicher Meßmethoden habe ich, ähnlich wie Herr Haldemann, einen Anstieg des peripheren Gefäßwiderstandes sowohl bei geriatrischen als auch bei jungen Patienten beobachten können.

Brückner Also unter den Bedingungen der Klinik steigt in Ethrane-Anästhesie der periphere Gefäßwiderstand an. Tierexperimentell dagegen wird eine Widerstandsabnahme beobachtet. Herr Klose, gibt es hier zwei verschiedene Wirkmechanismen, oder wie kann man diese diskrepanten Befunde erklären?

Klose Zunächst noch einmal zu den Befunden von Haldemann: Es stimmt nicht, daß er zu Beginn bei seinen Untersuchungen einen Abfall des peripheren Gefäßwiderstandes beobachten konnte, sondern er hat zu dieser Zeit auch schon geringe Widerstandserhöhung beschrieben. Das würde bedeuten, daß bei einer Anästhesieeinleitung mit Ethrane auch bei fehlendem Operationsstreß bereits ein Anstieg des peripheren Gefäßwiderstandes erfolgen kann. Ich glaube, daß zwei unterschiedliche Mechanismen existent sind, die zur Erklärung der differenten Beobachtungen herangezogen werden müssen.

Tarnow Mir ist ebenfalls aufgefallen, daß bei allen Untersuchungen, in denen unter Ethrane ein Anstieg des peripheren Widerstandes beobachtet wurde, entweder eine Intubation unmittelbar vorausging oder gleichzeitig schon operiert wurde. Nach den bisher publizierten Befunden ergeben sich keine Anhaltspunkte dafür, daß das Verhalten des peripheren Widerstandes unter Ethrane von der Spezies abhängt.

Morr-Strathmann Ich möchte Ihre Aussage doch etwas einschränken. In der von uns untersuchten Patientengruppe, die mit Ethrane als Monoanästhetikum per inhalationem eingeleitet wurde, ergab sich für den peripheren Gefäßwiderstand bereits bei den ersten Werten - also noch vor Intubation und Operationsbeginn - ein deutlicher Anstieg.

Siepmann Auch bei der Einleitung einer Inhalationsanästhesie über eine Maske kann es zu erheblichen Katecholaminausschüttungen bei den Patienten kommen. Der erhöhte Katecholaminspiegel verursacht dann den Anstieg des peripheren Gefäßwiderstandes. Wir sind oft bei einer Nierentransplantation zu einer reinen

Inhalationsnarkose gezwungen. Deshalb wissen wir, daß die Patienten, wenn sie die Maske aufgesetzt bekommen und diese Dämpfe einatmen, oft anfangen zu zittern, als Ausdruck des Stresses, der gespannten Situation.

Fischer   Warum untersucht man nicht einmal am Menschen die Kreislaufwirkungen von Ethrane nach Gabe von Sympathikolytika, so daß diese Fremdeffekte auf jeden Fall blockiert sind?

Brückner   Es ist doch sehr unwahrscheinlich und spekulativ anzunehmen, die Beeinflussung des peripheren Gefäßwiderstandes durch Ethrane könnte über zwei verschiedene Wirkmechanismen erfolgen. Wir müssen davon ausgehen, daß der Mensch biologisch meist sehr ähnliche Reaktionen wie andere Warmblüter zeigt. Ich kann deshalb nicht glauben, daß das Ethrane, welches beim Hund den Gefäßwiderstand vermindert, beim Menschen eine Widerstandserhöhung auslösen soll. Wahrscheinlich überlagern die vielen Störfaktoren, die bei einer Narkoseeinleitung auftreten können - noch dazu, wenn aufwendige Messungen durchgeführt werden - die eigentliche Kreislaufreaktion. Auf der anderen Seite kann natürlich im Tierexperiment die Basisnarkose ein Meßergebnis auch beeinflussen. Streßfaktoren und andere Störmechanismen können jedoch im Tierexperiment leichter eliminiert werden. Die strikte Einhaltung eines Versuchsablaufes ist bei Untersuchungen an freiwilligen Versuchspersonen meist noch möglich, wird bei Messungen an Patienten dagegen schon sehr schwer. So überrascht es mich nicht, wenn bei klinischen Untersuchungen Angst, Schmerz oder Operationsstreß in Verbindung mit einer noch nicht ausreichenden Narkosetiefe einen Anstieg des peripheren Gefäßwiderstandes auslösen und die eigentliche Kreislaufwirkung des Ethrane maskiert wird.

Tarnow   Darf ich ergänzend zu den von Herrn Haldemann in Hamburg vorgetragenen Befunden sagen, ohne damit die interessanten Ergebnisse relativieren zu wollen, daß lediglich prozentuale Änderungen und keine Absolutwerte angegeben wurden. Außerdem haben Haldemann und Mitarbeiter das Herzzeitvolumen unblutig mit der Ohr-Densitometrie gemessen. Herr Haldemann gibt auch selber zu, daß seine Absolutwerte bei der Messung des Herzzeitvolumens etwas mit Vorsicht zu genießen sind. Der Fehler in der Methodik wirkt sich dann auch auf die Berechnung des peripheren Gefäßwiderstandes aus. Dann ist natürlich die Aussage mit Vorsicht zu genießen, daß der periphere Widerstand ansteigt.

Brückner   Liegen noch weitere Diskussionsbemerkungen zum Komplex "Beeinflussung des peripheren Gefäßwiderstandes durch Ethrane" vor?

Göthert   Die Beeinflussung von Herzfrequenz und des peripheren Widerstandes durch Ethrane ist hier letztlich die Frage gewesen.
Ich werde zuweilen als Kronzeuge dagegen benutzt, daß überhaupt über das vegetative und das sympathische Nervensystem
ein Anstieg der Frequenz möglich sei. Herr Tarnow hat in
seinen Experimenten Enfluran in Kombination mit Lachgas angewendet. Er konnte damit relativ niedrige Enflurankonzen-
trationen testen. Im Konzentrationsbereich von 0,5 MAC ist
es durchaus denkbar, daß die Erregungsübertragung sowohl von
den präganglionären Fasern auf die chromaphile Zelle des
Nebennierenmarks, als auch auf ganglionärer Ebene noch
keineswegs vollkommen unterdrückt ist. Wir haben erst eine
Hemmung von etwa 20 % unter diesen Bedingungen. Wenn Sie nun
davon ausgehen, daß im Bereich des ZNS eine ähnlich geringe
Hemmung dieses Erregungsbogens eintritt, dann können Sie
durchaus annehmen, daß bei einer starken Aktivierung von
Pressorezeptoren noch eine reflektorische Katecholaminfreisetzung möglich ist. Unsere Messungen wurden dagegen überwiegend in tiefer Anästhesie durchgeführt. Wir arbeiten etwa
mit Konzentrationen von 1 bis 2 MAC. In diesem Bereich ist
dann tatsächlich eine erhöhte Katecholaminfreisetzung nicht
mehr möglich, sondern man findet regelmäßig, auch unter noch
so niedrigen Blutdruckbedingungen, in jedem Fall eine Abnahme der Katecholaminliberation.

Eberlein   Ich wollte nur noch mal Herrn Fischer fragen, ob er nicht
vorhin gemeint hat, daß man die Frage "Erhöhung des peripheren Gefäßwiderstandes oder nicht" durch Alpharezeptoren-
blocker klären könnte?

Fischer   Durch Sympatikolytika sollte man soweit blockieren können,
daß man Störeffekte ausschließen kann.

Eberlein   Sie können aber auch Alphablocker geben?

Fischer   Ich würde empfehlen, beides zu nehmen.

Brückner   Wir haben heute hier unterschiedliche Befunde über die Beeinflussung der Kontraktilität des Herzmuskels durch Ethrane
demonstriert bekommen. Gibt es dazu Diskussionsbermerkungen?

Tarnow   Herr Siepmann hat hier berichtet - und dies steht mit unseren
Ergebnissen im Einklang - daß Ethrane und Halothan etwa
gleich stark negativ inotrop wirken, wenn man die Äquipotenz-
relationen berücksichtigt. Ist das richtig?

Siepmann   Ich würde sagen, ganz vorsichtig formuliert, es ist richtig.
Bei gleicher Konzentration wirkt Halothan, absolut gesehen,
doppelt so stark wie Ethrane. Wenn man unterstellt, daß man

in der Klinik von Enflurane praktisch doppelt so viel geben
muß, dann gleicht sich dieser Unterschied aus. Ich habe
unsere Ergebnisse noch einmal durchgerechnet und finde, daß
hinsichtlich der Kontraktilitätsminderung am Myokard zwischen
beiden Substanzen kein Unterschied besteht. Dies gilt wahrscheinlich auch bei MAC-Bedingungen.

Eberlein Jetzt müssen wir Herrn Fischer dazu hören, der ja ganz gegenteilige Befunde hier vorgetragen hat.

Fischer Aufgrund meiner Untersuchungen kann der Schluß gezogen werden,
daß in äquinarkotischer Dosierung, bezogen auf exspiratorische
MAC-Konzentrationen - wir haben schon angesprochen, wie frag-
würdig das gegebenenfalls letztendlich ist - Enflurane nahezu
50 % weniger myokarddepressiv ist als Halothan. Wenn andere
Untersucher am Papillarmuskel mit ähnlicher Methodik davon
unterschiedliche Relationen beschreiben, so mag es möglich
sein, daß artspezifische Unterschiede im Vergleich zum Katzenpapillarmuskel bestehen, die bei der Diskussion nicht berücksichtigt wurden.

Brückner Jetzt sollte vielleicht die Mannheimer Arbeitsgruppe zur Beeinflussung der Myokardkontraktilität durch halogenierte
Kohlenwasserstoffe Stellung nehmen. Herr van Ackern schließt
aus seinen Untersuchungen, daß zwischen Halothan und Ethrane
kein Unterschied hinsichtlich der Beeinflussung der Kontraktilität besteht. Ist das richtig?

van Ackern Ja, das haben wir veröffentlicht. Wir haben unter ähnlichen
Versuchsbedingungen gearbeitet wie Herr Fischer. Das Problem
dabei ist, daß auch bei ähnlichen Versuchsbedingungen und
gleicher Tierspezies Unterschiede in der Präparation das Ergebnis beeinflussen können. Wir sind nicht in der Lage, genügend lange Zeit zur Verfügung zu haben, um gasförmige
Anästhetika mit dem Herz-Lungen-Präparat zu äquilibrieren.
Damit ergeben sich Schwierigkeiten bezüglich der An- und Abflutungszeit. Wir können damit äquianästhetische Dosen nur
abschätzen. Unter Berücksichtigung dieser Unschärfen können
wir jedoch sagen, daß die Unterschiede zwischen Halothan und
Ethrane nur sehr gering sind. Vielleicht ist Ethrane etwas
weniger negativ inotrop, aber ich möchte mich da nicht eindeutig festlegen.

Brückner Gibt es zur Beeinflussung der Koronardurchblutung unter
Ethrane diskrepante Ansichten? Sollte man über die von Ihnen
beobachtete Tendenz zur koronaren Luxusperfusion unter
Enflurane noch gesondert diskutieren, Herr Tarnow?

Tarnow Das ist nicht nötig, klinisch ist eine geringe koronare
Luxusperfusion nicht relevant. Es besteht jedenfalls kein
Zweifel, daß bei normalem Perfusionsdruck eine ausreichende

Sauerstoffversorgung des Myokards gewährleistet ist. Dies
gilt für alle heute gebräuchlichen Inhalationsanästhetika.

Brückner

Ich glaube, daß wir die Diskussion über die Kreislaufwirkungen von Ethrane jetzt abschließen sollten. Es ist
eigentlich fast alles Wichtige angesprochen worden. Auch
wenn dem Kreislauf-Fan das Herz blutet: Eine weitere Diskussion wäre redundant, und dazu haben wir leider nicht
mehr genug Zeit.

Ich bitte Herrn Lawin nun, mit der Erörterung der vorgetragenen klinischen Befunde zur Ethrane-Anwendung zu be-
ginnen.

Lawin

Um Zeit zu sparen verzichte ich auf eine Zusammenfassung
der Vorträge der Nachmittagssitzung. Wir sollten hier ge-
zielt einige für den klinischen Alltag wichtige Fragen
diskutieren. Knüpfen wir kurz noch einmal an die Stoff-
wechseldiskussion an. Sie kennen sicherlich alle die Untersuchungen von Frau Rietbrock, die darauf hinweisen, daß
Enflurane die geringste Biotransformation im Vergleich zu
anderen Inhalationsanästhetika unterläuft. Frau Rietbrock
sieht eigentliche Kontraindikationen der Anwendung von
Ethrane nur bei der Hepatitis und der floriden Leberzirrhose.
Bei der Diskussion der Indikationen muß man natürlich fragen:
Ist Ethrane ein ideales Narkotikum für lange operative Eingriffe? Herr Klose hat heute berichtet, daß keine Kontraindikationen für Ethrane bei neurochirurgischen Eingriffen
bis zu 5 - 6 Stunden Dauer bestehen.

Dies wäre meine erste Frage an Herrn Klose und das Auditorium: Ist Ethrane unter Berücksichtigung des Problems
"Leber und Niere" auch für lange Narkosen geeignet?

Klose

Wir haben bei unseren Narkosen, die zum Teil bis zu 7 Stunden dauerten, keine pathologischen Veränderungen gesehen.
Die Leberwerte und die herzspezifischen Substanzen waren
normal, die Ausscheidung war nicht behindert. Auch in den
ersten 3 postoperativen Tagen waren keine pathologischen
Veränderungen des Leberstoffwechsels nachweisbar. Allerdings haben wir genauere, tiefer gehende Leberfunktions-
untersuchungen nicht durchgeführt.

Eberlein

Wir haben auch verschiedene Parameter gemessen und weder
bei Ethrane noch bei Halothan eine Veränderung gefunden.

Fischer

Ich möchte darauf hinweisen, daß für die lang dauernden
Eingriffe in der Neurochirurgie die Neuroleptanalgesie
vielleicht doch die Methode der Wahl darstellt.

Lawin   Mein persönlicher Standpunkt ist der, daß es viele Indika-
               tionen der Anwendung von Ethrane gibt, auf die wir im Laufe
               der Diskussion noch zu sprechen kommen werden. Die Substanz
               ist allerdings gerade für lange Eingriffe nicht das ideale
               Narkotikum, und zwar nicht weil akute Komplikationen auf-
               treten, sondern weil der Stoffwechsel des Patienten post-
               operativ belastet wird und dadurch auch andere Störungen
               induziert werden können. Unter dem Gesichtspunkt, die Noxe
               oder die limitierte Intoxikation, die wir durch eine Narkose
               erzeugen, so gering wie möglich zu halten, würde ich bei
               sehr langen Eingriffen,z. B. in der Neurochirurgie, der
               Neuroleptanalgesie den Vorzug geben. Aber dies nur aus den
               Gründen der postoperativen Situation. Natürlich können auch
               mit Ethrane Langzeitnarkosen durchgeführt werden, ohne daß
               pathophysiologische Störungen auftreten. Dieser Befund ist
               jedoch unabhängig von der gerade geäußerten Vorsicht zu
               werten.

               Das nächste klinische Problem, das wir diskutieren sollten,
               ist die Herz-Kreislaufsituation beim Menschen unter Ethrane.
               Sie gestatten, daß wir beim klinischen Teil der Diskussion
               noch einmal diese Probleme ansprechen. Es ist von den expe-
               rimentellen Arbeitsgruppen festgestellt worden, daß hin-
               sichtlich der Kreislaufbeeinflussung der Unterschied zwi-
               schen Ethrane und Halothan nicht sehr groß ist. Herr
               Eberlein, Sie gestatten mir zu sagen: klinisch nicht so
               relevant ist. Beim jungen Patienten ist die Wertigkeit der
               zu beobachtenden Kreislaufveränderungen nicht sehr groß,
               weil das Herzkreislaufsystem mehr Kompensationsmöglichkeiten
               hat und so schnell keinen Schaden nimmt. Für die Narkose-
               führung beim alten Patienten können diese Veränderungen je-
               doch sehr wichtig sein. Ich möchte Frau Morr bitten, uns
               ihre Befunde wiederzugeben, die sie an alten Patienten ge-
               wonnen hat.

Morr-Strathmann   Wir haben die Einflußnahme von Ethrane auf die Hämodynamik
               des großen und kleinen Kreislaufs bei geriatrischen Patien-
               ten geprüft und dabei der Einleitungsphase besondere Auf-
               merksamkeit gewidmet. Zwei vergleichbare Patientengruppen
               erhielten zur Einleitung entweder Ethrane als Monoanästhe-
               tikum per inhalationem oder in Kombination mit dem wenig
               kreislaufwirksamen Hypnotikum Etomidate. Erwartungsgemäß
               ergab sich ein Abfall des arteriellen Mitteldrucks und eine
               signifikante Verminderung des Herzzeitvolumens. Auffällig-
               stes Ergebnis war ein signifikanter Anstieg des Pulmonal-
               arterienmitteldrucks, der in beiden Gruppen nachweisbar
               war. Die Änderungen der Kreislaufparameter waren bei der
               Kombination mit Etomidate geringer ausgeprägt als bei der
               Verwendung von Ethrane als Monoanästhetikum. So fanden wir
               unter der Inhalationsnarkose mit Ethrane eine Verminderung
               des Herzzeitvolumens um 41 % des Ausgangswertes, während
               diese bei der Kombinationsnarkose nur 22 % des Ausgangs-
               wertes betrug. Diese quantitativ unterschiedliche Beein-
               flussung steht in enger Korrelation zu den differenten
               Ethrane-Konzentrationen im Serum, die in der Gruppe der
               Inhalationsnarkose zwangsläufig besonders hoch lagen.

Während unsere Ergebnisse über die Einflußnahme von Ethrane
auf die Hämodynamik des großen Kreislaufs in guter Übereinstimmung mit bereits vorliegenden Untersuchungsergebnissen
anderer Autoren stehen, sind die hämodynamischen Veränderungen im kleinen Kreislauf unter Ethrane noch weitgehend
ungeklärt, und es liegen nur wenige Daten darüber im Schrift-
tum vor. Wir fanden einen deutlichen Druckanstieg im pulmonalen Kreislauf in beiden Gruppen der geriatrischen Patienten und konnten dieses Ergebnis - wenn auch weniger stark
ausgeprägt - an jungen, lungengesunden Patienten bestätigen,
ohne daß durch diese ergänzenden Untersuchungen der pathophysiologische Wirkungsmechanismus abschließend geklärt
werden konnte. Uns erscheint ursächlich für den Druckanstieg
im kleinen Kreislauf ein Summationseffekt, der such aus ver-
minderter linksventrikulärer Leistung und regulativer Vaso-
konstriktion in der pulmonalen Strombahn zusammensetzt.
Weitere hämodynamische Messungen unter besonderer Berücksichtigung des pulmonalen Gefäßwiderstandes und einer Diffe-
renzierung der links- und rechtsventrikulären Herzarbeit sowie pharmakologische Untersuchungen zur Klärung einer spezifischen Rezeptorwirkung von Ethrane sind zur endgültigen
Klärung erforderlich.

Für die klinische Verwendung von Ethrane bei geriatrischen
Patienten ergibt sich aufgrund unserer Erfahrungen, daß die
gleiche Vorsicht geboten ist wie bei anderen Inhalationsnarkotika. Insbesondere die Verwendung als Monoanästhetikum
in der Einleitungsphase erscheint uns nicht unproblematisch.
Geringer ist die Einflußnahme bei der Kombinationsnarkose
mit Etomidate, dennoch sollte wegen der in Einzelfällen ausgeprägten Verminderung des Herzzeitvolumens, der gleichzeitigen deutlichen Blutdruckdepression und der auffallen-
den Druckerhöhung im kleinen Kreislauf bei Patienten mit
erheblich eingeschränkter cardiovaskulären Leistungsbreite
und bei pulmonaler Hypertension infolge von Lungenparenchym-
erkrankungen oder obstruktiven Ventilationsstörungen anderen
Anästhesieverfahren der Vorzug gegeben werden.

Göthert   Ich habe eine Frage an Frau Morr und Herrn Klose. Haben Sie
vergleichend auch andere Inhalationsnarkotika gemessen, besonders hinsichtlich der Veränderungen am Pulmonalisdruck?
Das wäre ja ein relativ wichtiger Gesichtspunkt, und ich
finde, man muß das vergleichend sehen. Ich kann mir kaum
vorstellen, daß dies ein spezifischer Effekt ist. Dazu
ähneln die zu diskutierenden Substanzen sich chemisch doch
sehr. Ich kann mir nur vorstellen, daß der beobachtete Anstieg des Pulmonalisdrucks auch bei anderen Inhalationsanästhetika beobachtet werden kann.

Morr-Strathmann   Nein, wir haben bisher leider noch keine vergleichenden
Untersuchungen über die Beeinflussung des Pulmonalisdrucks
unter verschiedenen Inhalationsanästhetika.

Klose   Vergleichende Daten liegen uns noch nicht vor.

Brückner   Wir diskutieren leider immer zuviel über die potentiellen Gefahren einzelner Medikamente oder darüber, welche von zwei gefährlichen Drogen denn nun harmloser sei. Sollte man nicht auch einmal mehr über Applikationsarten und damit verbundene Probleme nachdenken? Ist eine Inhalationsanästhesie möglicherweise durch den speziellen Anflutungsvorgang für einen geriatrischen Patienten nicht letztlich schonender? Mit dieser Methode - noch wenn dazu schnell anflutende Pharmaka benutzt werden - kann man sich doch vorsichtig an jenen Dosisbereich herantasten, der genügend tiefen Schlaf erzeugt, ohne daß erhebliche andere Nebenwirkungen schon auftreten. Bei der intravenösen Narkose muß dagegen initial immer relativ hoch dosiert werden. Ist der Anästhetikabolus erst einmal injiziert, dann erreicht das Anästhetikum schon wenige Sekunden später das Myocard und kann die bekannten und gefürchteten Komplikationen erzeugen. Wir reden manchmal zu viel von den Eigenschaften einzelner Pharmaka und zu wenig über die Kunst, sie richtig anzuwenden. Die Methode der Inhalationsanästhesie bietet vom Verfahren her, ohne Berücksichtigung der verwendeten Pharmaka, Vorteile und Sicherheiten, die mögliche Gefahren einer intravenösen Anästhesieeinleitung aufwiegen können.

Morr-Strathmann Das steht außer Frage. Auf der anderen Seite können intravenöse Anästhesieverfahren, die die Drogen über einen Tropf zuführen, ähnlich sicher sein, und auch eine normale intravenöse Anästhesieeinleitung ist in der Hand des Erfahrenen durchaus eine sicher Methode.

Brückner   Das ist es genau, was ich hier ausdrücken möchte. Im standardisierten Tierexperiment müssen wir vergleichbare, möglichst äquianästhetische Dosen untersuchen und Dosiswirkungskurven vor allem für die Nebenwirkungen unserer Pharmaka aufstellen. In der Klinik geht man dagegen anders vor: Man kennt die zu erwartenden Nebenwirkungen und dosiert in Relation zum Allgemeinzustand des Patienten entsprechend vorsichtig.

Morr-Strathmann Ja, aber wir wissen auch, daß zur Einleitung einer reinen Inhalationsanästhesie über die Maske relativ hohe Konzentrationen des Anästhetikums ziemlich lange angewendet werden müssen, bis man intubieren kann.

Brückner   Wenn Sie ohne Relaxantien intubieren wollen, benötigen Sie natürlich hohe inspiratorische Anästhetikakonzentrationen. Das sollte man auch nicht als Routinemethode empfehlen. Die Anästhesie ist dagegen oft schon mit niedrigen inspiratorischen Konzentrationen gut einzuleiten. Man braucht nur viel mehr Zeit als bei der intravenösen Einleitung und daran hapert es meistens.

Eberlein Ich stimme Herrn Brückner durchaus zu; auch ich bin der Ansicht, daß eine Narkoseeinleitung mit einem Inhalationsanästhetikum schonender ist, als durch Injektion eines nichtflüchtigen Anästhetikums - vielleicht mit Ausnahme des Etomidate - immer unter der Voraussetzung, daß beide Verfahren gleich geschickt angewendet werden. Natürlich spielt der Anästhesist selbst eine Rolle dabei - hoffentlich eine große Rolle! Mit dem Etomidate dürfte es allerdings schwierig sein, auch mit einem Bolus eine Kreislaufkatastrophe zu erzeugen.

Brückner Etomidate bietet sich natürlich zur intravenösen Einleitung einer Ethrane-Narkose an. Da gelten die geäußerten Vorbehalte hinsichtlich der i.v.-Einleitungsgefahren sehr viel weniger. Leider wird Etomidate erst in etwa einem Jahr den Anästhesisten generell zur Verfügung stehen.

Eberlein Herr Tarnow hat von dem negativen Starling-Effekt gesprochen, und ich möchte ihn in diesem Zusammenhang fragen, ob er eine Volumengabe vor Narkoseeinleitung in der Art, die Herr Haldemann in Zürich verwendet, für sinnvoll hält.

Tarnow Da es unter Ethrane offensichtlich zu einer Umverteilung des intrathorakalen Blutvolumens in die Gefäßperipherie kommt, erscheint es insbesondere bei älteren und bettlägrigen Patienten sinnvoll, Plasmaexpander in begrenzter Menge zu infundieren, bevor man mit der Ethrane-Narkose beginnt. Es sei aber daran erinnert, daß die Gabe von Volumen keine rationelle Therapie der negativ inotropen Nebenwirkungen von Anästhetika darstellt.

van Ackern Ich glaube nicht, daß man den Starling-Mechanismus durch eine Volumengabe provozieren sollte, denn das ist ja ein Reaktionsmechanismus des Herzens, wenn die normale Kontraktilitätsantwort, die Fähigkeit der Herzmuskelfaser sich ohne Längenvordehnung zu verkürzen, eigentlich erschöpft ist. Die therapeutische Methode der Wahl wäre in diesem Falle wohl die Digitalisierung.

Lawin Das ist das Stichwort für einen wichtigen Diskussionspunkt. Es gehen die Meinungen ja auseinander, ob man eine präoperative Digitalisierung grundsätzlich bei allen Patienten ab 50 Jahre durchführen sollte oder nicht. Es ist bekannt, daß Digitalis in therapeutischen Dosen auch am suffizienten Herzen eine Kontraktilitätssteigerung der Muskelfasern bewirkt, und konsequenterweise dann der Sauerstoffbedarf des Herzens erheblich gesteigert wird. Meine Frage an die Herz-Kreislauf-Forscher: Ist es sinnvoll, bei Patienten eine präoperative Digitalisierung vorzunehmen - ab dem 50. Lebensjahr, auch wenn keine Herzinsuffizienz vorliegt - um die negativ inotropen Nebenwirkungen der halogenierten Inhalationsanästhetika zu kompensieren?

Tarnow

Wie gesund ein Herz ist, das weiß man so genau nicht immer. Wenn es nicht gesund ist, merkt man es immer nur, wenn eine klare Symptomatik vorhanden ist.

Lawin

Was spricht gegen eine präoperative Digitalisierung?

Brückner

Es spricht einiges dagegen. Digitalis ist ein sehr differentes Medikament. Es ist nur wenig wirksam, wenn es unterdosiert wird. Eine Überdosierung kann aufgrund der geringen therapeutischen Breite schon unter normalen Umständen schnell eintreten. Die Komplikationen einer Digitalisüberdosierung können die möglichen Vorteile einer präoperativen Digitalisierung weit aufweigen. Bei Elektrolytstörungen und größeren Volumenverschiebungen drohen dem digitalisierten Patienten besondere Gefahren. Wir haben mit Ausnahme der sehr aufwendigen Bestimmung des Digitalisblutspiegels kaum klinische Zeichen zur Hand, um zu erkennen, wann ein Vollwirkspiegel erreicht ist. Deshalb bin ich dagegen, jedem gesunden Patienten, nur weil er älter als 50 Jahre ist, vor einer Anästhesie Digitalis routinemäßig zu geben. Man erreicht zudem mit einer solchen Therapie auch keinen Schutz vor den Kreislaufwirkungen einer Überdosierung von Anästhetika, riskiert aber andererseits alle Gefahren einer Digitalisüberdosierung, wie z.B. gefährliche Rhythmusstörungen. Bei einer bestehenden Herzinsuffizienz ist dagegen die Situation völlig anders. Hier bin ich sehr dafür, das Myokard durch Digitalis zu unterstützen.

Lawin

Ich habe an vielen Patienten die präoperative Digitalisierung routinemäßig durchgeführt, möchte aber auch davor warnen, grundsätzlich präoperativ jedem suffizienten Herzen Digitalis zu geben. Die Frage war, ob durch eine präoperative Digitalisbehandlung die Nebenwirkungen der Inhalationsanästhetika vermindert werden können.

Dick

Grundsätzliche Digitalisgabe bei Patienten über 50 oder vor der Anwendung von Ethrane, Halothan usw.? Sind wir doch vorsichtig, bedenken wir die Konsequenz dieser Aussagen! Sonst kommt der nächste Kollege, der das nicht mitmacht, vor den Kadi!

Göthert

Man muß noch einen weiteren Gesichtspunkt berücksichtigen. Es ist in jedem Fall wohl besser, man digitalisiert prophylaktisch mit einem Glykosid wie Digoxin, als daß man während einer Enflurane- oder Halothan-Narkose Strophantin dazugibt. Beide Substanzen, nämlich die halogenierten Inhalationsanästhetika und die Herzglykoside, können cardiale Arrhythmien hervorrufen. Wir haben bei unseren Katzenuntersuchungen ganz eindeutig beobachten können, daß während einer Halothan-Narkose mit Strophantin keine besseren inotropen Effekte erzielt werden können, als bei einer Vordigitalisierung mit Digoxin. Der Strophantineffekt ist außerdem sehr flüchtig,

und wir beobachteten oft Arrhythmien und zwar ganz gefährliche Arrhythmien. Dagegen haben wir bei einer Vordigitalisierung mit Digoxin nicht eine einzige Arrhythmie beobachtet.

Brückner   Wir sollten die Diskussion über Digitalis jetzt abbrechen
und wieder zum Thema "Ethrane" zurückkehren.

Lawin   Wir kommen jetzt zur Besprechung der respiratorischen Wirkungen des Ethrane. Wir wissen, daß man auch mit Ethrane mit
atemdepressiven Nebenwirkungen rechnen muß, die jedoch erst
nach einem gewissen Zeitlimit sich deutlich auf die Qualität
der Spontanatmung auswirken. Bei Kurznarkosen, sagen wir bis
zu einer Dauer von 30 Minuten, sollte man dann schon, wenn
bis dahin nicht assistiert ventiliert wurde, eine Atemdepression nachweisen können.

Fischer   Kann die Frage, ob Ethrane auch bei Asthmatiker angewendet
werden kann, klar beantwortet werden? Oder besteht aufgrund
Ihrer Untersuchungen, die ja etwas die Rügheimerschen Befunde
relativieren, hier eine Kontraindikation?

Lawin   Frau Morr kann hierzu besser Stellung nehmen. Wir haben ein
neues Versuchsmodell, und ich glaube, daß die Ergebnisse dadurch viel aussagekräftiger geworden sind.

Morr-Strathmann   Ich glaube, daß auch durch unsere vorliegenden Untersuchungen
diese Frage nicht abschließend beantwortet werden kann. Wir
fanden bei der Ethrane-Applikation in Korrelation zur Serumkonzentration eine geringe Abnahme der Compliance, die statistisch zu sichern war. Die Resistance zeigte im Trend eine
geringe Abnahme, jedoch ohne statistische Signifikanz. Bei
der Anwendung von Halothan erhielten wir gleichsinnige Ergebnisse. Damit stimmen wir nicht ganz überein mit den von Rügheimer 1972 veröffentlichten Daten. Unbestritten scheint die
Reduzierung der Compliance durch Halothan und Ethrane. Während die bronchodilatatorische Wirkung von Halothan als
sicher gilt, soll Ethrane eine Erhöhung des Atemwegswider-
standes bewirken. Uns erscheinen aufgrund der chemischen
Strukturverwandtschaft von Halothan und Ethrane die eigenen
Ergebnisse wahrscheinlicher, die auch für Ethrane eine Abnahme des Strömungswiderstandes andeuten. Der pathophysiologische Mechanismus der postulierten Bronchodilatation ist
für beide Anästhetika noch umstritten. Eine Stimulation der
ß-rezeptiven Strukturen ist dabei weniger denkbar als eine
direkte Wirkung an der glatten Bronchialmuskulatur. Für die
praktische Verwendung von Ethrane und Halothan ergibt sich
unter Berücksichtigung unserer Ergebnisse kein gravierender
Unterschied, insbesondere eine Einschränkung der Anwendung
von Ethrane bei Patienten mit obstruktiven Atemwegserkrankungen erscheint uns nicht notwendig.

Brückner   Da wir die meisten Patienten intubieren, relaxieren und kontrolliert beatmen, verliert die durch Inhalationsanästhetika erzeugte Depression der Spontanatmung etwas an Wertigkeit, im Vergleich zu den metabolischen und kardiovaskulären Nebenwirkungen.

Lawin   Zur klinischen Anwendung von Ethrane ist ein kalibrierter Verdampfer Voraussetzung. Halothan-Vaporen können ohne weiteres von der Firma Dräger auf Ethrane umgeeicht werden. Gleichzeitig wird auch die Dosierungsskala ausgewechselt und der Vapor speziell markiert, um Verwechslungen zu vermeiden.

Nun zur klinischen Anwendung: Die Anflutungsphase kann ähnlich wie bei der Halothan-Narkose durchgeführt werden. Nur sollte man wissen: Man muß im Vergleich zu Halothan etwa die doppelte inspiratorische Ethrane-Konzentration am Vapor einstellen. Die Einleitung kann infolge der höheren Anflutungsgeschwindigkeit etwas verkürzt sein. Ich bin dafür, stufenweise vorzugehen und unter Beachtung der Kreislaufverhältnisse langsam um 0,5 Vol.-% zu steigern. Man sollte nicht gleich mit einer hohen inspiratorischen Konzentration anfluten. Unter den ersten Berichten über Ethrane-Anwendungen finden sich relativ hohe Dosierungen. Da haben Anästhesisten mit inspiratorischen Konzentrationen von 3 und 4 Vol.-% über lange Zeit Narkose gemacht. Bei meiner Erfahrung ist das nicht nötig. Wie bei allen Anästhetika, die neu in die Klinik Eingang finden, neigt man dazu, zunächst einmal die höheren Konzentrationen anzuwenden. Nach meiner Erfahrung kann man mit 1,5 Vol.-% Erhaltungskonzentration eine sichere Ethrane-Narkose durchführen.

Brückner   Es kann, vor allem in großen Anästhesieabteilungen, Probleme geben, wenn im Routinebetrieb sowohl Halothan- als auch Ethrane-Vaporen verwendet werden. Die Verwechslungsmöglichkeit ist beim Vapor, im Gegensatz zum E-tec, der einen genormten Einfüllstutzen hat, trotz guter Markierung immer gegeben. Sie müssen vor allem Ihr nichtärztliches Personal sehr genau instruieren. Wenn Sie Ethrane in einen Halothan-Vapor schütten,dann wird noch kein Unglück passieren. Bei einer Einstellung von 4 Vol.-% wird der Vapor dann nur 2,9 % Ethrane liefern, wenn aber Halothan in einen Ethrane-Vapor gerät, dann werden bei der 4 Vol.-%-Einstellung 5 Vol.-% geliefert, und die Angelegenheit wird für den Patienten schnell gefährlich.

Die Tabelle zeigt, welche Anästhetikakonzentrationen geliefert werden, wenn versehentlich in einen Halothan-Vapor Ethrane geschüttet wird und umgekehrt.

Vaporeinstellung (Vol.-%)	Vaporleistung (20°C) wenn:	
	Halothan im Ethrane-Vapor	Ethrane im Halothan-Vapor
1,0	1,38	0,72
2,0	2,76	1,44
3,0	4,14	2,16
4,0	5,52	2,88
5,0	6,90	3,60

Dick

Weiß jemand zufällig, ob die Aktivkohlefilter Ethrane genau so gut wie Halothan absorbieren?

Fischer

Wenn die Aktivkohle nicht verbraucht ist, wird das Ethrane aus der Ausatemluft gefiltert werden. Man muß aber damit rechnen, daß aufgrund der im Vergleich zu Halothan höheren Anästhetikakonzentration im System der Filter schneller ermüdet. Wenn eine Geruchsprobe am Filter ergibt, daß es nach Ethrane riecht, sollte der Filter gewechselt werden.

Brückner

Kann man Ethrane bei Patienten mit einer bekannten Leberanamnese, und wenn Folgenarkosen in kurzen Intervallen gegeben werden müssen, empfehlen? Sie wissen, daß bei diesen Patienten Halothan nicht angewendet werden sollte. Gibt es auch ähnliche Vorbehalte für Ethrane?

Lawin

Hanquet[*] hat berichtet, daß er bei Mehrfachanwendung von Ethrane nichts Negatives gesehen hat. Mein Standpunkt ist: Man sollte dieselbe kritische Einstellung Ethrane gegenüber haben, wie bei Halothan. Da die Schäden sogenannter Halothan-Hepatitis nur immer dann aufgetreten sind, wenn mehrere Narkosen vorausgingen, sollte man hier auch ebenfalls mit dem Ethrane vorsichtig sein. Die Zwischenfälle aus der Literatur[**], auf die Herr Grothe hinwies, das waren Renarkosen. Der Patient, ein Neger, der hatte zuerst eine Halothan-Narkose bekommen, 4 Wochen später dann eine Ethrane-Narkose.

[*] HANQUET M: Enflurane Anesthesia: A Survey of the first 1000 cases. Acta Anaesth Belg 25: 289, 1974

[**] SADOVE MS, KIM SJ: Hepatitis after Use of two Different Fluorinated Anesthetic Agents. Analg Curr Res 53: 336, 1974

Grothe

Als die große Halothan-Studie im Jahre 1969 gemacht wurde, da sollte sie zuerst prospektiv sein. Dann bekam man kalte Füße, weil über so viele Halothan-Hepatitisfälle berichtet worden war, und sie wurde retrospektiv gemacht. Meines Wissens sind bis heute nur 2 prospektive Studien[*] erschienen, einmal mit 65, einmal mit 180 Patienten. In einer dieser Untersuchungen wurde formuliert, daß zwar eine Hepatitis nach Halothan häufiger auftritt. Dies war jedoch nicht signifikant, weil das Ergebnis auch eine zufällige Gruppenverteilung widerspiegeln kann.

Lawin

Ein Satz steht da drin: Es ist nicht geklärt ob post hoc oder propter hoc?

Grothe

Genau. Wir haben bis heute noch keine großen Statistiken, die auf einem genügend großen prospektiv gewonnenen Zahlenmaterial basieren, um die Frage zu beantworten, ob ein Leberschaden nach häufigem Kontakt mit Halothan leichter auftritt. Außerdem: Wenn ein Patient eine chronische Hepatitis hat, so ist die Metabolisierung verlangsamt. Die Toleranz ist dann geringer, und es werden weniger toxische Metaboliten entstehen. Ob man nun diesen Patienten in vierwöchigen Abständen, auch wenn keine akuten Zeichen einer Leberschädigung da sind, eine Halothan- oder Ethrane-Narkose geben soll, das ist doch eine reine Ermessensfrage. Nachdem es aber so ist, daß die meisten Leute, die da das Sagen haben, zur Vorsicht raten, ist es aber auch ein rechtliches Problem. Man sollte schon aus diesem Grunde vorsichtig sein.

Brückner

Nur zur Ergänzung: In den USA gilt es heute schon als Kunstfehler, einem Patienten mit einer bekannten Leberschädigung Halothan zu geben. Wir müssen uns darauf einstellen, daß diese Probleme auch auf uns zukommen werden. Ich stimme Ihnen zu: Die Befunde sind nicht beweisend, besonders wenn man das Ethrane betrachtet. Ob das aber die Juristen überzeugen kann, wenn Sie einem Patienten mit bekannter Leberschädigung Halothan geben und nachher eine Verschlechterung der Leberfunktion auftritt, das ist bei der bekannten Unruhe auf dem Gebiet doch sehr fraglich. Die Amerikaner geben jedenfalls Ethrane Patienten mit einer bekannten Leberschädigung ohne weiteres.

[*] WRIGHT R, CHRISHOLM M, LLOYD B, EDWARDS JC, EADE OE, HAWKSLEY M, MOLES TM, GARDNER MJ: Controlled Prospektive Study of the Effect on Liver Funktion of Multiple Exposures to Halothane. Lancet 1: 817, 1975

TOWELL J, PETO R, SMITH A: Controlled Trial of Repeated Halothane Anaesthetics in Patients with Carcinoms of the Uterine Cervix Treated with Radium. Lancet 1: 821, 1975

| Lawin | Wie ist das also bei einer Cholecystectomie? |

Dick

Wir sehen keine Gründe, Ēthrane bei einer Cholecystectomie nicht anzuwenden. Bei einer anamnestisch bekannten Leberschädigung einen halogenierten Kohlenwasserstoff zur Anästhesie zu verwenden, davor würde ich auch warnen.

Lawin

Möchte jemand Stellung nehmen zur Ēthrane-Anwendung in der Ambulanz?

Hennes

Ēthrane ist gut geeignet zur Anästhesie bei ambulanten Patienten. Natürlich gelten die üblichen Vorsichtsmaßregeln, präoperative Untersuchung, Nahrungskarenz, venöser Zugang, Beatmungsmöglichkeit u.a. auch hier. Da meist die Anästhesie mit einem intravenösen Barbiturat eingeleitet wird, gelten die allgemeinen Vorbehalte hinsichtlich der postoperativen Straßenverkehrsfähigkeit auch hier: Der Patient sollte für mindestens 24 Stunden kein Kraftfahrzeug führen.

Brückner

Ich würde bei Folgenarkosen, die nur eine kurze Dauer haben, aufgrund der bekannten Befunde über Enzyminduktion und Biotransformation dem Ēthrane den Vorzug vor dem Halothan geben.

Lawin

Wir hatten uns in Timmendorf* die Frage vorgelegt, welches Inhalationsanästhetikum für einen 20jährigen Patienten, bei dem eine Appendectomie geplant ist, unter Berücksichtigung der Vor- und Nachteile, gewählt werden sollte? Wir haben alle Ēthrane genannt.

Brückner

Auch unter Enflurane kann eine maligne Hyperpyrexie** (MH) induziert werden. Somit ist Ēthrane für alle Patienten mit einer familiären Belastung durch eine MH kontraindiziert. Einzig zulässige Anästhesiemethode ist in diesem Falle die Neuroleptanalgesie, wenn man sich nicht zur Anwendung einer Regional-Anästhesie entschließt. Man sollte sich erinnern, daß alle Blutsverwandten eines Patienten, der eine MH hatte, zum gefährdeten Personenkreis zu rechnen sind!

Eberlein

Es wäre also ein Kunstfehler, bei diesen Patienten halogenierte Inhalationsanästhetika anzuwenden?

---

* Ēthrane-Symposium, Timmendorf, 1975, nicht gedruckt

** PAN TH, WOLLACK AR, DeMARCO JA: Malignent Hyperthermia associated with Enflurane Anesthesia, a Case report. Anesthesia, Analgesia Curr Res **54**: 47, 1975

Lawin	Ich möchte eindrücklich davor warnen, hier das Wort "Kunstfehler" zu offerieren!

Lawin
: Ich möchte eindrücklich davor warnen, hier das Wort "Kunstfehler" zu offerieren!

Brückner
: Die Anwendung halogenierter Inhalationsanästhetika bei anamnestisch bekannter familiärer MH-Belastung würde z. Zt. in den USA mit Sicherheit einen mal-practice-Prozess gegen den Anästhesisten erbringen, wenn ein Zwischenfall auftritt.

Lawin
: Wir sollten den Begriff "Kunstfehler" den Juristen überlassen und nicht unter uns Ärzten diese Vokabel so einfach irgendwo hinschreiben.

Klose
: Sicherlich ein Vorteil des Ēthrane ist die zu beobachtende Muskelerschlaffung. Obwohl Ēthrane keinen direkten Einfluß auf die neuromuskuläre Endplatte hat, können wir Relaxantien einsparen.

Göthert
: Die Befunde, die vorhin gezeigt wurden, sprechen allerdings dagegen, daß es sich hier um einen zentralen Effekt handelt. Auf der Ebene der neuromuskulären Endplatte tritt mit 3,5 Vol.-% Enflurane schon eine komplette Hemmung der neuromuskulären Erregungsübertragung auf. Die Befunde von Lebowitz und Mitarbeiter* sind inzwischen bestätigt worden; auch am isolierten Muskelpräparat des Kaltblüters ist im Grunde der gleiche Effekt nachzuweisen.

Lawin
: Man muß aber darauf hinweisen, daß dieser Effekt nicht antagonisierbar ist.

Göthert
: Das stimmt, er ist nicht reversibel mit Neostigmin.

Brückner
: Bei der normalen Ēthrane-Anästhesie ist allerdings der erreichte Grad der Muskelerschlaffung nicht sehr groß. Wenn Sie sich darauf verlassen und zu wenig Muskelrelaxantien geben, werden Sie Schwierigkeiten bekommen

Hennes
: Ich glaube nicht, daß man bei einer niedrigen Ēthrane-Dosierung, z.B. bei einer 1,0 - 1,5 Vol.-%-Vaporeinstellung, wie beschrieben 40 % an Muskelrelaxantien sparen kann. Unsere Erfahrungen sprechen aber dafür, daß bei dieser oberflächlichen Ēthrane-Dosierung die Patienten sogar etwas mehr Relaxantien brauchen.

* LEBOWITZ MH, BLITT CD, WALTS LF: Depression of Twitch Response to Stimulation of the Ulnar Nerve during Ēthrane Anesthesia in Man.
Anesth 33: 52, 1970

Klose

Ich habe die Erfahrung gemacht, daß man bei gynäkologischen, endoskopischen und urologischen Eingriffen, die oft in der Dauer schwer abzuschätzen sind, mit Ēthrane außerordentlich viel Relaxantien einsparen kann, und zwar ein Drittel.

Göthert

Es ist gerade in Anesthesiology[*] eine gute Arbeit zu dem Problem erschienen. Die Autoren haben zur Wechselwirkung zwischen kompetitiven Muskelrelaxantien und Enflurane Stellung genommen. Es werden Dosis-Wirkungskurven für D-Tubocurarin beschrieben, und die Autoren kommen zu dem Schluß, daß man mit Ēthrane, im Vergleich zu Halothan, mit einer geringeren Relaxanzdosis die gleiche Hemmung der Erregungsübertragung erreichen kann.

Lawin

Wir haben noch den Vortrag von Herrn Dick zu diskutieren, der sich hier mit so schönen Befunden vorgestellt hat. Die uterus-relaxierende Wirkung des Halothan wird ja häufig therapeutisch ausgenutzt, z.B. bei der drohenden Uterusruptur, wenn eine schnellstmögliche Relaxierung der Gebärmutter erreicht werden soll. Haben Sie Befunde darüber, wie Ēthrane den Tonus des schwangeren Uterus beeinflußt?

Dick

Wir haben dazu keine Untersuchungen gemacht.

Brückner

Haben Sie bei der Ēthrane-Anwendung in der Geburtshilfe eine höhere postoperative Blutungsneigung beobachten können?

Dick

Nein, die Frequenz atonischer Nachblutungen stieg nicht an.

van Ackern

Ihre Ēthrane-Serumwerte waren bei den entbundenen Kindern zum Zeitpunkt der Abnabelung, wie mir scheint, sehr hoch. Das weist doch, wenn man dazu die Daten von Herrn Klose vergleicht, auf eine ziemlich tiefe Narkose bei der Mutter hin.

Brückner

Wir müssen langsam die Diskussion abschließen. Noch eine letzte Frage von Herrn Tarnow?

Tarnow

Ein "i"-Pünktchen haben wir vielleicht vergessen: Wie beeinflußt Ēthrane den Augeninnendruck?

[*] FOGDALL RP, MILLER RD: Neuromuscular Effects of Enflurane. Alone and combined with d-Tubocurarin, Pancuronium and Succinylcholin in Man.
Anesth 42: 173, 1975

Siepmann

Nach Radtke und Waldman[*] kann man davon ausgehen, daß der intraokulare Druck unter Enflurane-Anästhesie gering abnimmt.

Siemoneit

Was sind letztlich die Kontraindikationen für die Anwendung von Ethrane.

Brückner

Eine maligne Hyperpyrexie in der Familienanamnese gehört zu den absoluten Kontraindikationen zur Anwendung von Enflurane. Relative Kontraindikationen sind die chronische Niereninsuffizienz und die akute Leberschädigung. Chronische Lebererkrankungen und Folgenarkosen in kurzen Zeitintervallen können nach den bisher vorliegenden Daten nicht zu den Kontraindikationen gezählt werden. Hier bleibt es eine Ermessensfrage, ob Sie Ethrane anwenden oder aus Vorsicht das Anästhesieverfahren wechseln.

Lawin

Zu den relativen Kontraindikationen kann auch das zerebrale Anfallsleiden zählen. Ich gebe zu, daß die hier demonstrierten Befunde nicht dafür sprechen, und die spezifischen EEG-Veränderungen allein nicht ausreichen, um hier eine Kontraindikation zu formulieren. Aber es existieren in der Literatur zu diesem Thema widersprechende und uneinheitliche Befunde.

Brückner

Damit wollen wir die Podiumsdiskussion über Ethrane und seine klinische Anwendung abschließen. Wir konnten hier einige wissenschaftliche Probleme und damit eng verbundene praktische Fragen der Klinik eines neuen Inhalationsanästhetikums diskutieren. Wenn spezielle Interessen der Panelisten, akute Probleme der Anwendung in der Klinik, aber auch die begrenzte Zeit Schwerpunkte gesetzt haben, und manche Aspekte nur kurz oder nicht angesprochen wurden, so macht uns das nicht besonders traurig. Die hier diskutierten Gegenstände waren wichtig, aktuell und verdienten sorgfältige Erörterung. Sicherlich sind eine Reihe von Fragen noch offen geblieben, und es ist nicht auszuschließen, daß schon in Jahresfrist ganz andere Themen das Interesse fokussieren. Das Berliner Ethrane-Symposion hatte so seine charakteristischen Merkmale und Fragestellungen. Wir hoffen, daß es uns bei der Drucklegung des Symposions gelingt, diese Atmosphäre wiederzugeben.

[*] RADTKE N, WALDMAN J: The Influence of Enflurane Anesthesia on Intraokular Pressure in Youths.
Anesthesia Analg Curr Res 54: 212, 1975

Jetzt, am Ende des Berliner Ethrane-Symposions bleibt festzustellen, daß - wie geplant - eine echte Arbeitstagung daraus geworden ist. Sowohl den Referenten, den Panelisten
aber auch den in so großer Zahl erfreulicherweise erschienenen Berliner Anästhesisten und interessierten Kollegen von
anderen Fachgebieten, wurde einiges abverlangt. Seit heute
Morgen haben Sie fast neun Stunden auf den wenig komfortablen
Sitzen des Westend-Hörsaales verbracht, unterbrochen eigentlich nur von hastigen, zu schnell zu Ende gehenden Pausen.
Und wenn Sie, Referenten wie Zuhörer, hier einen ganzen
Samstag für diese Tagung geopfert haben, dann geschah das
sicherlich am Ende einer recht arbeitsreichen Woche. Leider
lassen sich Weiterbildungsveranstaltungen und wissenschaftliche Arbeitstagungen kaum innerhalb der regulären Arbeits-
woche organisieren; es würde sowohl an den Referenten als
auch am Publikum mangeln. Die Kollision mit dem Postulat der
unantastbaren Freizeit wird bleiben, es sei denn, es hat
Ihnen wie mir sehr viel Spaß gemacht hier zuzuhören, daß es
fast schon wieder Freizeit ist.

Es bleibt zum Schluß dem Leiter der Tagung die angenehme und
ehrenvolle Pflicht vielen zu danken, die dieses Symposion
ermöglicht und gestaltet haben. In erster Linie danke ich
unseren Gästen, den Referenten und den Leitern der wissen-
schaftlichen Sitzungen und der Podiumsdiskussion, die sich
vorbereiten mußten, und die ein Wochende hier mit uns verbracht haben, ohne daß sie Zeit hatten, viel von dem schönen
Berlin zu sehen. Ich hoffe, daß wenigstens einige der gestri-
gen Anzüglichkeiten der "Stachelschweine" unsere Gäste über
mangelnde Zeit und nebelverhangene Berliner Luft getröstet
haben. Der zweite große Dank geht an den Sponsor dieser
Tagung. Die Deutsche Abbott GmbH hat die sicherlich nicht
unerheblichen Kosten dieser Tagung freundlicherweise übernommen. Es wurde uns kein Limit gesetzt, als wir den Wunsch
äußerten, einmal mit kompetenten Wissenschaftlern und Klini-
kern unserer Auswahl frei über ihr neues Produkt zu diskutieren. Wir konnten so jene zu einem Referat nach Berlin ein-
laden, die unserer Meinung nach neue und interessante Befunde
zum Thema Inhalationsanästhesie mit Ethrane hatten. Herrn Dr.
Wiethoff und Herrn Dr. Wasser für ihre Hilfe bei der Organi-
sation des Meetings und im voraus für die noch anstehende
Mühe mit der Veröffentlichung der Ergebnisse dieser Arbeitstagung, Dank. Ein Dank geht an die Berliner Mitarbeiter,
voran Frau A. Mahlitz, die viel Mühe mit der Vorbereitung
des Symposions und der Durchführung hatten. Sie, das interessierte Publikum habe ich schon lobend erwähnt. So bleibt
zum Schluß, Ihnen einen guten Heimweg zu wünschen und: Auf
ein Wiedersehen in Berlin!

Brückner

Ladies and Gentlemen! A working session without discussion,
that would certainly taste like a poorly seasoned soup.
Today we have had a very rich programme. After the
presentation of a few papers, discussions started spontaneously
and we often had to apply the brakes to comply with the time
schedule. Now, at the end of a busy day, ninety minutes are
available to discuss the doubtful definitions, the controversial
opinions and the many important details regarding the clinical
use of Ēthrane, with the persons who have been reading the
papers. And it is our intention to focus more especially on
the aspects of clinical use, on that which is of interest to
the practising anaesthesiologist in his daily work. In fact,
what really catches the attention of the physician interested
in experimental questions, often elicits in the practising
physician an opposite reaction. Frequently he is quite helpless
in front of such a huge amount of experimental findings that
have accumulated in such a short time. Many of these findings
constitute the basis for clinical testing of a new drug; the
practising physician assumes - often quite correctly - that
much of the data is redundant. To extract from the over-
abundant data conclusions for the clinical work should be the
aim of this discussion at the end of the working session. We
want to touch upon those significant, simple and general
details which frequently are no longer included in special
papers. Finally, we want to try to convey to larger circles
whatever has already been worked out with reference to the
clinically practicable use of Ēthrane. Special indications,
contraindications and required precautions in the use of the
new drug are to be included in the discussion, and I am
hopeful that we will succeed in conducting not only a
conversation among experts but as far as possible a dialogue
between authors and listeners.

May I propose that as an introduction to the discussion, Drs.
Eberlein and Lawin give us a brief summary of the papers read
under their chairmanship during the morning and afternoon
sessions. This will clear the arena for remarks, dialogues,
questions and debates.

Eberlein

It will not be possible within the available time to discuss
the multitude of new findings, which have been presented since
the symposia of Hamburg and Osnabrück. Consequently, I shall
have to limit my remarks to a few points.

Initially, Dr. Göthert has talked about the uptake and excretion
of Ēthrane, and he has also mentioned Torri's findings. I have
noticed while the K-values of Halothane and Ēthrane are
different, the absolute values of these two drugs are quite

Göthert   I do agree and I wish to emphasize that the differences between Ethrane and Halothane reported by Torri, while being significant, are not very important. Evidently, both uptake and excretion rates of Enflurane are greater than for Halothane. However, an experimentally found, approximately 20 % greater uptake rate of Ethrane may be masked in the clinic in view of individual conditions and customary dosage schedules, thus making the effect rather unrecognisable. In addition, a direct comparison with Halothane will rarely be possible. If, on the other hand, we compare the different uptake rates between Ethrane and diethyl ether, or between Ethrane and methoxyflurane, the existing differences between Ethrane and Halothane fade out even more. As a pharmacologist, I am quite aware that you as a clinician are looking for inhalation anaesthetics that provide very prompt induction and emergence, because this improves the control of the anaesthesia, which in turn facilitates the organisational work and also provides better protection of the patient against relative overdosage. In this connection, Enflurane is a better agent than Halothane.

Eberlein   It has been stated here that the metabolite, trifluoroacetic acid, produced as a result of Ethrane breakdown, is non-toxic. I wonder whether this metabolite, which is closely related to trichloracetic acid, actually is of no importance for the cell. Hence, my question to the biochemists among us, whether results are available that could demonstrate the lack of toxicity of trifluoroacetic acid?

Grothe   There are investigations where experimental animals were given trifluoroacetic acid, as well as trifluoroethanol and trifluoroacetaldehyde. A toxicity was found which decreased from trifluoroethanol over trifluoroacetaldehyde to trifluoroacetic acid. The toxic side-effects of trifluoroacetic acid were hardly detectable. It should be taken into account, however, that these investigations were all based upon the use of exogenous trifluorohydrocarbons. These are highly polar substances which are presumably uncapable of crossing cell membranes. Since during metabolism of halogenated hydrocarbons trifluoroacetic acid is located intracellularly, such findings cannot be used without reservation for answering questions on toxicity. Even if the available findings show no evidence that trifluoroacetic acid is toxic, the question must remain open. In addition, there are methodological difficulties in the chemical identification of trifluoroacetic acid. Recently, a paper has been published according to which trifluoroacetic acid was demonstrated by thin-layer chromatography after the administration of Isoflurane. But in the end the authors were not sure whether they had actually found trifluoroacetic acid. I have also heard that the same is true for the earlier findings by Rehder et al. as well as by Cascorbi who had found trifluoroacetic acid after application of halogenated hydrocarbons. Today, all these authors are not so sure whether or not they actually had found the stuff. In

fact, it is extremely difficult to detect chemically traces
of trifluoroacetic acid.

Wiethoff   According to van Dyke it is very unlikely for trifluoroacetic
acid to occur as a metabolite of Ethrane since the presence
of four fluorine atoms at both sides of the ether bridge
provides this drugs with a very marked chemical stability.
Anyhow, no investigator has yet succeeded in demonstrating
trifluoroacetic acid after the use of Enflurane.

Brückner   When discussing the possible toxicity of individual metabolites
of the halogenated hydrocarbons used in anaesthesia, the
overall metabolic rate of the drug must also be considered.
This may affect decisively the occurrence of toxic intermediate
products and free halogens.

Our anaesthetic agents are broken down primarily by way of
enzymes of the endoplasmatic reticulum of liver cells (also
called liver microsomes). This breakdown is governed by the
following rules: The metabolic process often is but partial,
while liver microsomes are capable of metabolising nonspecific substances of chemically widely differing structure.
The metabolic rate of drugs is low, but it may be markedly
increased by enzyme induction. Enzyme-induced substances may
increase both their metabolism and the breakdown of other
drugs. Usually, drugs are broken down by a mechanism of
detoxification, i.e. the pharmacological activity is
diminished. In contrast, certain drugs may be converted
during their breakdown to substances with greatly increased
toxicity. In fact, we now know that free fluorides produced
during breakdown of methoxyfluorane are nephrotoxic. If
enzyme induction increases defluoridation, the incidence of
nephrotoxic side-effects also increases; conversely, inhibition
of enzyme activity may decrease the occurrence of nephrotoxic
side-effects.

According to Cousins, after Ethrane anaesthesia 82.7 %, after
Halothane 77 to 88 %, and after methoxyflurane 35 % of the
inhaled anaesthetic agent is eliminated through the lungs.
Of the anaesthetic agents administered, 2.42 % (after Ethrane),
12 to 25 % (after Halothane), and up to 40 % (after methoxyflurane) is excreted by way of the kidneys. Starting from a
serum fluoride level of 50 uM/l, the occurrence of nephrotoxic
symptoms may be expected. For reaching nephrotoxic fluoride
levels, the following single factors are relevant: The
physical properties of the anaesthetic agent (fat solubility),
and the dose administered (duration of inhalation, as well as
concentration used). Thus, following a methoxyflurane dose
exceeding 2.5 MAC/h, a toxic fluoride serum level can be
expected with certainty. Cousins was able to show that even
after prolonged Ethrane administration increased fluoride
serum levels can be demonstrated. Figure 1 shows the
fluoride serum levels during and after prolonged Enflurane
anaesthesia (findings of Cousins, 1976).

Figure 1: Pattern of inorganic serum fluoride (F^-)
during and after Enflurane anaesthesia in 9 patients.
(M.J. Cousins et al., Anaesthesiology 44: 44, 1976)

Due to the breakdown of halogenated hydrocarbons stored in
fatty tissues, increased fluoride serum levels may still be
demonstrable several days after inhalation anaesthesia.
This can be expected particularly after use of methoxyflurane.

Figure 2 shows that up to five days after methoxyflurane
anaesthesia markedly increased fluoride serum levels can
still be demonstrated (Cousins, 1976).

Figure 2: Pattern of inorganic serum fluoride
concentrations before and after anaesthesia with
methoxyflurane, Enflurane, Isoflurane and Halothane.
(M.J. Cousins et al., Anaesthesiology 44: 44, 1976)

Another interesting feature was the fact that after Isoflurane
and Halothane no significantly increased fluoride serum levels
were observed post-operatively. These processes can be
markedly influenced by enzyme induction. It is surprising
that induction of Enflurane breakdown has been demonstrated
so far only in vitro. In vivo, the substrate appears to
rather cause an inhibition of the breakdown, and the drug is
therefore excreted promptly without undergoing metabolic
changes. Obviously, the low fat solubility of Enflurane also
plays a role in its excretion. Thus, Cousins concludes that
in the presence of normal kidney function and in the absence
of other nephrotoxic drugs, Ethrane, in contrast to methoxyflurane, causes not pathological changes in renal function.
In case of pre-existing renal disease and if drugs with
nephrotoxic effects are administered simultaneously, Ethrane
should be used with reservation.

Wiethoff

To Dr. Brückner's remarks, may I add that Mazze et al. warn
against the use of Ethrane during kidney transplants because
the low serum fluoride concentrations resulting from the
Enflurane metabolism may functionally affect under certain
conditions an already damaged transplant kidney.

Grothe

There are only a few papers reporting on measurements of
serum fluorides after anaesthesia with halogentated hydrocarbons in human subjects. Most investigators have been
working with rats and have been using relatively high
concentrations over periods of 5 to 6 hours. Thus, the
ominous nephrotoxic threshhold of 45 to 50 micromols/liter
has been reached. It should always be kept in mind that the
investigations were conducted in rats and that there is a
strong temptation to use strains of rats with a handy
metabolic pattern which makes it possible to demonstrate
something subsequently. Whether or not such results are
suitable for drawing clinically relevant conclusions is an

open question. In addition, the number of individual observations is still too small. But we can reasonably expect that the effects on serum fluoride level following Ethrane administration will usually be minor. Even under conditions of marked enzyme induction it appears to be very unlikely that after Ethrane serum fluoride levels of 50 micromols/liter are reached or exceeded.

Brückner   Interpretation of the findings is further complicated by the fact that peak fluoride levels of 50 micromols/liter may be observed also after intake of fluorinated drinking water. Conditions dangerous for the kidney apparently are created only by prolonged exposure to consistently high fluoride levels, as they may occur after methoxyflurane.

Eberlein   I want to show a picture representing the rates of excretion of individual methoxyflurane metabolites as a function of time. Obviously, there are great differences in the quantitative aspects of methoxyflurane and Ethrane metabolism. Please note the bottom curve: C_{14} labelled carbon dioxyde is excreted in considerable amounts over 240 hours.

> Figure 3: Excretion of methoxyflurane and its metabolites after 120 minutes of anaesthesia with 10 ml methoxyflurane. The broken line indicates the 50 % excretion profile. to = onset of anaesthesia. (After Holaday, Rudofsky, Treuhaft, Anaesthesiology 33: 589, 1970)

Dr. Brückner had pointed out that the remaining Ethrane not recovered had "apparently disappeared".

Therefore, it may be a little early to state that as little as 2.4 % of the Ethrane taken up is metabolised. I am aware of no study reporting on the pulmonary excretion of Ethrane metabolites. Perhaps this would be a means of localising the still missing amount of Ethrane supplied.

Lawin   Not in every case is it possible to demonstrate on the excretion side the total amount of Ethrane taken in; usually, inadequate measuring systems and unsuitable assay methods are responsible for this situation. Usually it is not possible to recover in the expired air 100 % of the inhaled Ethrane. One of my co-workers, Dr. Klan, has conducted comparative gas-chromatographic investigations of expired air from patients following anaesthesia with Enflurane, Halothane and methoxy-flurane. The findings have been reported to the Erlangen congress in 1974. In one patient, following Enflurane anaesthesia the halogenated hydrocarbon could be demonstrated for 13 days in the expired air. With reference to the three inhalation anaesthetics studied, a direct relationship between excretion rate, body surface area and inhaled amount of anaesthetic was found. Comparison of the excretion patterns

of the three gases studied showed clearly that the concentration of methoxyflurane in the exhaled air decreases
significantly only after 24 hours, as compared with Halothane
and more particularly with Enflurane. This may be explained
in part that the rate of metabolism of methoxyflurane (40 %)
as well as that of Halothane (12 to 25 %) is considerably
higher than that of Enflurane for which only 2.4 % can be
demonstrated. Therefore, the measurable high concentrations
of Enflurane in the exhaled air are not in contradiction with
its use as an anaesthetic gas, since the excretion through
the lungs, which is largely unaffected by metabolism, implies
less of a metabolic hazard than do Halothane and methoxyflurane.

Eberlein There is no doubt that methoxyflurane differs considerably
in its metabolic pattern from the other halogenated hydrocarbons.

Lawin Halothane can also be demonstrated in the exhaled air after
15 days, while at this point in time Ethrane can hardly be
detected.

Eberlein The three half-lives recorded so far for Ethrane are 18
minutes, 3 hours and 36 hours. Even after 100 hours, an
Ethrane excretion can still be demonstrated.

Consequently, the clinical fact that the patient awakes does
not mean that all has been excreted or metabolised. This is
a finding known for all anaesthetic agents which are not
immediately and completely broken down by enzyme activity to
inactive metabolites.

Göthert I would add a few words with reference to the problem that
in conducting balance tests the inhaled amount of Ethrane
cannot be recovered 100 % on the excretion side. We should
remember the high fat solubility and hence the affinity of
halogenated hydrocarbons for fatty tissue. In fact, the
Enflurane missing in the balance studies is to be found in
the fatty tissue.

The anaesthetic agent stored in the fatty tissue may be
disregarded in discussions on slow or rapid uptake and
excretion rates of the anaesthetic. The Ethrane which
remains stored for days in fatty tissue following an
Enflurane anaesthesia is absolutely inactive on the central
nervous system. There is, of course, a continuing
equilibration between fatty tissue and central nervous system.
The resulting concentration in the central nervous system is
far removed from the initial anaesthetic concentration.
Basically, we do not need to attribute any role to the
missing 10 % of the Ethrane administered.

Brückner

But the anaesthetic agent stored in the fatty tissue may play a considerable role on repeating the anaesthesia or during management of post-operative pain, and more especially for the induction of enzyme-induced processes.

Göthert

I would like to indicate another point of view: Actually the metabolism of halogenated hydrocarbons becomes fully apparent only when the drug reaches the metabolising liver in very low concentrations. This may explain why methoxyflurane, which for weeks after the anaesthesia continues being released from the fatty tissue into the blood in low concentrations, is recovered in very high percentage as metabolised methoxyflurane, if the period of observation is sufficiently long.

Wiethoff

May I point out additionally the studies of Halsey et al. The Eger group has, as you know, investigated the metabolism of Ethrane, Forane and other halogenated hydrocarbons in miniatur swine; basically they have confirmed that the rate of Enflurane metabolism actually involves only a few percentage points. With the aid of another method, hepatic extration of halogenated hydrocarbons at various concentrations was investigated in vitro. In this series also, the very low rate of Enflurane metabolism could be confirmed for humans in vivo.

Eberlein

I have simply stated that a certain amount has failed to show up and that the question should remain open, what has happened to it. One of the reasons why not all of it has been found as yet, may be that the investigations have not been conducted for a sufficiently long time.

Now we should be talking about the metabolism. Presumably, the effects of the metabolism on the kidney overlap the direct effect of the anaesthetic agent on the kidney. For methoxyflurane it is known that it may induce polyuric renal insufficiency, particularly in combination with tetracyclines. Now findings of investigations in rats are available, where Ethrane has produced polyuria which did not respond to pitressin. This seems to indicate that Ethrane may not be indifferent to the kidneys under all circumstanes. This point must be elucidated in man.

Brückner

Dr. Eberlein, your statement should be somewhat modulated. I believe that what finally appears as fluoride, is not harmful for the healthy kidney even after prolonged Ethrane anaesthesia. In patients with renal insufficiency, however, caution is advisable and another method of anaesthesia may be preferable. But if we compare Ethrane with methoxyflurane regarding a possible effect on the function of the healthy kidney, striking differences are found: Following prolonged deep methoxyflurane anaesthesia, functional disorders are to be expected in virtually all cases, even if the kidneys are healthy.

Eberlein

Here we should add that enzyme induction should not be overlooked. It is perfectly possible that the metabolised portion of Ēthrane increases in the presence of enzyme induction. In view of the many enzyme-inducing substances used in medicine, we certainly do not know for each patient what the actual situation is. It is conceivable that a patient with renal damage also exhibits enzyme induction: Then the effects are additive in a quantitatively unpredictable manner.

Dick

But this would then refer to all halogenated hydrocarbons used in anaesthesiology.

Tarnow

Perhaps not to Isoflurane!

Brückner

The different pattern of Forane is rather disturbing. I always have great trouble understanding why a drug which chemically exhibits a virtual identity, shows such a different pattern from the pharmacological point of view. Perhaps the molecule of Isoflurane is chemically much more stable than that of Ēthrane, i.e. the links between halogens and carbon atoms in the Isoflurane molecule are stronger. But perhaps the reason is simply that the investigations concerning biotransformation of Forane are not yet sufficient, and therefore little Snowwhite in its glass coffin just appears more beautiful to us.

Eberlein

Dr. Brückner: It is well-known that isomers may greatly differ in their effects. May I recall in this connection the distinctly different patterns of total peripheral vascular resistance under equi-anaesthetic concentrations of Ēthrane and Isoflurane.

If, in addition, you determine the arteriovenous anaesthetic quotient for the liver, you find once more quite different values, depending on whether Ēthrane or Isoflurane has been used.

Lawin

These pharmacologically so different patterns of the individual isomers are extremely interesting. If we consider how much research in general has benefited from the investigations concerning the phenothiazine isomers, it may certainly be assumed that regarding the isomers of our inhalation anaesthetics quite a number of surprises can still be expected.

Wiethoff

It should be further reported that Mazze et al. have failed to find an increase in biotransformation rate in Wistar rats induced with phenobarbital.

Siepmann   I believe that either a little while ago I have misunderstood
a remark, or I may have learned something new. Do you really
think it is unsafe to use inhalation anaesthetics during
renals transplants, because in the post-operative phase there
might be a possibility that the function of the transplanted
kidney might be affected? I would like to ask the pharmacologist
which anaesthetic technique he would prefer for renal transplantation. If, instead of an inhalation anaesthesia, we
use a neuroleptanalgesia, we must take into consideration that
the kidney will be forced to excrete a number of metabolised
substances. In contrast, with the use of inhalation anaesthetics
excretion occurs largely by way of the lung.

Göthert   As a pharmacologist I cannot give you a final view on whether
Ethrane actually is unsafe for renal transplantation. But in
this connection I would like to discuss the findings of Dr.
Grothe. Indeed, he has not yet been able to state that under
phenobarbital stimulation there is a considerable increase in
Enflurane metabolism. In my opinion, such a statement is
inadmissible in view of his findings. For this reason I
believe that the danger of using Enflurane during renal
transplantation cannot be very great. If, however, you use
Fentanyl as an anaesthetic for these procedures, it should
be noted that in the final analysis and if worst comes to
worst, the rate of excretion can be expected to be somewhat
delayed. Fentanyl and its metabolites have no nephrotoxic
side-effects. A situation may then arise which the modern
anaesthesiologist is quite capable of handling: The patient
would have to receive assisted or controlled respiration for
a little longer period of time and this would solve the whole
problem. Anyhow, I feel that this anaesthetic method is less
dangerous.

Grothe   Up to the present, the literature contains four reports of
toxic side-effects in patients anaesthetised with Enflurane.
In three instances, hepatotoxic side-effects are described,
and in one case a functional disorder of the kidney. This
last patient had a renal transplantation. The author who
describes this nephrotoxic side-effect immediately draws the
conclusion that Enflurane should not be used for renal
transplantation. Just as the three reports on liver damage
following Enflurane are controversial concerning the
aetiological implications, similar reservations should be
made with reference to the above renal lesion: It is very
questionable to draw such a conclusion on the basis of one
single case involving a surgical procedure which leads to
disturbances of renal function even without participation
of anaesthesia. While we do know that after Enflurane
increased serum-fluoride levels occur, we are not certain
whether, in contrast to the post-operative pattern after
methoxyflurane, functional disorders of the kidney will be
necessarily induced.

Brückner

The magnitude of the serum fluoride level to be expected depends directly on the absolute amount of Ethrane supplied, i.e., the adjusted inhaled concentration and the duration of Ethrane administration will decide whether or not toxic fluoride levels will develop. Thus, if you give Enflurane for several hours as sole anaesthetic agent at a concentration of 2.5 % for instance, the hazard for the transplanted kidney is certainly greater than when it is attempted to keep the inhaled Enflurane concentration lower by combination with other drugs. During the Scandinavian convention of 1975 in Oulu, Cousins has mentioned in the discussion that while no clinical reports have stated as yet that patients with renal insufficiency have suffered adverse effects from Ethrane, this drug should be used in such patients only with caution or preferably not at all in view of the halogens resulting from the metabolic processes.

Eberlein

I would like to ask Dr. Tarnow to review the cardiovascular effects of Ethrane.

Tarnow

It would appear that in view of the results reported today, we all agree largely on the following circulatory effects of Ethrane in clinical doses:

1. The arterial blood pressure drops.

2. The heart-minute volume, stroke volume, and contractility are diminished.

3. The myocardial oxygen consumption is lowered, coronary blood-flow diminishes.

And now, concerning the controversial points: How does Ethrane affect the heart rate? Dr. Fischer, for example, found a decrease in heart rate. Dr. van Ackern, in his paper reported that, at least with relatively high Ethrane concentrations, the heart rate increases. Our own findings are of the same nature. A subject of lively discussions certainly is the following question: What is the effect of Ethrane on peripheral vascular resistance?

Dr. van Ackern, for instance, found that Ethrane lowers peripheral resistance. Dr. Klose from the same research team - using a different methodological approach - has obtained opposite results. Our own findings - in keeping with those of Dr. van Ackern - show a slight decrease in peripheral vascular resistance.

Finally, we should talk about the heart muscle depressing effect of Ethrane, because the results reported so far are inconsistent from the quantitative point of view. This is especially true for a comparison with Halothane. In this connection I would like to suggest a discussion on whether or not Ethrane offers advantages over Halothane for patients with pre-existing heart disease, for example in cardiac surgery or procedures in patients of advanced age.

I may perhaps start the discussion immediately on this
subject, heart rate and peripheral vascular resistance. It
may be recalled that Dr. Fischer for example has found a
drop in heart rate while other authors report that the
heart rate under Ethrane remains unchanged or increases. I
am convinced that these discrepancies are due to
methodological differences.

Lawin

May I suggest that we discuss separately the findings of
animal experimentation and the investigations conducted in
patients. Some research groups report exclusively on results
of animal experimentation, while others have used similar
methods in humans in an attempt to answer the same questions,
and who have obtained different results. I believe that this
should be discussed separately for the benefit of our
listeners.

Brückner

I would suggest that Dr. van Ackern take up first of all
Dr. Tarnow's remarks.

van Ackern

The heart rate pattern under Ethrane may be readily explained.
In intact warm-blooded animals with undisturbed circulatory
regulation, a drop in blood pressure should induce a rise in
heart rate by way of stimulation of pressor receptors. It is
true that in animal experimentation conducted by Beer a
decrease in heart rate was found under Ethrane. But in this
connection it should be noted that those experimental animals
exhibited a heart rate of 140/min. already at the beginning
of the test, and therefore the subsequent results during
Ethrane investigation cannot be used for comparison without
some reservation. Similar considerations also apply to results
obtained with the heart-lung preparation.

If, on the other hand, the base line readings of the heart
rate are within normal range - approximately 80/min. - an
increased heart rate may be expected both in animal
experimentation and in the clinic, with the use of Ethrane.
I believe that there are no discrepancies in heart rate
between findings in experimental animals and clinical
observations.

If it is correct, as stated by Dr. Göthert, that the
excretion of norepinephrine under Ethrane is inhibited, a
drop in peripheral vascular resistance should be expected.
But, as Dr. Lawin correctly mentioned, there is quite a
number of differences between results obtained from animal
experimentation and clinical observations. In healthy
volunteers subjected to Ethrane anaesthesia, Haldemann found
first of all a drop in peripheral vascular resistance.

But with the onset of operation an increase could be observed
(Haldemann, 1974). Now, of course, the question arises,
whether this involved an insufficient depth of anaesthesia,

so that with the beginning of surgery and the resulting painful stimulation the autonomic nervous system interfered with the course of the investigation.

In addition, we should ask ourselves to what extent investigations on the effects of Ēthrane anaesthesia on peripheral vascular resistance may be affected by a simultaneously existing hypovolaemia. Dr. Klose may perhaps give his further opinion on this matter a little later. In fact, in a second paper Haldemann reports on circulatory studies under Ēthrane anaesthesia in elderly patients with fractures of the neck of the femor (Haldemann, 1975). Even prior to the onset of surgery, a rise in total peripheral resistance was observed in these patients. In such cases various degrees of latent hypovolaemia may be expected to interfere with the results of circulatory investigations. I can only speculate and, lacking personal experience, I would prefer not to comment on this problem any further.

Morr-Strathmann	In spite of different measurement techniques I have, like Dr. Haldemann, observed a rise in peripheral vascular resistance both in geriatric and in young patients.
Brückner	It would appear, therefore, that under clinical conditions the peripheral vascular resistance increases under Ēthrane anaesthesia. In contrast, during animal experimantation a decrease in resistance is observed. Dr. Klose, are we talking about two different mechanisms of action, or how can these contradictory findings be explained?
Klose	First, let me return once more to Dr. Haldemann's findings: It is not correct to say that at the beginning of his investigations he observed a drop in peripheral vascular resistance; in fact, at that time he has already described mild increases in resistance. This would mean that during induction of anaesthesia with Ēthrane and in the absence of surgical stimulation a rise in peripheral vascular resistance may occur. I believe that two different mechanisms do exist which may be used to explain the different observations reported.
Tarnow	I have also noticed that in all investigations where a rise in peripheral vascular resistance was observed under Ēthrane, the patient had just previously been subjected to intubation or he was being operated at the same time. Findings published so far show no evidence that the pattern of peripheral resistance under Ēthrane depends on the species involved.
Morr-Strathmann	I should like to circumscribe your statement a little further. In our group of patients whose anaesthesia was induced with Ēthrane as sole agent we have found a distinct increase in

peripheral vascular resistance even quite initially, i.e. before intubation and onset of surgery.

Siepmann   During induction of inhalation anaesthesia by way of the face mask the patient may exhibit a considerable release of catecholamines. The increased catecholamine level then elicits a rise in peripheral vascular resistance. In the course of a renal transplantation, we are often forced to conduct a pure inhalation anaesthesia. We therefore know that when the mask is placed on the patient's face, and the subject inhales the vapours, he often starts trembling as a result of the stress and the tense situation.

Fischer   Why don't you study in human subjects the circulatory effects of Ethrane after administration of sympatholytics so as to block these foreign effects?

Brückner   It would be quite unlikely and speculative to assume that the effects of Ethrane on peripheral vascular resistance are the result of two different mechanisms of action. We should initially admit that the human subject reacts biologically quite similarly to other warm-blooded species. Consequently, I can hardly believe that Ethrane, while decreasing vascular resistance in dogs, is supposed to increase the resistance in human subjects. Probably, the many disturbing factors occuring during the induction of anaesthesia interfere with the circulatory response proper, particularly if complicated measurements are conducted at the same time. On the other hand, in experimental animals basal anaesthesia may affect a certain reading. But in experimental animals stress factors and other disturbing mechanisms may be more readily eliminated. Strict maintenance of experimental conditions usually are still possible when volunteers are involved, but this becomes extremely difficult in the case of patients. Thus, I am not at all surprised to see an increased peripheral vascular resistance in the presence of anxiety, pain and surgical stress in connection with a still inadequate depth of anaesthesia; this will mask the circulatory effects of Ethrane itself.

Tarnow   May I add to the findings reported by Dr. Haldemann in Hamburg, without wanting to detract from these interesting results, that the findings involved only percentage changes and no absolute values. Besides, Haldemann et al. have measured the heart-minute volume with the aid of the ear-densitometry. In fact, Dr. Haldemann admits that his absolute values for the measurement of the heart-minute volume should be taken with a grain of salt. The methodological error is also reflected in the calculation of the peripheral vascular resistance. Under such conditions, a statement that peripheral resistance increases should be considered with some reservation.

Brückner Are there any other remarks concerning the problem of "effects of Ethrane on peripheral vascular resistance"?

Göthert The last discussed question has dealt with the effects of Ethrane on heart rate on peripheral resistance. I am sometimes used as a witness opposing the view that, generally speaking, an increase in rate is possible both by way of the autonomic and the sympathetic nervous system. In his experiments Dr. Tarnow has used Enflurane in combination with nitrous oxide. He was able to test with relatively low Enflurane concentrations. Within the concentration range of 0.5 MAC it is quite conceivable that the transmission of stimulation both by way of preganglionic fibers to the chromaphilic cells of the adrenal cortex and on the ganglionic level may not yet be totally suppressed. Under these conditions, we have found an inhibition of approximately 20 %. If we now admit that within the central nervous system a similarly weak inhibition of the stimulation arc is produced, it may very well assumed that a strong activation of pressor receptors still allows for a reflex release of catecholamines. In contrast, our measurements were conducted primarily in deep anaesthesia. We work mostly with a concentration approximately one to two MAC. At this range an increased release of catecholamines is no longer possible; in fact, we consistently find - even under very low blood pressure conditions - a decrease in the release of catecholamines in every single case.

Eberlein I would like to ask Dr. Fischer once more whether he meant to say a few minutes ago that the question "is the peripheral vascular resistance increased or not increased" might be explained by alpha-receptor blockers?

Fischer It should be possible to block with the aid of sympatholytics to the point of excluding interfering effects.

Eberlein But you may also administer alpha-blockers?

Fischer I would recommend to use both.

Brückner Today, different findings concerning the effects of Ethrane on the contractility of the heart muscle have been demonstrated. Does somebody want to discuss this further?

Tarnow Dr. Siepmann has reported here, in keeping with our own findings, that both Ethrane and Halothane produce approximately equivalent inotropic effects, when equipotential relations are considered. Is this correct?

Siepmann

I would say, formulating my answer very cautiously, this is correct. At the same concentration, Halothane in absolute figures is twice as potent as Ethrane. If we consider that in the clinic virtually twice as much Enflurane is given, this difference disappears.
After checking our results once more, I find that with reference to the decrease in contractility of the heart muscle there is no difference between the two drugs. This probably is true also under MAC conditions.

Eberlein

We now should hear Dr. Fischer who has reported quite opposite results.

Fischer

On the basis of my investigations it might be concluded that with equi-anaesthetic dosage and with reference to exhaled MAC concentrations - we have already discussed how questionable this may be in the final analysis - Enflurane depresses the heart muscle about 50 % less than Halothane. If other investigators working with the papillary muscle and using similar methods have reported different relations, species-specific differences in comparision to the papillary muscle of the cat may be assumed which have been disregarded during the discussion.

Brückner

I would now like to invite the Mannheim research group to state their views on the effect of halogenated hydrocarbons on myocardial contractility. Dr. van Ackern concludes from his findings that there is no difference in the effects of Halothane and of Ethrane on contractility. Is this correct?

van Ackern

Yes, this is what we have published. We have worked under experimental conditions similar to those of Dr. Fischer. The problem here is that even with similar experimental conditions and the same animal species, differences in preparation may influence the final results. Unfortunately, the time available to us is not sufficiently long to equilibrate gaseous anaesthetics with the heart-lung preparation. This creates difficulties concerning the induction and emergence times. Equi-anaesthetic doses can thus be estimated at best. But when taking into account these inaccuracies, we may say that the differences between Halothane and Ethrane are only minimal. Perhaps Ethrane is a little less negatively inotropic, but I would hate to make a positive statement in this connection.

Brückner

Are there controversial opinions concerning the effects of Ethrane on coronary blood-flow? Would it be desirable, Dr. Tarnow, to separately discuss the trend you have reported of coronary "luxury perfusion" under Enflurane?

Tarnow

This will not be necessary; clinically speaking, a mild coronary "luxury perfusion" is not relevant. At any rate, there is no doubt that with normal perfusion pressure an adequate oxygen supply of the heart muscle is assured. This applies to all inhalation anaesthetics currently in use.

Brückner

I believe that we can now terminate the discussion of the circulatory effects of Ethrane. Most important aspects have been examined. Even if the circulation fan will hear this with a bleeding heart, a further discussion would be redundant and our available time is unfortunately too limited.

I would now like to ask Dr. Lawin to begin discussing the reported clinical findings concerning the use of Ethrane.

Lawin

To save time, I will omit a review of the papers read during the afternoon session. We should now be discussing specifically a few questions interesting to the clinical practitioner. Let me briefly make reference to the discussions on metabolism. You probably are all familiar with the investigations of Dr. Rietbrock which indicate that Enflurane undergoes the least degree of biotransformation in comparison to other inhalation anaesthetics. According to Dr. Rietbrock, actual contraindications to the use of Ethrane are merely hepatitis and fully developed cirrhosis of the liver. When discussing the indications, we should evidently ask ourselves: Is Ethrane an ideal anaesthetic agent for prolonged surgical procedures? Dr. Klose has reported today that there are no contraindicatons for the use of Ethrane in neurosurgical procedures of up to 5 - 6 hours' duration.

Here is my first question to Dr. Klose and to the listeners: Considering the problem "liver and kidney", is Ethrane suitable for prolonged anaesthesias?

Klose

In our anaesthesias which lasted up to seven hours, we have seen no evidence of pathological changes. The liver values and the heart-specific substances were normal, excretion was not disturbed. In the first three post-operative days no pathological changes in liver metabolism could be demonstrated. However, accurate and thorough liver function tests have not been conducted.

Eberlein

We have also measured various parameters, and have found no changes with either Ethrane or Halothane.

Fischer

I would like to point out that for neurosurgical procedures of long duration neuroleptanalgesia may still be the method of choice.

Lawin   My personal opinion is that there are many indications for the use of Ethrane which still should be examined during this discussion. Admittedly, the drug is not an ideal anaesthetic agent for procedures of long duration; not because of possible acute complications, but because the metabolism of the patient is strained post-operatively and therefore other disorders may also be induced. From the viewpoint that the noxious effect or limited intoxication induced by anaesthesia should be kept as small as possible, I would prefer the neuroleptanalgesia for prolonged procedures, for example in neurosurgery. But this only because of the post-operative situation. Obviously, Ethrane can also be used for prolonged anaesthesias without inducing pathological disturbances. But this should be evaluated independently of the just mentioned precautionary measure.

The next clinical problem which we should discuss is the cardio-circulatory situation of the human subject under Ethrane. I hope you won't mind that we touch once more upon these problems during the clinical part of the discussion. The experimental research groups have found that the differences between Ethrane and Halothane are not very great concerning the effects of the drugs on circulation. Dr. Eberlein, you will not mind my stating that the differences are clinically not so relevant. In young patients the significance of the circulatory changes are not very great because the cardio-circulatory system has more compensatory possibilities and will not be affected so quickly. But these changes may be very significant for the anaesthesia of elderly patients. I would like to ask Dr. Morr to report her findings concerning elderly patients.

Morr-Strathmann   We have studied the effects of Ethrane on the haemodynamics of the greater and lesser circulation in geriatric patients, and have paid special attention to the induction phase. Two comparable patient groups were given for induction either Ethrane as sole anaesthetic agent by inhalation, or in combination with Etomidate, a hypnotic agent with minimal effect on circulation. As was to be expected, we found a drop in mean arterial pressure and a significant decrease in the heart-minute volume. The most striking feature was a significant rise in mean pressure in the pulmonary artery, and this rise was apparent in both groups. The changes in circulatory parameters were less pronounced for the combination with Etomidate, than with the use of Ethrane as sole anaesthetic agent. Thus, we found under inhalation anaesthesia with Ethrane a decrease in heart-minute volume of 41 % with reference to the base line value, while the drop with the combination anaesthesia was only 22 % of the base line value. This quantitatively different effect is closely related to the different Ethrane concentrations in the serum which in the group of the inhalation anaesthesia obviously were particularly high.

While our results concerning the effect of Ethrane on the haemodynamics of the greater circulation are quite consistent

with the findings of other authors, the haemodynamic changes
in the lesser circulation, induced by Ethrane, are still
largely unknown and only limited data are available in the
literature. We found a distinct pressure increase in the
pulmonary circulation, in both groups of geriatric patients;
the same results - although less pronounced - were seen in
young patients with healthy lungs, but these additional
investigations of the pathophysiological mechanism of action
did not enable us to come to a final conclusion. It would
appear that aetiologically the increase in pressure in the
lesser circulation is due to an additive effect including
a decrease in output of the left ventricle and a regulative
vasoconstriction in the pulmonary vessels. Further
haemodynamic measurements with special consideration of the
pulmonary vascular resistance and differentiation between
performance of the left and the right ventricles, as well
as pharmacological investigations for elucidating a specific
receptor effect of Ethrane are required for final
clarification.

For the clinical use of Ethrane in geriatric patients our
experience shows that the same precautions are needed as
with other inhalation anaesthetics. Particularly the use
as sole anaesthetic agent in the induction phase appears
not to be without problems. The effect of combined
anaesthesia including Etomidate is less pronounced; never-
theless, other methods of anaesthesia should be given the
preference because of an occasional distinct decrease in
heart-minute volume, simultaenous marked drop in blood
pressure and striking rise in pressure in the lesser
circulation of patients with considerably restricted
cardiovascular performance and in cases of pulmonary
hypertension resulting from diseases of the pulmonary
parenchyma or obstructive disorders of ventilation.

Göthert I have a question for both Dr. Morr and Dr. Klose. Did you
conduct comparative measurements with other inhalation
anaesthetics, particularly with reference to pressure
changes in the pulmonary artery? This would undoubtedly be
an important viewpoint and I feel it should be viewed
comparatively. I can hardly believe that this is a specific
effect, because the drugs under discussion are chemically
so closely related. I could only conceive that the reported
pressure increase in the pulmonary artery can be demonstrated
also with other inhalation anaesthetics.

Morr-Strathmann No, so far we have not been able to conduct comparative
studies on the effects of different inhalation anaesthetics
upon the pressure in the pulmonary artery.

Klose No comparative data are available as yet.

Brückner
: It is a pity that we are discussing too much the potential hazards of individual drugs, or which of two dangerous drugs is safer. Should we not reflect now on the methods of administration and its problems? Would it not be possible for an inhalation anaesthesia to be safer for geriatric patients because of the special induction mechanism? With this method, especially, if drugs are used that provide prompt induction, we may carefully approach that dosage range which produces sufficiently deep sleep without giving rise to other marked side-effects. In contrast, with intravenous anaesthesia the initial dose must always be relatively high. Once the anaesthetic mixture is injected, the drugs reach the heart muscle within a few seconds and may then elicit the well-known and dreaded complications. We sometimes are talking too much about the properties of individual drugs and too little about the art of using them correctly. The method of inhalations anaesthesia offers advantages and safety features from the procedural point of view, regardless of the drugs used, and these advantages may well counterbalance the possible hazards of the induction with intravenous anaesthetics.

Morr-Strathmann
: There is no question about that. On the other hand, intravenous anaesthesia techniques which supply the drugs over a drip system, may be just as safe, and a normal induction by intravenous anaesthetics is a perfectly safe method when carried out by experts.

Brückner
: That is exactly what I wanted to express here. In the standardised animal experiment we are required to examine comparable doses that are as equi-anaesthetic as possible, and to establish dose-response curves in particular with reference to the side-effects of our drugs. In the clinic, on the other hand, we proceed differently: We are aware of the side-effects to be expected and we relate the dosages with particular care to the general condition of the patient.

Morr-Strathmann
: Yes, but we know that by inducing a pure inhalation anaesthesia by way of the face mask we must administer relatively high concentrations of the anaesthetic agent for a relatively long time until we are able to intubate.

Brückner
: If you want to intubate without the use of relaxants, you will of course need high concentrations of the inhalation anaesthetic. But this should not be recommended as a routine procedure. On the contrary, the anaesthesia may well be induced with low concentrations of inhaled gases. You do need much more time than with intravenous induction, and this often is a stumbling block.

Eberlein
I perfectly agree with Dr. Brückner; I am also of the
opinion that induction of anaesthesia with an inhalation
agent is less stressing than the injection of a non-volatile
anaesthetic agent (perhaps with the exception of Etomidate),
provided of course both procedures are handled with the same
skill. Of course, the anaesthesiologist himself plays a role,
hopefully a great role!

Admittedly, it should be difficult to cause a circulatory
catastrophy with the use of Etomidate, even with a bolus.

Brückner
Evidently, Etomidate may be used for intravenous induction
of Ethrane anaesthesia. Here the reservations voiced with
reference to intravenous induction procedures apply much
less. Unfortunately, Etomidate will be made generally
available to the anaesthesiologist only in about one year.

Eberlein
Dr. Tarnow has been talking about the negative Starling
effect, and I would like to ask him in this connection
whether he feels a volume administration prior to induction
of anaesthesia is sensible in a manner as suggested by Dr.
Haldemann of Zurich.

Tarnow
Since under Ethrane there apparently is a redistribution of
the intrathoracic blood volume toward the peripheral vessels,
it appears sensible especially in elderly and bed-ridden
patients to infuse limited amounts of plasma expanders
before starting the Ethrane anaesthesia. But we should recall
that volume administration does not represent a rational
therapy of the negative inotropic side-effects of anaesthetics.

van Ackern
I do not think that we should elicit the Starling mechanism
by volume administration, because it actually is a response
mechanism of the heart when the normal contractility
response, the capacity of the heart muscle fiber to contract
without previous extension, is basically exhausted. The
therapeutic method of choice would be digitalisation in this
case.

Lawin
This is the key word for an important point of discussion.
We know that opinions diverge on whether pre-operative
digitalisation should be conducted as a matter of principle
in all patients fifty years of age or more. It is known
that digitalis in therapeutic doses produces an increase in
contractility of the muscle fibers even in normally
functioning hearts, and that this increases the oxygen
requirements of the heart considerably. My question to the
cardiovascular researchers is this: Is it sensible to
subject patients to a pre-operative digitalisation -
starting on the fiftieth year of life and even in the
absence of cardiac insufficiency - to compensate for the

negative inotropic side-effects of halogenated inhalation
anaesthetics?

Tarnow   It is often difficult to tell how healthy a heart actually
            is. If it is not healthy, we usually find out about it only
            if there is a clear-cut symptomatology.

Lawin   What are the reasons for refraining from a pre-operative
            digitalisation?

Brückner   Several factors speak against such a procedure. Digitalis
            is a very active drug. It is very weakly active when under-
            dosed. Overdosage, on the other hand, may occur quite
            readily even under normal circumstances, because of the
            narrow therapeutic range. The complications of digitalis
            overdosage may largely outweigh the possible advantages of
            a pre-operative digitalisation. In the presence of electrolyte
            disorders and relatively large volume shifts, digitalised
            patients are exposed to particular dangers. Except for the
            very complicated determination of the digitalis blood level,
            there are hardly any clinicals signs that reveal achievement
            of a fully active blood level.

            For this reason, I am opposed to give digitalis routinely
            to every healthy patient for the sole reason that he is
            over 50 years of age. In addition, this kind of therapy
            provides no protection against the circulatory effects of
            anaesthetic overdosage while on the other hand there are
            all the hazards of digitalis overdosage, including dangerous
            disorders of rhythm. In the presence of actual cardiac
            insufficiency the situation is completely different and I
            am certainly in favour to support the heart muscle with
            digitalis in such a case.

Lawin   I have conducted pre-operative digitalisation routinely in
            many patients, but I would like to warn against the
            administration of digitalis pre-operatively to all patients
            with normal heart function. The question was, whether or
            not pre-operative digitalisation is capable of minimising
            the side-effects of inhalation anaesthetics.

Dick   Basic administration of digitalis to patients over 50 years
            of age, or prior to the use of Ethrane, Halothane, etc.?
            Let us be cautious, let us consider the consequences of such
            statements! Otherwise, the next colleague who does not
            cooperate will find himself before the judge!

Göthert   We should still consider another viewpoint. It would be
            better in any case to prophylactically digitalise with a
            glycoside like digoxin, than to add strophanthin during an

Enflurane or Halothane anaesthesia. Both drugs, the halogenated inhalation anaesthetics and the cardiac glycosides may elicit cardiac arrhythmias. In our studies on cats we have observed very clearly that during Halothane anaesthesia with strophanthin the inotropic effects achieved are not better than after previous digitalisation with digoxin. In addition, the strophanthin effect is very brief and we have often seen arrhythmias, even very dangerous arrhythmias. In contrast, with pre-digitalisation using digoxin, we have not seen a single arrhythmia.

Brückner   We should now discontinue the discussion of digitalis and return to our subject "Ethrane".

Lawin   We are now coming to the discussion of the respiratory effects of Ethrane. We know that with Ethrane also side-effects of respiratory depression may be expected but they affect the quality of spontaneous breathing distinctly only after a certain lapse of time. During brief anaesthesias, for example of a duration of up to 30 minutes, a certain respiratory depression should be detectable unless assisted ventilation had been provided.

Fischer   Could I get a clear-cut answer to the question whether or not Ethrane may be used in asthmatic patients? Or do your investigations show, in contrast to the Rügheimer findings, that this is a contraindication?

Lawin   Dr. Morr may be better qualified to give an opinion. We have a new test model and I believe that the results have now become much more meaningfull.

Morr-Strathmann   I believe that even in view of our present investigations this question can still not be answered satisfactorily. During administration of Ethrane we have found in correlation to the serum concentration a small decrease in compliance which was statistically significant. Resistance shows a small decrease in tendency without statistic significancy. With the use of Halothane we have obtained similar results. This should not mean that we are in complete agreement with the data published in 1972 by Rügheimer. There can be no question that both Halothane and Ethrane reduce the compliance. While the bronchodilating effect of Halothane seems assured, Ethrane is said to increase the resistance of the respiratory passages. In view of the similarities in chemical structure of Halothane and Ethrane, our own findings appear more plausible, which indicate for Ethrane a decrease in flow resistance. The pathophysiological mechanism of the postulated bronchodilation is still a matter of controversy for both anaesthetics. Stimulation of the beta-receptors is less conceivable than

a direct effect on the smooth bronchial muscle. For the
practical use of Ethrane and Halothane and on account of
our results, there appears to be no relevant difference;
in particular we do not see the need for limiting the use
of Ethrane in patients with obstructive diseases of the
respiratory passages.

Brückner   Since we are subjecting most patients to intubation,
relaxation and controlled ventilation, the depression of
spontaneous respiration induced by inhalation anaesthetics
loses some of its significance in comparison to the
metabolic and cardiovascular side-effects.

Lawin   For clinical use of Ethrane a calibrated vaporiser is
required. Halothane vaporisers may be directly calibrated
for Ethrane by the manufacturer, the Dräger company. At the
same time, the dosage scale is exchanged and the vaporiser
is especially marked to avoid any confusion.

And now the clinical application: The induction phase may
be conducted in a manner similar to that of Halothane
anaesthesia. But remember: You have to set the vaporiser to
approximately twice the vapour concentration for Ethrane as
compared with Halothane. In view of the higher rate of
uptake, induction may be somewhat shortened. I prefer
proceeding step-wise and to increase the concentration
gradually by 0.5 % steps while observing the circulatory
conditions. High initial concentrations should not be used
for induction. Among the early reports on the use of Ethrane
we find relatively high dosage levels. Anaesthesiologists at
that time were using concentrations of 3 and 4 % by volume
over long periods of anaesthesia. According to my experience
this is not necessary. As with all new anaesthetic agents
introduced into the clinic, there is a tendency to use
relatively high initial concentrations. My experience shows
that safe Ethrane anaesthesia can be conducted with a
maintenance concentration of 1.5 % by volume.

Brückner   Problems may arise, particularly in large anaesthesia
departments, where both Halothane and Ethrane vaporisers
are being used routinely. In contrast to the E-tec which has
a standard filling spout, the "vapour" lends to some
confusion despite satisfactory labelling. You must instruct
particularly your non-medical personnel very carefully. If
you pour Ethrane in a Halothane vaporiser, no accident is
to be expected. With a setting of 4 % by volume the
vaporiser will then deliver only 2.9 % Ethrane; in contrast,
if Halothane is poured into an Ethrane vaporiser and the
setting is at 4 % by volume, actually 5 % by volume are
delivered, and the situation will become rapidly dangerous
for the patient.

The table shows which concentrations of anaesthetic are delivered if accidentally Ethrane is poured into a Halothane vaporiser, and vice versa.

Vapour setting (% by volume)	Vapour delivered (20°C) if:	
	Halothane in Ethrane vaporiser	Ethrane in Halothane vaporiser
1.0	1.38	0.72
2.0	2.76	1.44
3.0	4.14	2.16
4.0	5.52	2.88
5.0	6.90	3.60

Dick

Does anybody know whether the Ethrane active charcoal filters absorb just as well as those for Halothane?

Fischer

If the active charcoal is not exhausted, Ethrane will be filtered out of the exhaled air. But it should be remembered that because of the higher concentration of anaesthetic agent in comparison to Halothane, the filter will be saturated more rapidly. If a smell test of the filter shows that it smells like Ethrane, the filter should be changed.

Brückner

Can Ethrane be recommended for patients with a known history of liver disease, or for repeated anaesthesias at short intervals? You know that in these patients Halothane should not be used. Do similar restrictions apply to Ethrane?

Lawin

Hanquet has reported that he has seen no negative features when using Ethrane repeatedly. My viewpoint is: The same critical attitude should apply to Ethrane as it does to Halothane. Since the consequences of so-called Halothane hepatitis have occurred only after several preceding anaesthesias, caution is also advisable with the use of Ethrane. The incidents reported in the literature, pointed out by Dr. Grothe, involved repeated anaesthesias. One of the patients, a negro, had first received a Halothane anaesthesia, followed four weeks later by Ethrane.

Grothe

When the large Halothane study was conducted in 1969, it was first supposed to be prospective. Then things became uncomfortable, because of the many reported cases of Halothane hepatitis, and the study was made retrospectively. To my knowledge, only two prospective studies have appeared so far, involving 65 and 180 patients, respectively.

In one of the investigations it was stated that while hepatitis occurs more frequently after Halothane, this was not significant because the result may reflect a random group distribution.

Lawin
One sentence is in there: It doesn't say whether post hoc or procter hoc?

Grothe
Exactly. So far, we have no large statistics based on a sufficiently large number of prospective data, to be able to answer the question whether liver damage occurs more rapidly after frequent contact with Halothane. In addition, if a patient has chronic hepatitis, the metabolic processes are delayed. Tolerance is then poorer and less toxic metabolites will be produced. Whether such a patient, even in the absence of acute signs of liver damage, should be given at four-weekly intervals Halothane or Ethrane anaesthesia, is quite immaterial. But since most people who have a say recommend caution, it also becomes a legal problem. For this simple reason one should be prudent.

Brückner
Just one more remark. In the United States it is considered a professional error to give Halothane to a patient with known liver disease. We should expect that these problems will also face us one day. I agree with you: The findings are not demonstrative, particularly with reference to Ethrane. But whether or not this will convince the legislators if you give Halothane to a patient with known liver damage and he then shows deterioration of the liver function, is quite an open question in view of the present turmoil in this field. The Americans have no objection in giving Ethrane to a patient with known liver damage.

Lawin
What about a cholecystectomy?

Dick
We see no reason for not using Ethrane for a cholecystectomy. But I would warn against using a halogenated hydrocarbon for anaesthesia in a patient with known history of liver damage.

Lawin
Would someone like to comment on the use of Ethrane in the Outpatient Department?

Hennes
Ethrane is well-suited for anaesthesia of ambulant patients. Of course, the usual precautionary measures apply, pre-operative examination, dietary restrictions, venous accessibility, possibility of artificial ventilation, etc. Since most of the time anaesthesia is induced by an intravenous barbiturate, general precautions regarding post-operative conduct of motor vehicles apply also in this case:

the patient should not be allowed to drive a motor vehicle
for at least 24 hours.

Brückner
In view of the known findings concerning enzyme induction
and biotransformation, I would give Ēthrane preference over
Halothane for follow-up anaesthesias of brief duration.

Lawin
At Timmendorf we had asked the question which anaesthetic
agent should be used in a 20 year old patient scheduled for
appendectomy, in consideration of the advantages and
drawbacks involved? All of us have named Ēthrane.

Brückner
Enflurane may also induce a malignant hyperpyrexia (MH).
Hence, Ēthrane is contraindicated in all patients with a
family history of MH. The only admissible anaesthesia in
such a case is neuroleptanalgesia, unless regional anaesthesia
is decided upon. It should be recalled that all blood
relatives of the patient who has had an MH, should be
included in the group of endangered persons!

Eberlein
Thus, it would be a technical error to use a halogenated
inhalation anaesthetic in such a patient?

Lawin
I wish to warn specifically against the use of the word
"technical error"!

Brückner
The use of halogenated inhalation anaesthetics in a patient
with a family history of MH would surely precipitate today
in the United States a malpractice procedure against the
anaesthetist, if some kind of incident should occur.

Lawin
We should leave the concept of "technical error" to the
legislators, and among us physicians this expression should
not be used inconsiderately.

Klose
An evident advantage of Ēthrane is the apparent muscle
relaxation. While Ēthrane has no direct effect on the
neuromuscular end plate, we are able to save on relaxants.

Göthert
The findings mentioned earlier are not in keeping with a
supposedly central effect. At the level of the neuromuscular
end plate, Enflurane 3.5 % by volume produces complete
inhibition of neuromuscular transmission of stimuli. The
findings of Lebowitz et al. have now been confirmed: In the
isolated muscle preparation of cold-blooded animals the same
effect can be demonstrated.

Lawin	But it should be pointed out that this effect is not antagonistic.
Göthert	That is correct, it is not reversible by Neostigmine.
Brückner	Under normal Ēthrane anaesthesia the degree of muscle relaxation achieved is not very great. If you rely upon it and give too little muscle relaxants, you may get into trouble.
Hennes	I do not believe that with low Ēthrane dosage, for example 1.0 - 1.5 % by volume vaporiser setting, you can save 30 % of the muscle relaxants. In fact, our experience shows that with this light Ēthrane dosage the patient may even need a little more muscle relaxants.
Klose	I have found that in gynaecological, endoscopic and urologic procedures, whose duration is difficult to estimate, Ēthrane allows to spare extraordinary amounts of muscle relaxants, I would say one-third.
Göthert	In the journal Anaesthesiology a good paper has just been published on this problem. The authors have studied the interaction between competitive muscle relaxants and Enflurane. Dose-response curves for D-Tubocurarine are described and the authors come to the conclusion that with Ēthrane, as compared to Halothane, a smaller dose of relaxant will provide the same degree of inhibition of stimulus transmission.
Lawin	We still must discuss a report by Dr. Dick who has come up with such nice findings. We know that the uterus-relaxing effect of Halothane is often used therapeutically, for example in case of imminent uterus rupture when immediate relaxation of the uterus is essential. Do you have any results concerning the effect of Ēthrane on the tone of the pregnant uterus?
Dick	We have conducted no such studies.
Brückner	During obstetric management did you observe any increased post-operative tendency to bleeding after use of Ēthrane?
Dick	No, the incidence of atonic post-parto bleeding was not increased.

van Ackern   It would appear that your Ēthrane serum levels in the delivered infants at the time of removing the umbilical cord were very high. If we compare these data to those of Dr. Klose, it would indicate a rather deep anaesthesia in the mother.

Brückner   We shall gradually have to wind down the discussion. One last question from Dr. Tarnow?

Tarnow   We have perhaps forgotten one dot on the "i": How does Ēthrane affect intraocular pressure?

Siepmann   According to Radtke and Walman we may admit that intraocular pressure under Enflurane anaesthesia diminishes slightly.

Siemoneit   Which are the contraindications for the use of Ēthrane?

Brückner   Malignant hyperthermia in the family history belongs to the absolute contraindications for the use of Enflurane. Relative contraindications are chronic renal insufficiency and acute liver damage. Chronic liver disease and follow-up anaesthesias at short-time intervals cannot be included in the contra-indications according to available data. It will be up to the individual physician whether or not he wants to use Ēthrane or to switch to another anaesthesia technique.

Lawin   Cerebral seizures may also be included in the relative contraindications. I do admit that the findings reported here and the specific EEG changes are not sufficient to establish a contraindication. But the literature contains contradictory and inconsistent findings on this subject.

Brückner   With this last statement we want to terminate the platform discussion on Ēthrane and its clinical use. We have been able to discuss some scientific problems and closely connected practical clinical questions concerning a new inhalation anaesthetic. While special interests of the panelists, acute problems of clinical use, and the limited time available have restricted this review, and many aspects could be discussed only briefly, this does not make us particularly sorry. The subject matters discussed here were important, up to date, and deserved careful attention. No doubt a number of questions are still open and it is quite possible that within a year's time subjects of quite a different nature will command our interest. The Ēthrane symposium of Berlin thus had its characteristic features and problems. We hope that in printing this symposium we will be able to reflect the prevailing atmosphere.

Now, at the end of the Berlin Ethrane symposium we wish to point out that, as planned, a true working session was achieved. Both the authors reporting their papers and the panelists, but also a great number of Berlin anaesthesiologists and interested colleagues specialising in other fields have contributed much to the success of this meeting. Since this morning you have been spending almost nine hours on the rather uncomfortable seats of the Westend Auditorium, occasionally interrupted by hasty, too quickly ending recessions. And if you, reporters and listeners, have sacrificed a whole Saturday for this meeting, it probably ended a rather busy week. Unfortunately, refresher courses and scientific sessions are difficult to organise during the regular working week; in fact, there may be a lack of both lecturers and attendants. Collision with the postulate inallienable free time will persist, unless you have had the same experience as I did in listening with great pleasure and that this was almost as good as free time.

It remains as a pleasant and honourable duty for the chairman of this meeting to thank all of the many persons who have made the symposium possible and who have contributed to its success. First of all, let me thank our guests, lecturers and chairmen of the scientific sessions and the platform discussion who had to prepare themselves and have spent a weekend among us, without being able to see much of beautiful Berlin. I hope that at least some of yesterday's amenities of the "Stachelschweine" (porcupines) have helped our guests forget the lack of time and the misty Berlin atmosphere. Many thanks also go to the sponsor of the meeting. The Deutsche Abbott GmbH has gladly taken over the far from negligible expenses of this symposium. No limit was stipulated when we expressed our desire to freely discuss your new product with competent scientists and clinicians of our choice. We have thus been able to invite those to a meeting in Berlin who in our opinion had new and interesting findings on the subject "Inhalation Anaesthesia with Ethrane". My thanks to Dr. Wiethoff and Dr. Wasser for the help in organising this symposium and in anticipation for their trouble in publishing the results of this working session. My thanks also go to the Berlin collaborators, and first of all to Mrs. A. Mahlitz who has spared no efforts in preparing and conducting the symposium. You, the interested listeners, I have mentioned with praise. Thus, it remains for me to wish you all "Bon Voyage" and Auf Wiedersehen in Berlin!

Z

Anaesthesiology and Resuscitation · Anaesthesiologie und Wiederbelebung
Anesthésiologie et Réanimation